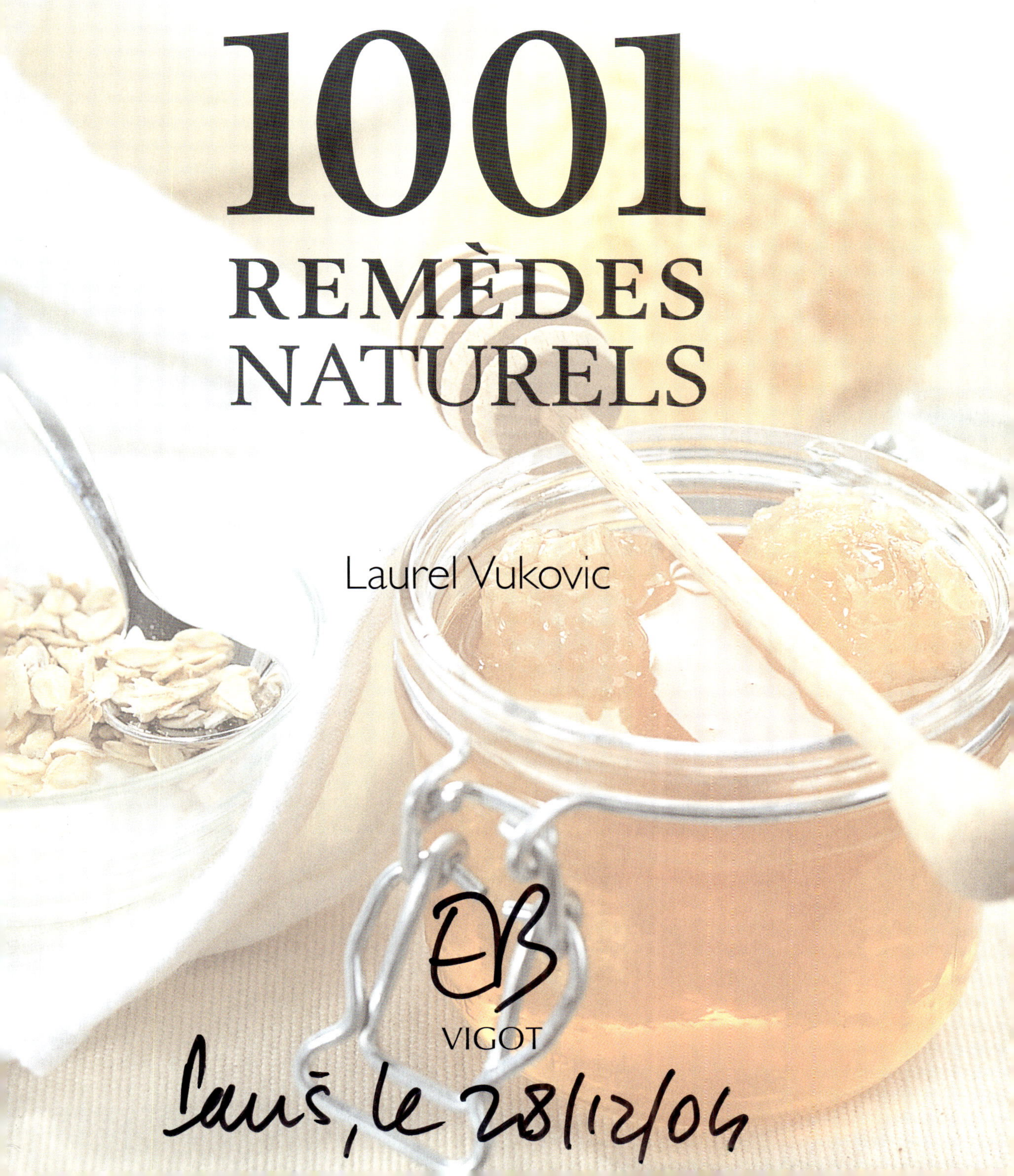

1001 REMÈDES NATURELS

Laurel Vukovic

VIGOT

Cauš, le 28/12/04

Traduit de l'anglais par
Simone Honnorat et Véronique Cebal

Dépôt légal : janvier 2004 – ISBN 2-7114-1627-5

Sommaire

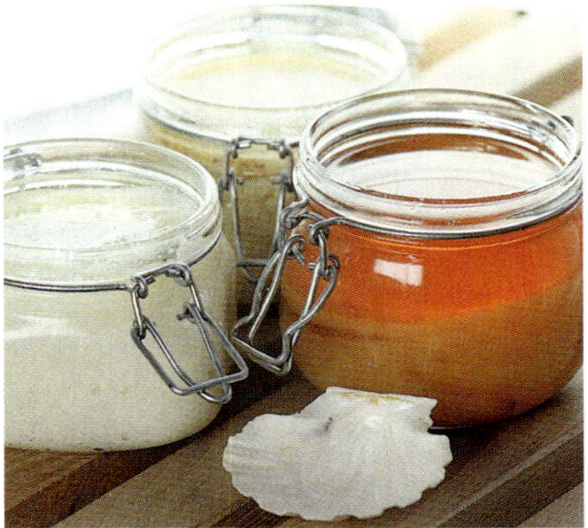

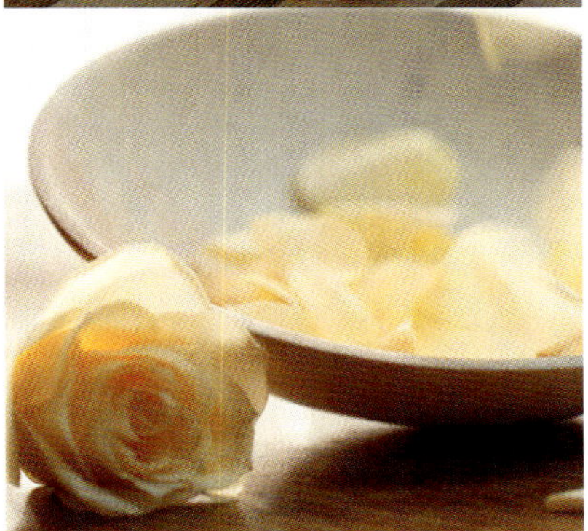

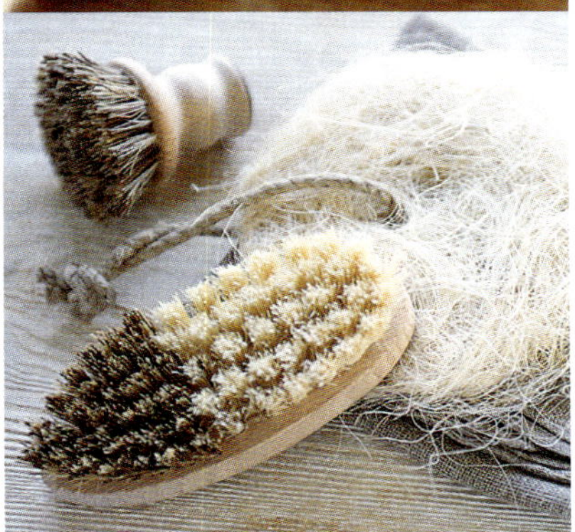

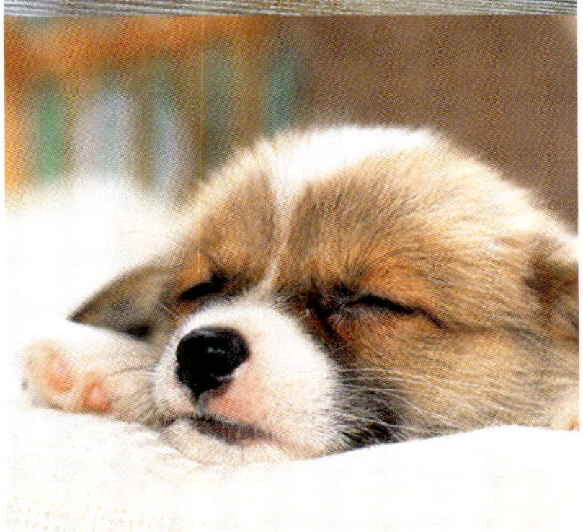

Introduction

La vie moderne de plus en plus compliquée que nous menons semble avoir réveillé en nous un profond besoin de simplicité, de retour à la lenteur et de rapprochement avec la nature. J'ai pour ma part réussi à rétablir le contact avec la nature en usant de moyens très simples dans ma vie de tous les jours. Et cela fait maintenant près de trente ans que je m'applique à vivre dans cet esprit. Je cultive biologiquement toutes sortes de légumes, de fruits et de fleurs dans mon modeste jardin. En produisant moi-même les aliments que je mets sur ma table, je retrouve le contact avec la terre et la succession des saisons tout en m'offrant le plaisir de consommer des tomates mûries sur pied ou des fraises sucrées et juteuses.

Un assortiment de plantes comme l'échinacée, le souci des jardins (*Calendula*), l'achillée mille-feuille et le thym, me permettent en outre de concocter moi-même les remèdes naturels auxquels j'ai recours pour garder ma famille en bonne santé. Bien que je ne sois absolument pas opposée à l'utilisation à bon escient de l'allopathie moderne, je n'ai personnellement pas eu besoin de recourir aux antibiotiques depuis plus de vingt ans. Cette chance, je l'attribue à ma connaissance des remèdes de bonne femme dont vous trouverez une bonne partie dans le présent ouvrage.

Comme je pense aussi qu'une maison saine est essentielle, tant pour soi que pour le bien de la planète, je n'emploie que des produits naturels non toxiques pour nettoyer mon intérieur et soigner mon jardin. La plupart de ce dont j'ai besoin, je le prépare à base de carbonate de sodium, de vinaigre et de savon liquide, que j'agrémente d'huiles essentielles parfumées comme la lavande et le citron. Vous trouverez également bon nombre de mes recettes préférées dans cet ouvrage.

Les trucs et les recettes proposés dans *1001 REMÈDES NATURELS* vous aideront à prendre soin de vous, de votre famille, de vos animaux de compagnie, de votre maison et de votre jardin de manière simple, saine et satisfaisante. J'espère qu'il vous sera utile et que vous prendrez le plus grand plaisir à créer un mode de vie naturel dans votre environnement.

Laurel Vukovic

IMPORTANT
Ne tentez pas de faire vous-même votre diagnostic ou de vous soigner seul en cas de problème grave ou persistant. Consultez toujours un profesionnel de la santé. N'entamez jamais un traitement de votre propre initiative si le médecin vous a déjà prescrit un traitement, et ne dépassez pas le doses prescrites sans demander d'abord l'avis d'un professionel. Consultez toujours un médecin si les symptômes persistent. Si vous êtes enceinte ou que vous allaitez, n'employer pas d'huiles essentielles ou de plantes médicinales sans l'avis préalable d'u médecin.

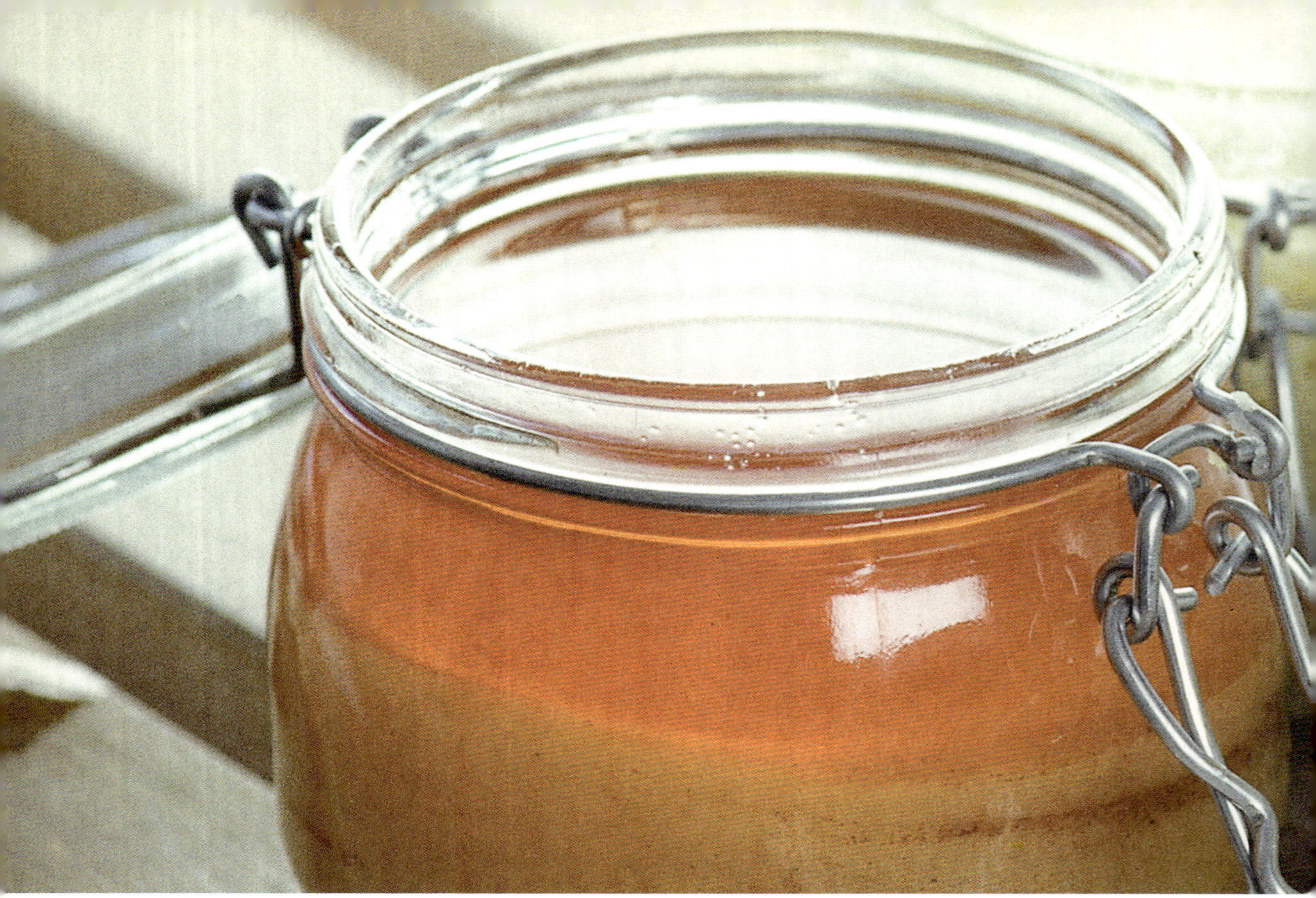

LA SANTÉ PAR

« Notre corps sait se guérir tout seul » se plaisait à répéter mon père quand j'étais petite. Cette idée qui me fascinait m'a entraînée pour la vie sur le chemin de la connaissance des remèdes de la nature. Depuis vingt-cinq ans, j'ai eu exclusivement recours aux remèdes naturels pour traiter toutes sortes de maladies, depuis de simples rhumes et indigestions, jusqu'à des cystites et des bronchites.

J'ai récemment passé trois jours à soigner un ami proche qui avait attrapé une mauvaise grippe. Il était fiévreux, courbaturé et très mal

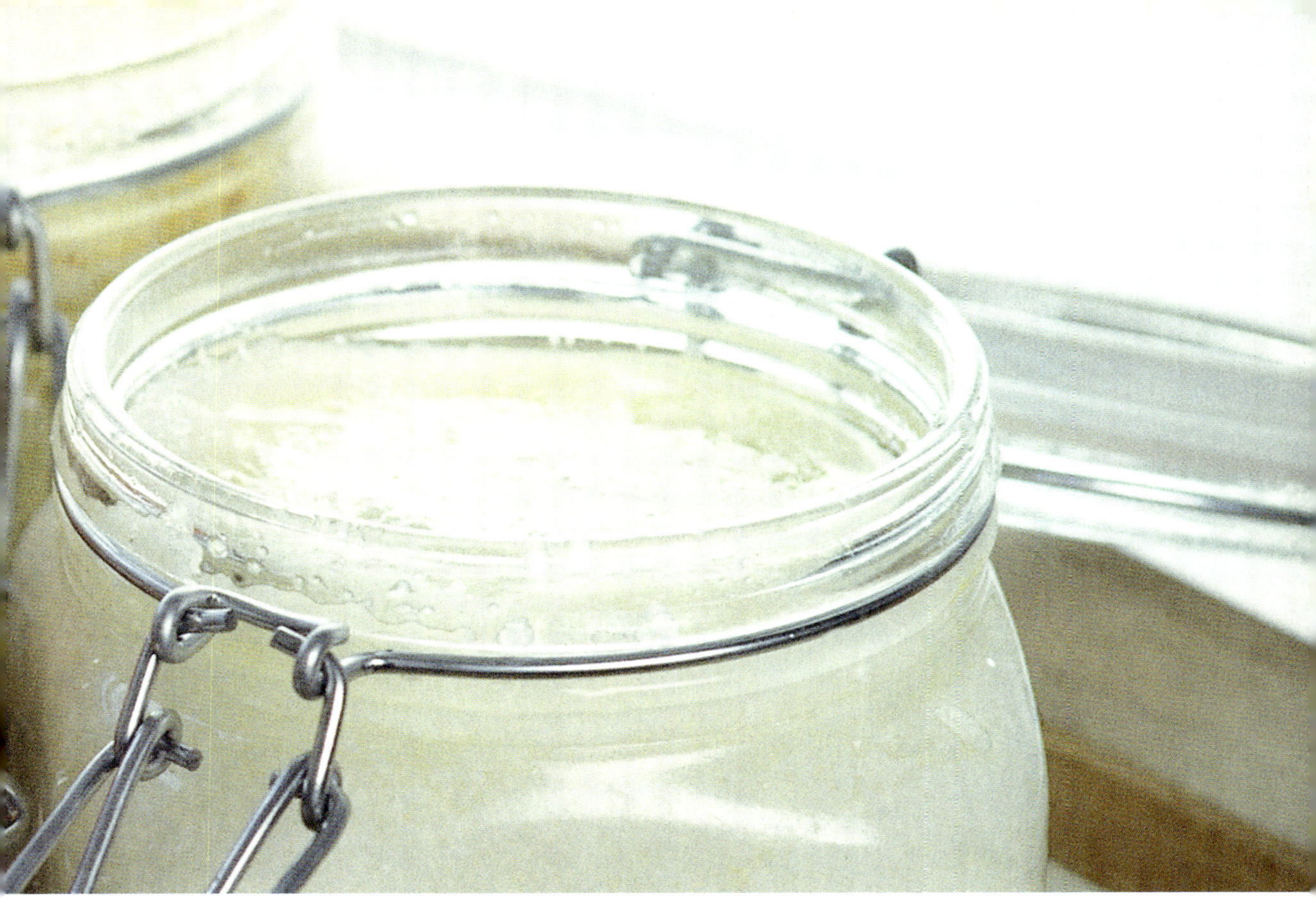

LES PLANTES

en point. J'ai alors simplement fait ce que ma mère faisait pour moi quand j'étais malade, plus quelques petites choses que j'ai apprises au fil du temps. Le quatrième jour, il était de nouveau en pleine forme, prêt à reprendre une vie normale.

Compte tenu de la gravité de son état, j'ai été surprise par la rapidité avec laquelle il s'était remis. Il me dit que c'était grâce à mes soins si attentifs et j'ai une fois de plus pu conclure à l'importance de la part affective dans la guérison. Les remèdes de bonne femme procurent en effet une occasion unique d'apporter et de nourrir un ingrédient intangible et pourtant essentiel à la guérison : l'amour ou l'amitié.

Ce chapitre renferme une multitude de suggestions de remèdes naturels pour le traitement des principaux problèmes de santé courants que vous pourrez rencontrer : depuis les maux de tête et la diarrhée jusqu'aux toux et aux varices. Vous y trouverez aussi diverses recommandations pour l'achat, la conservation et la préparation des remèdes naturels.

Les remèdes naturels

Les remèdes naturels comprennent les plantes, les huiles essentielles, les médicaments homéopathiques, les suppléments alimentaires et certains ingrédients courants comme la glace, le sel de mer et l'ail. Tous les ingrédients de ce chapitre sont disponibles dans les boutiques de produits naturels. Vu la popularité grandissante des médecines naturelles, vous pourrez sans doute aussi trouver la plupart d'entre eux dans de nombreuses pharmacies et certains supermarchés. Bien que l'armoire à pharmacie soit généralement installée dans la salle de bain, l'humidité et la chaleur altèrent les plantes, les huiles essentielles et les suppléments. Il est donc préférable de les stocker dans une armoire ou un placard situé dans un endroit frais et sec.

Huiles essentielles

Achetez toujours des huiles essentielles de toute première qualité. Ces huiles sont obtenues par distillation de certaines plantes et c'est pures, non diluées et non modifiées qu'elles sont le plus efficaces. Très volatiles, elles garderont toutes leurs vertus pendant trois ans si vous les conservez dans des flacons de verre opaque, fermés par un bouchon hermétique. ***Attention*** : sauf indication contraire, n'appliquez pas d'huile essentielle directement sur votre peau (certaines provoquent des brûlures) et n'en absorbez jamais par voie interne sans l'avis d'un professionnel.

Plantes séchées

Bon nombre de recettes de ce chapitre sont à base de plantes. Là encore, ne choisissez que les plantes de la meilleure qualité. L'efficacité de vos remèdes dépend étroitement des végétaux qui les composent. Les plantes doivent avoir des couleurs vives et être parfumées. Prévoyez un pot en verre hermétiquement fermé pour chaque espèce. Bien conservées, elles gardent leurs vertus médicinales pendant un an. Les baumes et les huiles à base de plantes se conservent en revanche environ six mois au réfrigérateur.

Se soigner par les plantes

Les remèdes aux plantes existent sous trois formes : les infusions ou tisanes, les capsules et les teintures ou extraits. Pour tirer le meilleur parti des plantes médicinales, il est nécessaire d'en connaître les modes de préparation et d'administration les mieux adaptés. ***Attention*** : les femmes enceintes ou en passe de l'être et les mamans qui allaitent doivent demander l'avis d'un médecin avant de se soigner par les plantes.

Infusions et tisanes

Les infusions sont un mode de préparation et d'utilisation aussi ancien qu'éprouvé des plantes médicinales. Elles sont en outre bon marché et excellentes contre les troubles digestifs parce que les plantes entrent directement en contact avec les organes du système digestif. Elles sont également utiles lors de problèmes urinaires, car les liquides contribuent à drainer la vessie. Mais il est plus long de préparer une infusion que de prendre une gélule ou un extrait. De plus, les infusions ne permettent pas d'extraire toutes les vertus médicinales de certaines plantes, comme l'hydraste et le kava kava, et certaines ont un goût désagréable.

QUAND CONSULTER UN MÉDECIN

Les remèdes aux plantes sont efficaces pour la plupart des petits maux courants que l'on soigne habituellement en automédication. En revanche, les troubles et blessures suivants réclament des soins médicaux immédiats :

- Les fractures et les fêlures osseuses
- Les morsures d'animaux ou de personnes
- Les fortes fièvres (40,5 °C chez l'adulte, 39,5 °C chez l'enfant et 38 °C chez le bébé de moins de six mois) ou toute fièvre qui persiste plus de trois jours
- Les blessures à la tête, au cou ou à la colonne vertébrale
- Les grosseurs inexplicables
- Les plaies dues à des perforations et autres blessures graves
- Les brûlures au troisième degré ou celles au second degré étendues
- La perte de connaissance ou des vertiges récurrents
- Les vomissements accompagnés de sang, ceux persistant plus de deux jours ou ceux accompagnés de diarrhée chez les enfants

Gélules

Les gélules sont pratiques et d'un emploi familier : elles contiennent la dose exacte à prendre et sont un moyen facile d'absorber des plantes au goût un peu désagréable. Mais elles renferment des plantes déshydratées et finement moulues au moyen d'un procédé qui expose leur surface à davantage de dégradations par la chaleur, la lumière et l'oxygène. Achetez toujours vos gélules chez un fabricant renommé et utilisez-les dans les trois mois.

Teintures

Les teintures et extraits liquides de plantes jouissent d'une palette de vertus médicinales plus vaste que les tisanes, du fait que certains composants sont solubles dans l'alcool et non dans l'eau. Les teintures ont une durée de conservation de trois à cinq ans. Simples à administrer, elles sont très concentrées, puisqu'un quart à une demi-cuiller à café d'extrait correspond environ à 25 cl de tisane, et sont rapidement assimilées par le sang. Mais les teintures renferment de l'alcool, ce qui n'est pas toujours souhaitable. Il existe des teintures sans alcool à base de glycérine végétale, mais celle-ci dissout moins efficacement certains principes actifs. En outre, la majeure partie de l'alcool s'évapore quand on mesure la quantité nécessaire dans une tasse et que l'on ajoute 6 cl d'eau bouillante. Laissez refroidir avant de consommer.

Extraits titrés ou normalisés

Les extraits titrés sont des gélules ou des teintures, dosées pour renfermer une quantité déterminée de ce que les spécialistes pensent être le principe actif primaire d'une plante. Mais les plantes contiennent d'autres principes actifs qui peuvent être tout aussi importants. Si vous cherchez à traiter des symptômes graves, comme l'hypertension artérielle, employez de préférence des extraits titrés. Plus généralement, essayez en revanche d'abord un extrait liquide classique. Si vous n'avez pas obtenu les résultats escomptés au bout d'un mois, passez à un extrait titré et voyez s'il y a une différence notable. En cas de doute, demandez toujours l'avis d'un herboriste.

VOTRE ARMOIRE À PHARMACIE

Les plantes médicinales et huiles essentielles suivantes sont indispensables dans la trousse familliale :

- Arnica (gel ou pommade) : claquements musculaires et hématomes
- Souci (*Calendula*) (gel, pommade ou baume) : brûlures, coupures, égratignures et piqûres d'insectes
- Camomille (séchée) : états de stress et troubles gastriques
- Échinacée (extraits ou gélules) : rhumes, états grippaux, coupures, infections et écorchures
- Baies de sureau (extrait) : rhumes et états grippaux
- Sels d'Epsom : courbatures, stress et tension nerveuse
- Eucalyptus (huile essentielle) : voies respiratoires congestionnées et courbatures musculaires
- Gingembre (racine fraîche) : rhumes, voies respiratoires congestionnées, nausées et troubles gastriques
- Lavande (huile essentielle) : stress, insomnie et maux de tête
- Sel de mer (gargarismes) : maux de gorge et dans le bain
- Tea tree (huile essentielle) : infections cutanées et piqûres d'insectes
- Valériane (extrait) : pour soulager petites douleurs et insomnie

Quand prendre des plantes

Prenez les extraits liquides dans une petite quantité d'eau tiède environ 15 mn avant les repas : dans un estomac vide, les plantes seront rapidement véhiculées par la circulation sanguine. Prenez de préférence les gélules après les repas pour éviter les risques d'intolérances digestives. Les tisanes peuvent se prendre indifféremment avant ou après les repas.

Dosages pour les enfants

Pour adapter le dosage des plantes médicinales aux enfants, suivez le principe suivant : toutes les doses adultes prescrites dans ce chapitre s'entendent pour un poids de 63 kg ; la dose enfant sera donc calculée proportionnellement à son poids. Si la dose adulte est par exemple d'une cuillère à café, celle pour un enfant de 23 kg sera donc d'un tiers de cuiller à café. Les adolescents peuvent généralement prendre les doses adultes, mais ajustez toujours celles pour les enfants de moins de 12 ans. En cas de doute, consultez un herboriste expérimenté.

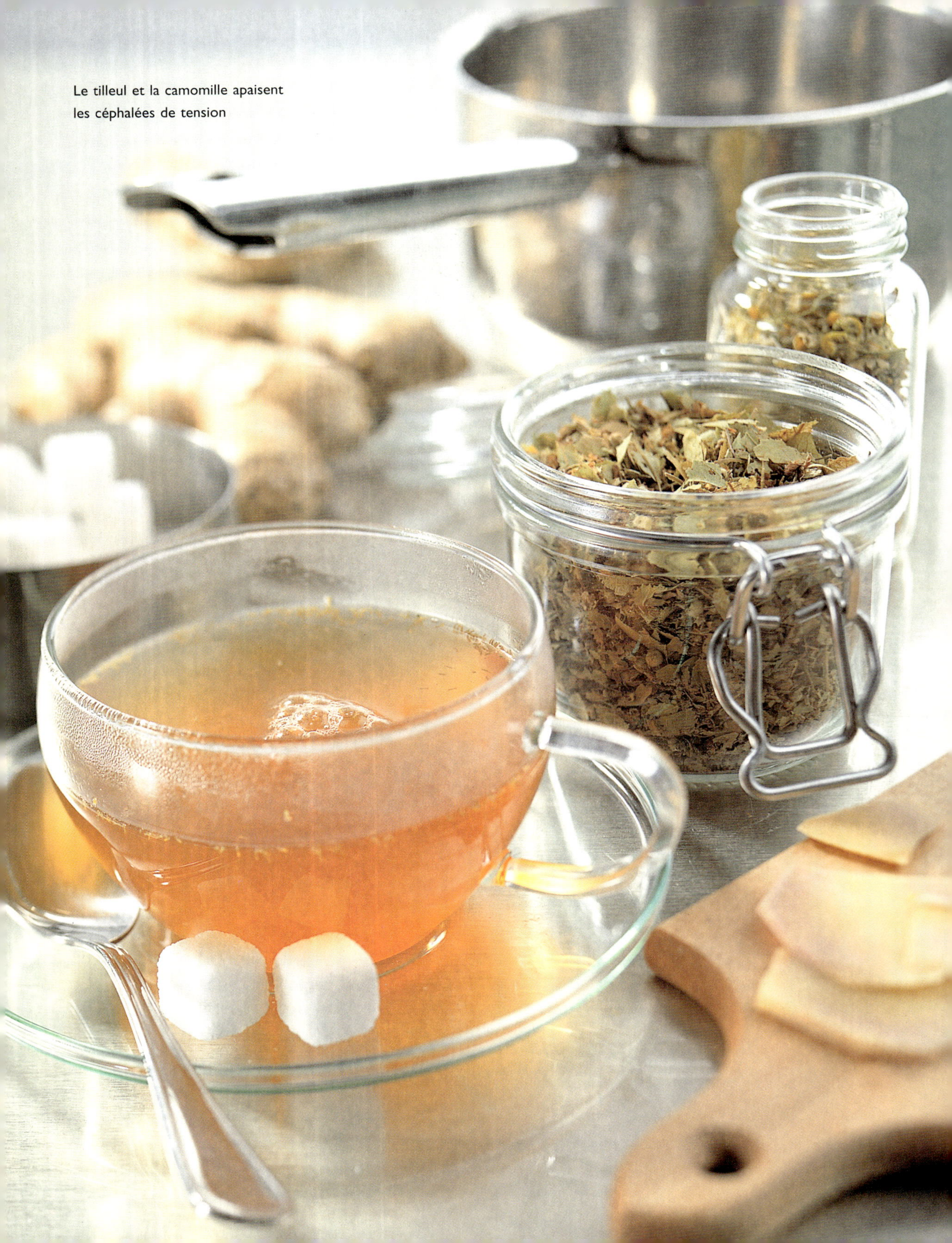

Le tilleul et la camomille apaisent
les céphalées de tension

Maux de tête

Les céphalées de tension sont provoquées par l'anxiété, la tension nerveuse, la fatigue oculaire, une mauvaise posture ou des muscles contractés dans les épaules ou le cou. Les migraines, quant à elles, sont déclenchées par une dilatation des vaisseaux sanguins dans la tête. Les maux de tête peuvent également être provoqués par les rhumes, les grippes, les allergies, les syndromes prémenstruels et les problèmes digestifs.

1

Infusion pour les céphalées de tension

Le gingembre fait baisser la production des substances chimiques qui provoquent la douleur dans le corps. La camomille et le tilleul sont des relaxants légers qui aident à soulager la tension affective et physique.

25 cl d'eau
1 cuiller à café de gingembre frais haché
1 cuiller à café de camomille séchée
1 cuiller à café de tilleul séché

Dans une marmite couverte, faites frémir pendant 5 mn le gingembre et l'eau. Ajoutez la camomille et le tilleul et laissez infuser 10 mn. Passez, sucrez si vous le désirez et buvez chaud.

2

Compresses à l'aromathérapie contre le mal de tête

La lavande atténue le stress physique et mental, et la marjolaine a des propriétés extrêmement relaxantes. Versez 5 gouttes d'huile essentielle de lavande et de marjolaine dans une cuvette d'eau froide. Trempez-y deux gants de toilette puis essorez-les un peu. Allongez-vous et appliquez l'un des gants sur votre front, et l'autre sur votre cou. Reposez-vous pendant 30 mn.

3

Massage à la lavande

Pour soulager une céphalée de tension, massez-vous les tempes avec quelques gouttes d'huile essentielle de lavande.

4

Valériane contre la douleur

La valériane aide à soulager la douleur d'une céphalée de tension ou d'une migraine. Toutes les 30 mn, prenez une demi-cuiller à café d'extrait de valériane dilué dans de l'eau chaude, jusqu'à ce que la douleur se soit atténuée (jusqu'à 3 cuillers à café par jour).

5

Bain de pied pour calmer le mal de tête

Pour aider à soulager un mal de tête, essayez de vous immerger les pieds dans un seau d'eau - aussi chaude que vous pouvez le supporter - pendant 15 mn. En même temps, plongez un gant dans de l'eau glacée, essorez-le et appliquez-le en compresse sur votre front, vos tempes et votre cou, ou à l'endroit où la douleur est concentrée. L'eau chaude dilate les vaisseaux sanguins et augmente le flux sanguin dans les pieds, tandis que la compresse froide resserre les vaisseaux sanguins de la tête, ce qui réduit le volume du flux sanguin, et donc, la douleur.

6

Dégagez le mucus

Les aliments épicés comme le raifort et le piment augmentent le flux sanguin et dégagent les sinus des sécrétions de mucus, ce qui a pour effet d'atténuer la congestion qui provoque les maux de tête dus à la sinusite.

7

Massez les céphalées de tension

Un simple massage des points d'acupression peut contribuer à soulager une céphalée de tension. Placez les doigts au sommet de votre colonne vertébrale, là où le cou joint le crâne. Bougez les doigts vers l'extérieur (5 cm) le long de la base de votre crâne jusqu'à ce que vous trouviez le petit renfoncement de chaque côté. Ces points vous donneront l'impression qu'ils sont douloureux quand vous appuierez dessus, mais exercez-y une pression ferme avec le gras des doigts, en décrivant un petit mouvement de rotation. Plus vous masserez ces points en profondeur, mieux ce sera. Respirez profondément et imaginez que vous libérez la tension avec chaque expiration. Continuez ainsi pendant une à 3 mn ; répétez l'opération aussi souvent que nécessaire.

8

Gingembre contre la migraine

Dès les premiers signes d'une migraine, mélangez un tiers de cuiller à café de gingembre en poudre dans un verre d'eau, et buvez-le. Le gingembre contient des composés anti-inflammatoires et analgésiques qui peuvent mettre à fin à une attaque migraineuse.

Stress & anxiété

Le stress chronique altère le fonctionnement des glandes surrénales, ce qui peut entraîner un affaiblissement du système immunitaire, et déclencher des maladies dégénératives. Bien que les plantes soient des alliés merveilleux pendant les périodes de stress, il est important d'identifier la cause sous-jacente de l'anxiété, plutôt que de s'en remettre au pouvoir des plantes sédatives.

9

Infusion de camomille et d'herbe-aux-chats

Les plantes sont des alliés fantastiques pendant les périodes de stress. La camomille et l'herbe-aux-chats sont relaxantes et légèrement sédatives.

25 cl d'eau bouillante

1 cuiller à café de camomille séchée

1 cuiller à café d'herbe-aux-chats séchée

Versez l'eau bouillante sur les plantes. Couvrez, et laissez infuser pendant 10 mn, puis passez. Sucrez au miel si vous le souhaitez. Buvez-en 3 tasses par jour.

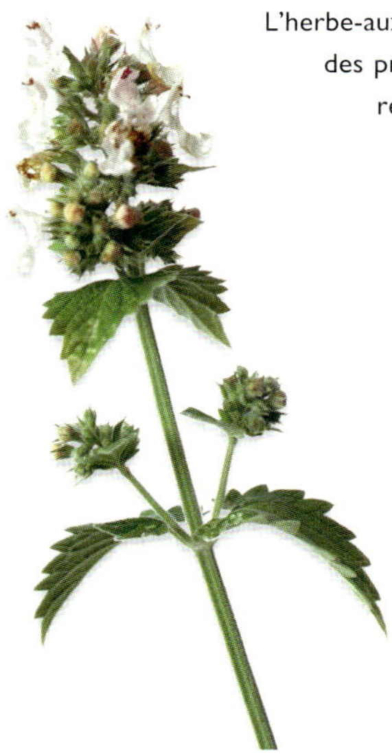

L'herbe-aux-chats a des propriétés relaxantes

10

Alimentation correcte contre le stress

Les glandes surrénales font partie intégrante du système endocrinien. Elles jouent un rôle prépondérant dans la régulation des réponses du corps face au stress. Évitez les aliments qui mettent à l'épreuve vos glandes surrénales, en particulier la caféine, le sucre et l'alcool. Les nutriments importants pour la santé des surrénales sont la vitamine C, l'acide pantothénique (vitamine B5), la vitamine B6, le magnésium et le zinc. On trouve la vitamine C dans de nombreux fruits et légumes, parmi lesquels les melons cantaloup, les brocolis, les poivrons rouges, les oranges et les fraises. Les aliments riches en acide pantothénique comprennent les avocats, les œufs, le poulet, les champignons, le saumon et les yaourts. Les lentilles, le tempeh, la truite, le thon et les bananes, quant à eux, sont de bonnes sources de vitamine B6. Le zinc se trouve dans la citrouille et les graines de sésame, les haricots noirs, les huîtres et les moules. Les aliments riches en magnésium comprennent les amandes, le maïs, le flétan, le tofu et les pois.

11

Suppléments pour combattre le stress

De nombreux suppléments fortifient le corps contre le stress affectif. Ils comprennent les vitamines du groupe B (prenez-en 50 mg deux fois par jour), qui soutiennent les surrénales ; le magnésium (prenez-en 500 mg par jour) et le calcium (prenez-en 1 000 mg par jour), les deux ayant des effets tranquillisants naturels.

12

Accordez-vous du temps

Vous pensez que vous n'avez pas de temps pour vous détendre ? C'est un signe évident que vous en avez réellement besoin. Organisez un minimum de deux pauses de 15 mn par jour, afin de vous détendre et de vous concentrer. Méditez, immergez-vous dans un bain à l'aromathérapie, écoutez de la musique douce, ou ne faites simplement rien. En plus, programmez un rendez-vous avec vous-même une fois par semaine, pour un thé, un massage, une marche avec un ami ou n'importe quoi d'autre qui vous fait plaisir. Notez ces rendez-vous sur votre agenda, comme n'importe quel autre.

13

Inhalez de la lavande

Pour soulager le stress et l'anxiété, placez une goutte d'huile essentielle de lavande sur un mouchoir et inhalez aussi souvent que vous le souhaitez.

14

Ginseng pour améliorer votre résistance au stress

Le ginseng sibérien est excellent pour renforcer les surrénales et aider le corps à s'adapter plus facilement au stress physique et émotionnel. Achetez un extrait titré en éleuthéroside (considéré comme le principe actif primaire du ginseng) et prenez-en environ 250 mg deux fois par jour. Vous pouvez en prendre pendant six semaines sans danger. ***Attention*** : si vous

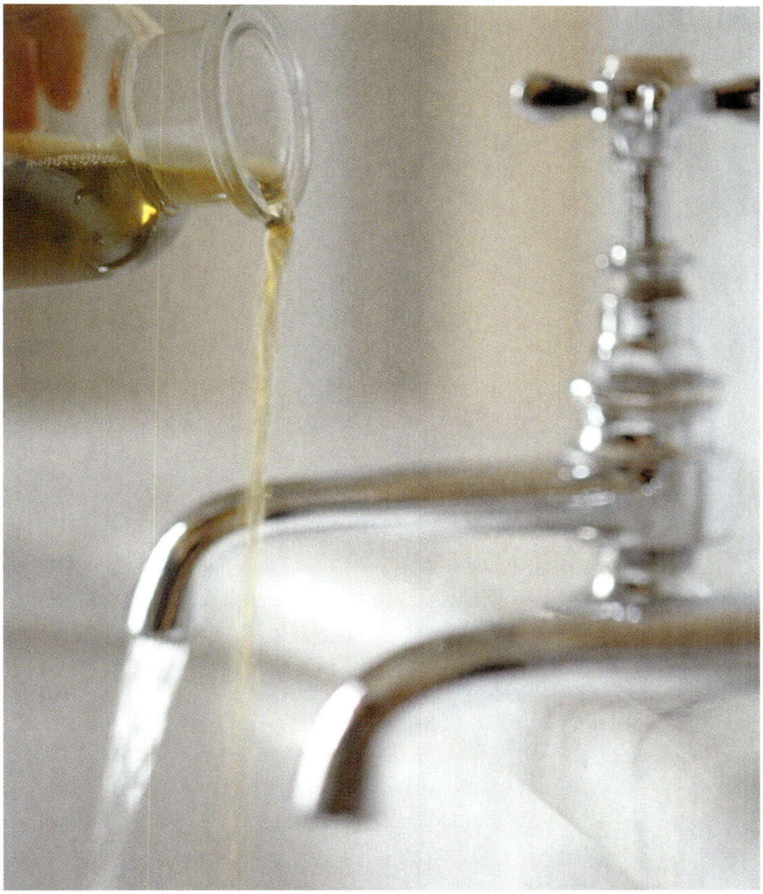

Prenez le temps de vous détendre dans un bain à l'aromathérapie

souffrez d'hypertension, consultez votre médecin avant de prendre du ginseng, sous quelque forme que ce soit.

15

Infusion sédative de valériane

La valériane est une plante puissamment sédative et sans danger, utile en cas de stress ou d'anxiété extrêmes.

250 g d'eau bouillante

1 c. à café de racine de valériane séchée

Pour préparer une infusion de valériane versez l'eau bouillante sur la racine séchée et couvrez pour empêcher l'évaporation des huiles essentielles de la plante. Laissez infuser pendant 10 mn, puis passez.

Buvez-en jusqu'à trois tasses par jour. La valériane ayant une forte saveur, vous préférerez peut-être la prendre sous forme de gélule ou d'extrait. Prenez-en une ou deux gélules de 300-500 mg, ou une demie à une cuiller à café d'extrait, jusqu'à trois fois par jour. ***Attention*** : la valériane peut provoquer des maux de tête ou des spasmes musculaires. Ne dépassez pas la dose prescrite, et n'en prenez pas sur de longues périodes.

16

Bain pour soulager le stress

Les huiles de lavande, de bois de santal et d'ylang ylang font un bain apaisant. Les sels d'Epsom sont riches en magnésium, qui aide à atténuer la tension physique et affective.

250 g de sels d'Epsom

5 gouttes d'huile essentielle de lavande

5 gouttes d'huile essentielle de bois de santal

2 gouttes d'huile essentielle d'ylang ylang

Versez les sels d'Epsom dans la baignoire en train de se remplir d'eau chaude. Ajoutez les huiles essentielles et remuez l'eau avant d'y entrer, puis détendez-vous profondément pendant au moins 20 mn. Rendez cette expérience encore plus voluptueuse avec une bougie, un coussin de bain et une robe de chambre épaisse, dans laquelle vous envelopper à la sortie.

17

Respirez pour vous détendre

Ralentir consciemment sa respiration, selon un certain rythme, envoie à votre corps et à votre esprit le message qu'ils doivent se détendre. Asseyez-vous ou allongez-vous confortablement. Respirez profondément ; expirez à fond par la bouche entrouverte. Fermez la bouche et inspirez lentement par le nez, en comptant mentalement jusqu'à cinq. Retenez votre respiration en comptant jusqu'à cinq, puis expirez à fond par la bouche, en comptant jusqu'à dix. Faites-le à votre rythme, mais faites durer votre expiration deux fois plus longtemps que votre inspiration. Inspirez à nouveau et répétez l'opération cinq fois de suite. Pratiquez cet exercice deux fois par jour, et chaque fois que vous serez tendu ou anxieux.

Dépression

Nombreux sont les individus qui recourent aux antidépresseurs naturels ou pharmaceutiques, dès que leur moral baisse. Mais les sentiments sont des messages importants que votre corps et votre esprit vous envoient. Il est donc préférable de tenir compte du message et de prendre les mesures appropriées pour restaurer l'équilibre de votre vie, plutôt que s'en remettre aux médicaments végétaux ou chimiques.

18
Des plantes contre la dépression

Si votre dépression n'est pas passagère, le millepertuis peut être utile. La forme sous gélule est très répandue. Prenez 300 mg trois fois par jour d'un extrait titré en hypéricine à 0,3 % et en hyperforine à 5 % (les principes actifs primaires). Il faut attendre six semaines pour que la plante fasse de l'effet. ***Attention*** : ne prenez pas de millepertuis pendant la grossesse, ni avec d'autres médicaments sans avoir consulté votre médecin au préalable.

19
Dorlotez-vous à l'aromathérapie

Il est toujours bon de se dorloter quand on se sent déprimé et qu'on a besoin d'un remontant. Un bain aux huiles essentielles de lavande et de bergamote détend le corps et l'esprit et il a des propriétés stimulantes. Faites-vous couler un bain chaud dans lequel vous verserez 10 gouttes d'huile essentielle de lavande et 5 gouttes d'huile essentielle de bergamote. Restez-y pendant une bonne vingtaine de minutes.

20
Marchez pour vous remonter le moral

Une marche énergique de 45 mn stimule la sécrétion d'endorphines, éléments chimiques qui remontent naturellement le moral. Essayez la prochaine fois que vous serez déprimé et appliquez des mesures prophylactiques en marchant chaque jour.

21
Tenez votre journal intime

Tenir un journal intime peut vous permettre de prendre conscience de vos émotions. Asseyez-vous et écrivez quotidiennement pendant 20 mn, sans vous soucier de la grammaire, de la ponctuation, ni de l'intérêt de ce que vous écrivez. Contentez-vous d'écrire ce qui vous vient à l'esprit et surtout, ne vous autocensurez pas. Vous découvrirez que le fait de jeter vos idées sur le papier vous aidera à clarifier vos émotions douloureuses, à mettre de l'ordre dans vos décisions et à être maître de votre vie.

La lavande séchée est apaisante et relaxante

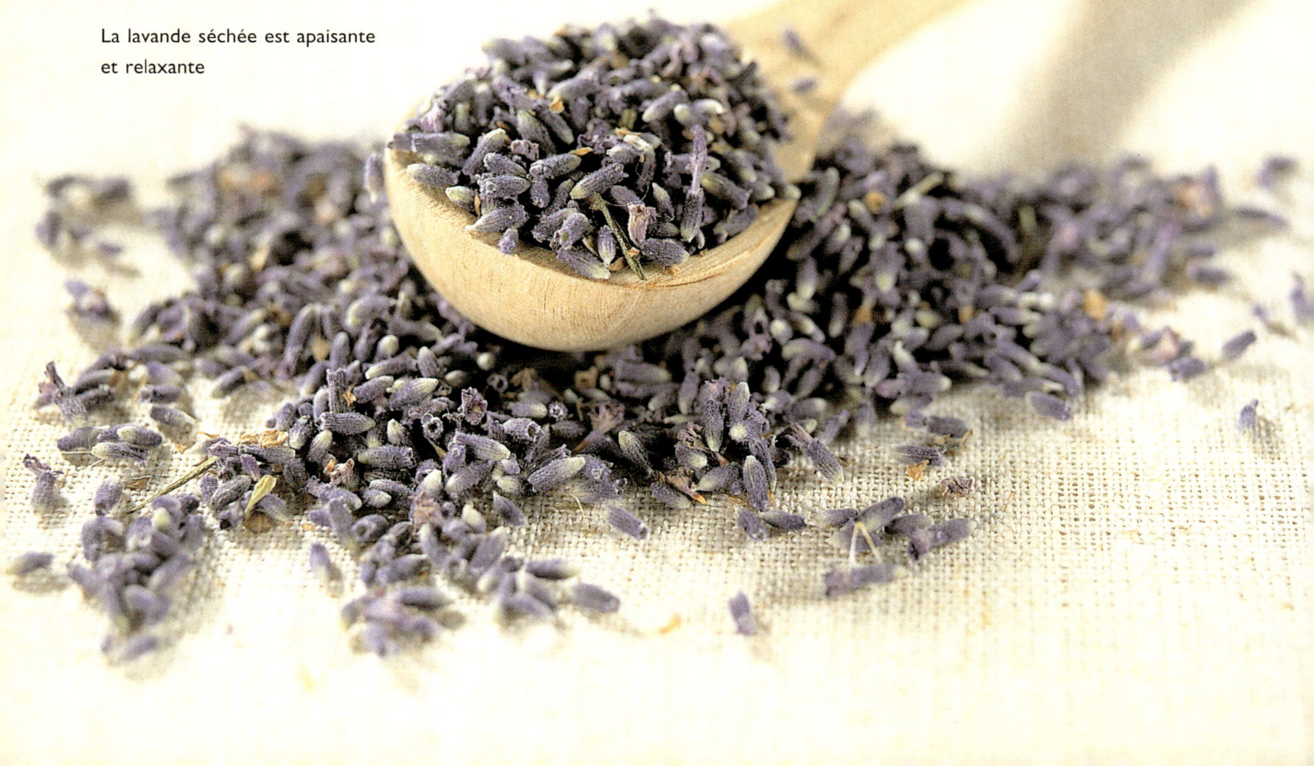

Insomnie

De nombreux cas d'insomnie sont provoqués par la tension, l'anxiété ou des excitants comme la caféine. Éliminez tous les stimulants de votre alimentation, et essayez ces somnifères naturels.

22
Trucs pour un sommeil paisible

Durant les quelques heures qui précèdent le coucher, lisez un ouvrage relaxant, prenez un bain chaud, ou écoutez de la musique douce. Mettez-vous au lit à heure fixe, et essayez de vous y tenir, même pendant le week-end, afin d'habituer votre corps à s'endormir à une heure précise. Faites en sorte que votre chambre soit aussi calme que possible, et complètement obscure. Investissez dans des stores, des volets ou des rideaux épais.

23
De l'air frais

Vous dormirez plus paisiblement avec beaucoup d'air frais, il est donc préférable de laisser vos fenêtres entrouvertes, même en hiver.

24
Détendez-vous dans un bain aux sels d'Epsom

Si vous avez des difficultés pour dormir, essayez un bain aux sels d'Epsom juste avant d'aller au lit. Les sels d'Epsom sont riches en magnésium, excellent pour détendre les muscles, et sédatifs pour le système nerveux. Versez 250 g de sels d'Epsom dans votre baignoire, puis remplissez-la d'eau chaude, à une température le plus proche possible de la température corporelle. Pour rehausser les effets relaxants, ajoutez 10 gouttes d'huile essentielle de lavande. Restez dans ce bain pendant 20 mn, puis mettez-vous au lit immédiatement après vous être séché, afin d'éviter de stimuler votre corps et votre esprit.

25
Sédatif végétal

La valériane et le houblon calment le système nerveux et dissipent l'insomnie. Mélangez 3 cl d'extrait de valériane et 1,5 cl d'extrait de houblon, dans un flacon opaque. Prenez une cuiller à café de cette préparation dans un peu d'eau, 30 mn avant de vous coucher. Doublez la dose si nécessaire. *Attention* : la valériane peut provoquer des maux de tête et des spasmes musculaires. Ne dépassez pas les doses et n'en prenez pas sur de longues périodes. N'utilisez pas de houblon en cas de dépression.

26
Sirotez de l'infusion de passiflore

La fleur de la passion et la camomille font une infusion douce pour un sommeil paisible.

25 cl d'eau bouillante
1 cuiller à café de passiflore séchée
1 cuiller à café de camomille séchée

Versez l'eau sur les plantes, couvrez et laissez infuser 10 mn. Passez et buvez 30 mn avant de vous coucher.

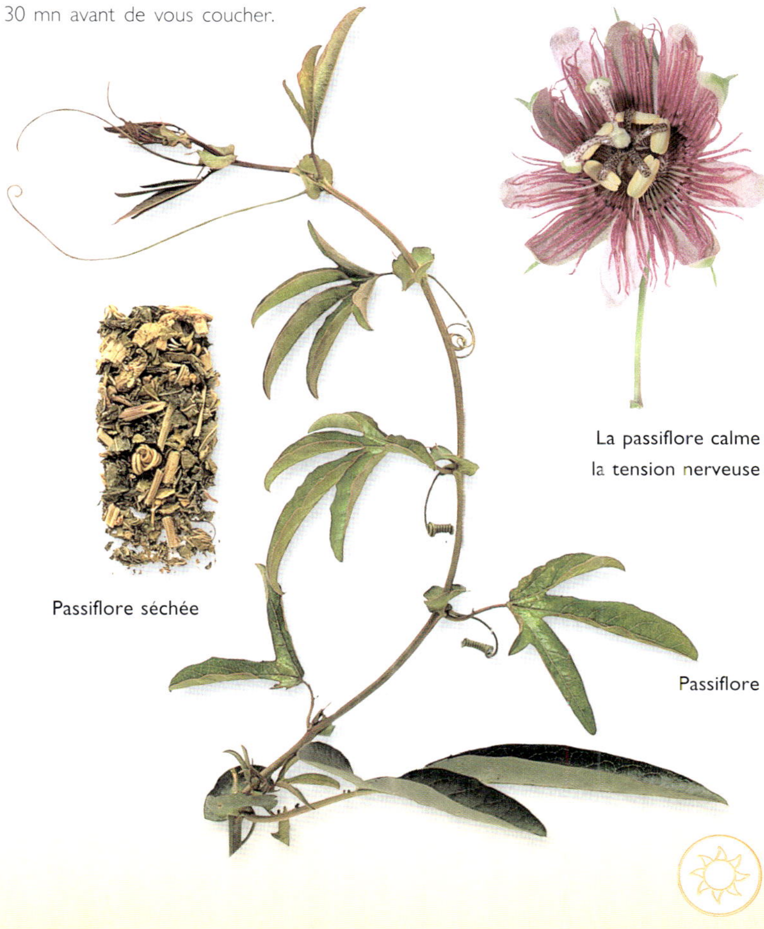

La passiflore calme la tension nerveuse

Passiflore séchée

Passiflore

Effets du décalage horaire

La désorientation, l'irritabilité et les troubles du sommeil sont des symptômes des effets du décalage horaire (jet lag), provoqués par le corps qui essaie d'adapter son horloge interne à un nouvel horaire. Les vols au-delà de plusieurs fuseaux horaires nécessitent des ajustements pour réguler le rythme cardiaque, la température corporelle, le taux hormonal ainsi que les habitudes d'endormissement.

27

Remettez votre horloge interne à l'heure

Pour surmonter le décalage horaire, sortez au soleil aussi tôt que possible lorsque vous êtes en voyage. La lumière solaire aide à remettre l'horloge interne à l'heure.

28

Minimisez les effets du décalage horaire

Pour minimiser les effets du décalage horaire, prenez un vol de jour si possible : cela vous permettra de faire une promenade, de dîner et d'aller vous coucher à l'heure locale une fois à destination, ce qui contribuera à vous acclimater plus rapidement. Évitez de faire une sieste à votre arrivée : cela ne ferait qu'aggraver la difficulté de vous accoutumer à l'heure locale.

29

Exercices pour vaincre le décalage horaire

Faites de l'exercice dès que possible après être arrivé à destination. Une marche énergique de 30 mn facilite la relaxation et le sommeil. Ensuite, essayez de continuer à avoir une activité physique tous les jours pendant que dure votre voyage. En effet, l'exercice régulier rend votre corps plus résistant et vous aide à vous adapter plus rapidement aux facteurs de stress (comme prendre l'avion).

30

La mélatonine à votre secours

La mélatonine, hormone produite par le corps, envoie le signal qu'il est temps d'aller dormir ; elle peut être particulièrement efficace pour combattre le décalage horaire. Prenez un comprimé de mélatonine une heure avant d'aller vous coucher, pendant plusieurs jours (jusqu'à ce que vous vous soyez accoutumé à l'heure locale).

31

Plus de stress en avion grâce aux huiles essentielles

Les huiles essentielles peuvent atténuer le stress émotionnel du voyage et aider votre corps à retrouver plus rapidement son équilibre. Pour vous aider à vous détendre, corps et âme, immergez-vous dans un bain chaud avec 6 gouttes d'huiles essentielles de lavande et de bois de santal, avant de vous coucher.

Fatigue

De nombreux facteurs peuvent contribuer à la fatigue, comme la tension physique et mentale, une alimentation pauvre en substances nutritives, le manque de sommeil ou d'exercice, ainsi qu'une mauvaise respiration. La fatigue peut aussi être le symptôme d'un problème de glycémie, d'une hypothyroïdie, ou d'une maladie chronique : il convient donc de consulter votre médecin si elle persiste.

32

Dormez suffisamment

La quantité de sommeil dont vous avez besoin dépend de nombreux facteurs, dont votre âge et votre degré de stress et d'activité. En règle générale, il faut huit heures par nuit à la plupart des individus. Si vous avez besoin d'un réveil pour vous réveiller, vous ne dormez vraisemblablement pas assez.

33

Coup de balai dans le régime

Éliminez de votre alimentation la caféine, l'alcool et tous les sucres concentrés, car ils stressent vos glandes surrénales et épuisent votre vitalité. Pour recouvrer la santé et l'énergie des surrénales, adoptez une alimentation équilibrée avec des aliments complets, qui comprennent deux à trois portions quotidiennes de protéines maigres (poulet, poisson, œufs ou légumes secs) et un supplément de multivitamines et de minéraux à haute teneur vitaminique.

34

Exercice quotidien

Même si vous vous sentez fatigué, la marche dissipera la tension, oxygénera vos cellules et développera votre endurance. Essayez de faire au moins 30 mn d'exercice aérobie quotidiennement. Les exercices de méditation, comme le yoga et le tai-chi, stimulent les fonctions organiques et glandulaires en plus d'apporter de l'énergie.

Problèmes oculaires

Les problèmes oculaires les plus courants sont les yeux au beurre noir, la conjonctivite et la fatigue oculaire. Dans un œil au beurre noir, les minuscules capillaires, proches de la surface de la peau, suintent du sang dans le tissu environnant. Les symptômes de la conjonctivite sont un œil rouge et sensible à la lumière, la sensation de sable lorsqu'on cligne de l'œil et des yeux larmoyants. Les symptômes de la fatigue oculaire comprennent la fatigue, le mal de tête et une douleur de l'œil.

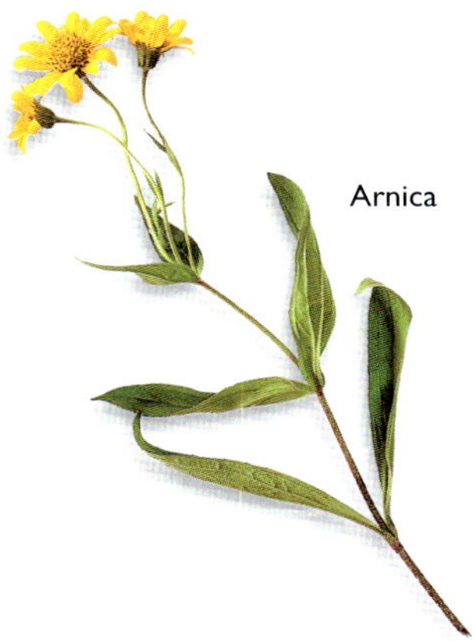

Arnica

35

Soignez un œil au beurre noir avec l'arnica

L'arnica favorise la guérison en stimulant la circulation, en soulageant la douleur et en atténuant l'enflure. Appliquez le gel d'arnica deux fois par jour sur la zone blessée, jusqu'à ce que la peau redevienne normale. ***Attention*** : ne vous mettez pas d'arnica dans l'œil et n'en appliquez jamais sur une coupure ou une égratignure à vif.

36

Appliquez de la glace sur un œil au beurre noir

Dès que possible, appliquez des glaçons sur la blessure. La glace soulage en effet immédiatement la douleur, réduit l'enflure et arrête le saignement en resserrant les vaisseaux sanguins endommagés. Utilisez une compresse glacée ou une poche à glace enveloppée dans une serviette pour éviter de vous brûler la peau. Appliquez la compresse froide sur l'œil pendant 10 mn, faites une pause de 5 mn, puis appliquez-la à nouveau pendant 10 mn. Répétez l'opération jusqu'à ce que l'enflure et la douleur se soient dissipées.

37

Appliquez une compresse sur un œil au beurre noir

Après un jour ou deux, quand l'enflure commence à disparaître, appliquez alternativement des compresses chaudes et froides sur la zone affectée, afin d'augmenter la circulation et d'accélérer la guérison. Appliquez un gant de toilette très chaud pendant 5 mn, suivi par une compresse glacée pendant une minute. Répétez l'opération trois fois de suite, deux fois par jour.

38

Apaisez la conjonctivite avec l'hydraste

Un collyre tiède préparé avec de l'hydraste peut calmer l'irritation et combattre l'infection.

25 cl d'eau bouillante

1 cuiller à café de racine d'hydraste en poudre

Versez l'eau bouillante sur la racine d'hydraste. Couvrez et laissez infuser pendant 15 mn. Passez le liquide au travers d'un filtre à café en papier afin d'enlever toutes les particules de plante. Baignez trois fois par jour l'œil affecté avec environ un tiers d'œillère (80 ml) de cette solution tiède. Attention à ne pas vous éclabousser car l'hydraste tache.

39

Compresse de souci contre la conjonctivite

Une compresse tiède faite avec une infusion de souci peut soulager la démangeaison et l'inconfort provoqués par la conjonctivite. Le souci a des propriétés antivirales et antibactériennes, et il favorise la guérison.

25 cl d'eau bouillante

2 cuillers à soupe de souci séché

Pour préparer l'infusion, versez l'eau bouillante sur le souci. Laissez infuser dans un récipient couvert pendant 15 mn, puis passez. Trempez un tissu de coton fin et propre dans le liquide, puis essorez-le légèrement. Appliquez la compresse chaude au souci sur l'œil affecté. Continuez à appliquer la compresse pendant 15 mn minimum (réchauffez-la si nécessaire). Répétez l'opération plusieurs fois par jour.

40

Pour éviter la fatigue oculaire

Beaucoup d'individus passent une grande partie de leur temps focalisés sur un objet proche (lecture, ordinateur ou télévision). Afin de garder une vision nette et détendue vos yeux ont besoin de se focaliser également sur des objets distants. Si vous travaillez les yeux rivés sur un objet très proche, vous éviterez de développer de la fatigue oculaire en essayant quelque chose d'aussi simple que de regarder par la fenêtre pendant quelques minutes toutes les demi-heures.

41
Exercices pour les yeux fatigués

Plusieurs exercices vous aideront à soulager la fatigue oculaire. Focalisez-vous sur le bout de votre nez, puis passez à un objet situé de l'autre côté de la pièce. Répétez l'opération plusieurs fois. Ensuite, faites rouler lentement vos yeux en cercles, en regardant le plus possible vers le haut, vers la gauche, vers le bas puis vers la droite, puis dans le sens inverse. Fermez les yeux, mettez-y vos mains en coupe afin de créer l'obscurité totale, puis détendez-vous pendant une minute. N'oubliez pas de respirer et de vous détendre (*voir n° 17*) pendant que vous pratiquez ces exercices.

42
Compresses pour la fatigue oculaire

Appliquer des compresses chaudes puis froides sur vos yeux fatigués augmentera la circulation du sang et favorisera la relaxation. Préparez deux bols d'eau, l'une confortablement chaude et l'autre glacée. Trempez un gant de toilette dans le bol d'eau chaude, essorez-le, et appliquez-le sur vos yeux fermés. Après une minute, remplacez le gant chaud par un gant froid. Répétez l'opération plusieurs fois, en terminant par la compresse froide.

Otites

Les infections de l'oreille moyenne sont très fréquentes chez les enfants. Elles font suite à un refroidissement, lorsqu'une congestion empêche l'oreille moyenne de se drainer normalement, ce qui provoque la stagnation des liquides et qui crée un terrain favorable à la croissance bactérienne et virale. L'enflure qui en résulte exerce une pression sur les terminaisons nerveuses sensibles, ce qui provoque à son tour une vive douleur. Si l'infection ne commence pas à disparaître au bout de 24 heures avec le traitement à la maison, consultez votre médecin.

43
Prévention des otites

Les allergies, et particulièrement les allergies alimentaires, sont souvent un facteur déclenchant d'affections chroniques de l'oreille moyenne. Évitez les allergènes alimentaires communs comme les produits laitiers, le blé, le maïs, les oranges, les œufs et le beurre de cacahuète. ***Attention*** : consultez un diététicien avant de restreindre le régime alimentaire d'un enfant.

44
Stimulez l'immunité avec l'échinacée

Donnez de l'extrait d'échinacée pour stimuler la fonction immunitaire. On peut donner une demi-cuiller à café trois fois par jour aux enfants de plus de 6 ans ; pour les enfants plus jeunes, un quart de cuiller à café, trois fois par jour, est suffisant.

45
Huile d'ail pour combattre l'infection

Les gouttes à l'huile d'ail pour les oreilles sont excellentes pour combattre les infections. Émincez une grosse gousse d'ail frais et placez-la dans un récipient lourd, puis recouvrez-la d'une couche de 25 mm d'huile d'olive. Couvrez, puis faites chauffer à feu doux pendant une heure. Laissez refroidir, passez l'huile dans plusieurs couches de gaze, puis mettez-la au réfrigérateur dans un bocal de verre fermé. Pour utiliser l'huile, faites-en chauffer une petite quantité dans une cuiller en métal au-dessus de la flamme d'une bougie. La température doit être agréable : testez-la sur le dos de votre main. Aspirez l'huile dans un compte-gouttes et mettez-en deux gouttes dans votre canal auditif, puis bouchez-le avec une boule de coton. Répétez le traitement toutes les heures, jusqu'à ce que les symptômes aient disparu. ***Attention*** : n'utilisez pas l'huile d'ail pour traiter les oreilles d'un nageur (inflammation du canal de l'oreille externe), ou si vous soupçonnez une perforation du tympan.

46
Évitez les polluants

Les polluants en suspension dans l'air, dus à la fumée de cigarettes et aux cuisinières à bois, ont une incidence élevée sur les infections de l'oreille moyenne. Évitez ces irritants si c'est possible.

47
Soulagez les maux d'oreilles

Envelopper une bouillotte chaude dans un tissu douillet et placez-la sur l'oreille afin d'atténuer la douleur. Assurez-vous que l'eau de la bouillotte n'est pas trop chaude.

Problèmes buccaux et gingivaux

Les aphtes sur la langue, à l'intérieur des joues ou sur les gencives, durent entre une et deux semaines. Des gencives rouges, molles et qui saignent sont les signes de la gingivite, provoquée par des bactéries qui se nourrissent de la plaque dentaire. La mauvaise haleine est généralement provoquée par une hygiène dentaire médiocre ou par des troubles gastro-intestinaux. Si elle persiste, consultez votre médecin.

48
Bain de bouche au sel de mer pour les aphtes

Pour cicatriser les aphtes, rincez-vous la bouche plusieurs fois par jour en faisant dissoudre une demi-cuiller à café de sel de mer dans 12,5 cl d'eau chaude.

49
Myrrhe pour cicatriser les aphtes

La résine de l'arbre à myrrhe est utilisée depuis des siècles en médecine ayurvédique pour soigner les aphtes. Elle a des propriétés antiseptiques et antimicrobiennes et est également riche en tanins qui favorisent la cicatrisation des muqueuses irritées. Ouvrez une gélule de myrrhe et appliquez-en la poudre directement sur vos aphtes, plusieurs fois par jour jusqu'à disparition.

50
Bois de réglisse pour se débarrasser longtemps des plaies

La réglisse déglycyrrhinizée encourage votre corps à produire du mucus protecteur, favorise la guérison des muqueuses, et combat les micro-organismes susceptibles de provoquer des aphtes. Achetez des comprimés à mâcher, qui ont été débarrassés de l'acide glycyrrhizique (acide pouvant provoquer de la rétention d'eau et de l'hypertension artérielle). Prenez un ou deux comprimés de 380 mg trois fois par jour (laissez-les dissoudre complètement dans votre bouche). Vous pouvez utiliser ce remède aussi souvent que nécessaire, et envisager d'en prendre pendant au moins trois mois d'affilée, si vous souffrez d'aphtes de manière chronique.

Le bois de réglisse favorise la guérison des aphtes

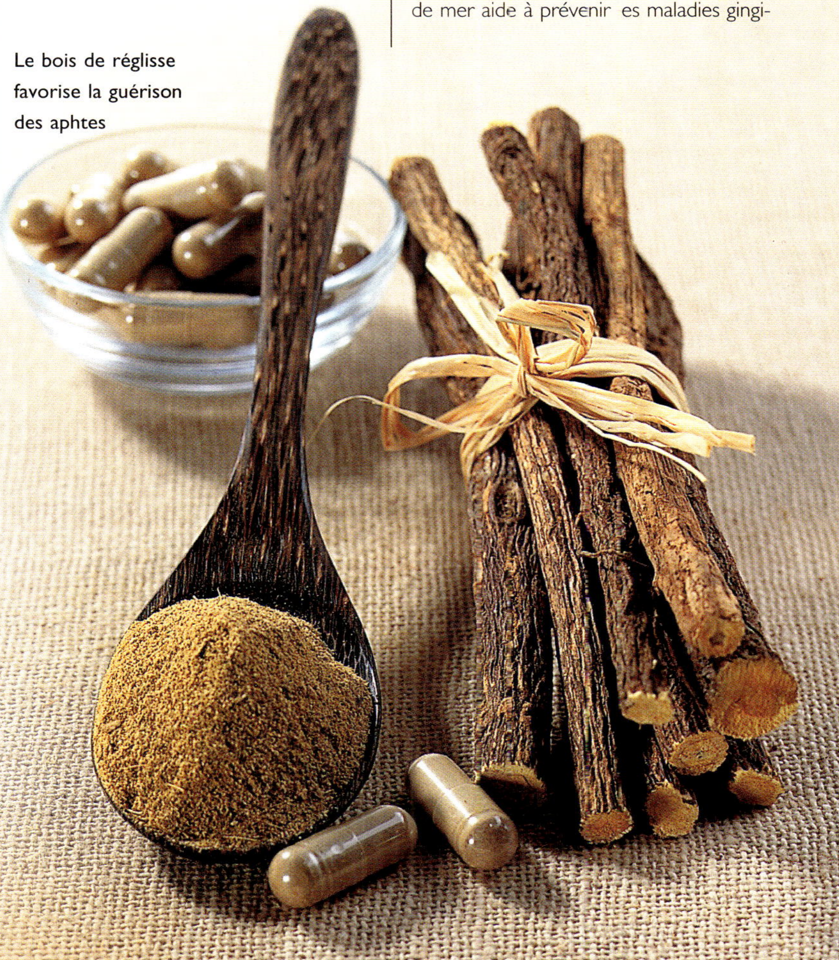

51
Pour éviter les aphtes

Si vous êtes sujet aux aphtes, il est probable que certains aliments soient des facteurs déclenchants. Les coupables les plus communs sont les aliments très acides, comme les agrumes, les tomates, l'ananas et le vinaigre, mais d'autres produits peuvent aussi être en cause. Notez ce que vous avez mangé un jour ou deux avant l'éruption, afin d'identifier les déclencheurs potentiels.

52
Bain de bouche à la sauge pour des gencives saines

Se rincer quotidiennement la bouche avec une solution d'infusion de sauge et de sels de mer aide à prévenir les maladies gingivales. Les deux sont légèrement antiseptiques, soulagent l'inflammation et favorisent la guérison ; astringents, ils resserrent les tissus gingivaux.

25 cl d'eau bouillante

2 cuillers à café de sauge séchée

1/2 cuiller à café de sel de mer

Versez l'eau bouillante sur la sauge, couvrez et laissez infuser pendant 15 mn. Passez, ajoutez le sel de mer et laissez tiédir. Après vous être brossé les dents, prenez environ 6 cl de cette solution dans la bouche et agitez-la bien avec les joues. Utilisez le reste dans les deux jours.

53
Sel de mer pour des gencives saines

Rincez-vous la bouche et les gencives avec une solution composée d'un huitième de cuiller à café de sel de mer dissous dans 6 cl d'eau chaude, après vous être passé du fil dentaire et brossé les dents. Le sel marin est un antiseptique léger qui aide à resserrer les gencives et à les maintenir saines.

54
Bain de bouche à la myrrhe pour des gencives saines

Les puissantes propriétés antimicrobiennes et astringentes de la myrrhe aident à tuer les bactéries et à protéger le tissu gingival.

12,5 cl d'eau chaude

1/4 de cuiller à café de sel de mer

1/4 de cuiller à café d'extrait de myrrhe

Mélangez tous les ingrédients. Prenez-en 6 cl dans la bouche et rincez-la à fond, deux fois par jour après vous être brossé les dents et y avoir passé du fil dentaire.

55
Cataplasme à l'hydraste pour les gencives douloureuses

Un cataplasme d'hydraste et de myrrhe guérit rapidement les gencives douloureuses. Mélangez quelques gouttes d'extrait de myrrhe et de poudre d'hydraste afin de faire une pâte épaisse. Enveloppez-la dans une gaze stérile que vous placerez sur la zone affectée pendant une heure. Répétez l'opération deux fois par jour.

56
Solutions alimentaires à la mauvaise haleine

Des intestins paresseux sont souvent le facteur déclenchant de la mauvaise haleine. Pour que votre système gastro-intestinal reste en pleine forme, mangez des aliments riches en fibres, beaucoup de fruits et de légumes frais, et des céréales complètes. De plus, prenez un supplément quotidien de *Lactobacillus acidophilus* – disponible sous forme de gélules dans les magasins bio – afin de maintenir une flore intestinale saine et bienfaisante. La déshydratation peut aussi provoquer une mauvaise haleine ; buvez au moins six verres d'eau par jour, afin de rester bien hydraté.

57
Pour prévenir la mauvaise haleine

Se brosser quotidiennement les dents enlève les particules alimentaires qui s'accumulent entre vos dents et qui provoquent des odeurs. Brossez-vous la langue et passez-vous du fil dentaire une fois par jour, et brossez-vous les dents au moins deux fois par jour, de préférence après les repas. Si ce n'est pas possible, rincez-vous au moins la bouche à l'eau.

58
Neutralisez les odeurs de la bouche

Le bicarbonate de sodium est un excellent nettoyant pour la bouche, qui neutralise les odeurs. Prenez-en une cuiller à café dans la main, trempez-y une brosse à dents humide et brossez-vous les dents comme avec n'importe quel dentifrice.

59
Pour rafraîchir l'haleine

Pour rafraîchir votre haleine essayez de mâcher une petite poignée de graines de fenouil ou d'anis.

60
Bain de bouche rafraîchissant

Les bains de bouche classiques peuvent provoquer une mauvaise haleine parce que l'alcool qu'ils contiennent assèche les muqueuses bucales. Utilisez à la place un bain de bouche à la menthe poivrée et à l'hamamélis pour rafraîchir votre haleine.

1 cuiller à café d'extrait d'hamamélis

1/2 cuiller à café de glycérine végétale

3 gtes d'huile essentielle de menthe poivrée

12,5 cl d'eau

Mélangez les ingrédients et secouez bien. Rincez-vous la bouche avec ce produit, après vous être brossé les dents, ou chaque fois que vous voulez rafraîchir votre haleine.

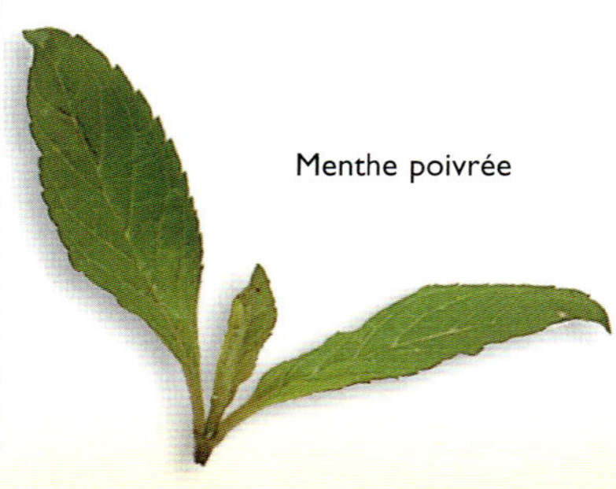

Menthe poivrée

Psoriasis

Le psoriasis est une maladie cutanée, caractérisée par des plaques rouges, épaisses et squameuses, que l'on trouve principalement sur le torse, les coudes, les genoux et le cuir chevelu. Il a tendance à apparaître et disparaître de manière sporadique, et l'on pense que c'est un problème auto-immun.

61
Du soleil pour guérir
Des bains de soleil judicieux plusieurs fois par semaine (en faisant bien attention de ne pas vous brûler la peau) peuvent favoriser la cicatrisation des plaques squameuses, caractéristiques du psoriasis.

62
Réduisez l'inflammation
Les acides gras oméga 3 aident à réduire les composants inflammatoires impliqués dans le psoriasis. Mangez du poisson d'eau froide comme le saumon, les sardines et le maquereau, au moins trois fois par semaine, et prenez quotidiennement une cuiller à soupe d'huile de lin.

63
Améliorez votre digestion des protéines
Une mauvaise digestion des protéines provoque des toxines susceptibles de contribuer au psoriasis.

6 cl d'eau chaude
1/2 cuiller à café de tonique aux amers

Mélangez le tonique digestif aux amers de plantes avec l'eau chaude. Prenez cette préparation environ 15 mn avant chaque repas afin de stimuler la sécrétion de sucs digestifs et d'améliorer votre digestion.

64
Cicatrisez votre peau avec de la camomille
La camomille a des propriétés à la fois nettoyantes et rafraîchissantes, et elle agit comme un antihistaminique. Pour contribuer à calmer l'inflammation des plaques de psoriasis et à stimuler la guérison de la peau, appliquez trois fois par jour sur votre peau une crème contenant de la camomille.

La camomille soigne de nombreux problèmes de peau

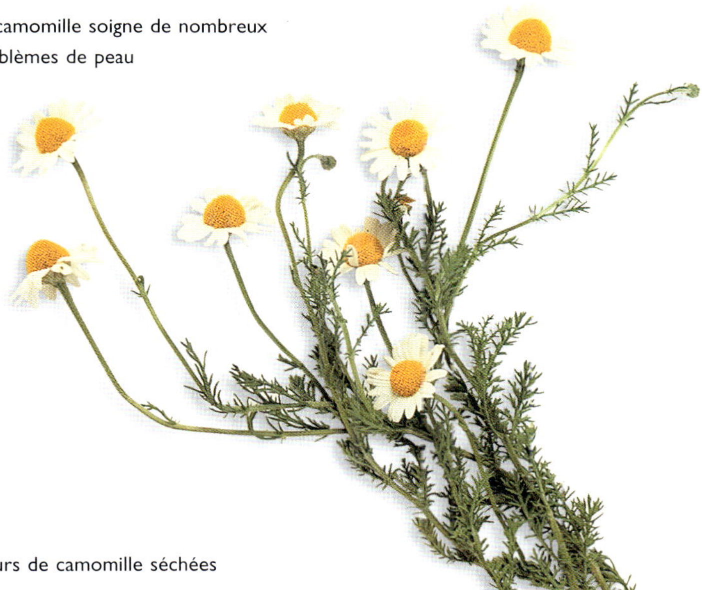

Fleurs de camomille séchées

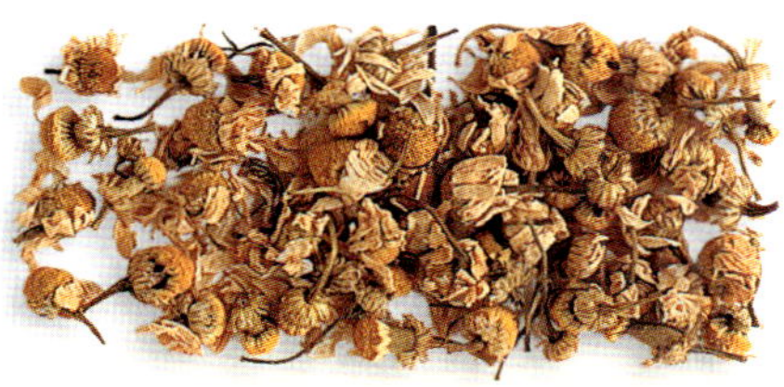

65
Désintoxication à la salsepareille
La salsepareille contribue à désintoxiquer le corps et, en infusion, elle est connue depuis la nuit des temps pour traiter les maladies cutanées comme le psoriasis.

25 cl d'eau
2 cuillers à café de racine de salsepareille séchée

Préparez l'infusion à la salsepareille en faisant frémir pendant 10 mn dans une marmite couverte l'eau et la racine sèche, puis passez. Buvez-en jusqu'à 75 cl par jour. Vous pouvez aussi prendre trois fois par jour une demi-cuiller à café d'extrait liquide de salsepareille diluée dans un peu d'eau chaude.

Morsures, piqûres et éruptions

Les morsures, les piqûres et les éruptions peuvent provoquer des réactions douloureuses et un sentiment d'inconfort. Parfois, une piqûre ou une morsure d'insecte peut entraîner une réaction allergique grave, demandant un soin médical d'urgence. En appliquant les remèdes suivants sur les morsures et les piqûres, vous pourrez fortement accélérer la guérison et soulager la démangeaison.

66
Soins d'urgence aux morsures et piqûres

Si vous avez été piqué par un insecte comme une abeille, enlevez le dard en frottant délicatement une carte de crédit ou un ongle sur la peau. Appliquez immédiatement de la glace sur toute piqûre ou morsure afin de soulager la douleur et d'empêcher les toxines de se répandre dans tout votre corps. Lavez la zone avec une solution antiseptique composée de quantités égales d'huile essentielle de tea tree et d'extrait d'hamamélis.

67
Enrayez la démangeaison

Mélangez une cuiller à café d'argile cosmétique à suffisamment d'eau pour obtenir une pâte. Ajoutez trois gouttes d'huile essentielle de menthe poivrée et appliquez sur la morsure ou la piqûre.

68
Faites sortir les toxines avec du charbon de bois

Appliquez une pâte de charbon de bois activé sur les piqûres et les morsures d'insectes afin de faire sortir les toxines qui provoquent l'inflammation, l'enflure et la démangeaison. Le charbon de bois activé se trouve aussi sous forme de gélules. Ouvrez-en quelques-unes et mélangez leur contenu avec quelques gouttes d'eau, puis appliquez sur la morsure ou la piqûre. Après une demi-heure, lavez la zone.

Les abeilles peuvent infliger des piqûres douloureuses

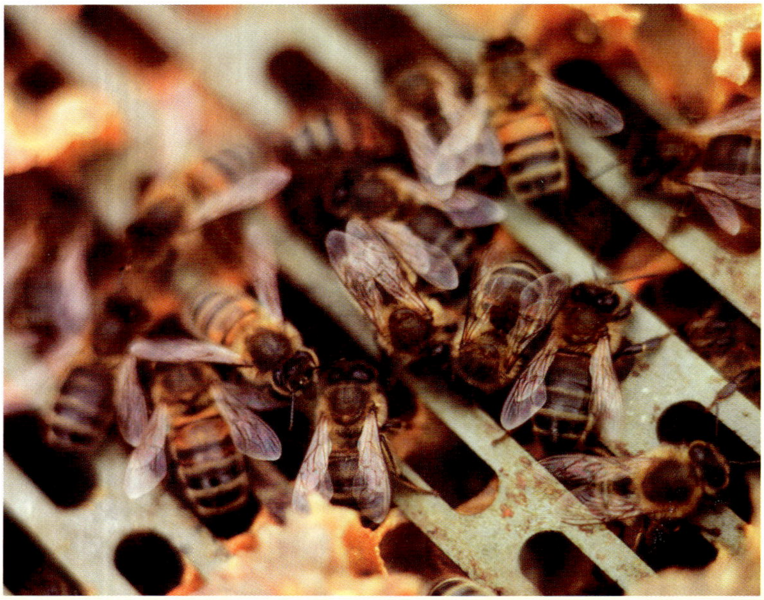

69
Lotion aux plantes pour soulager la démangeaison

L'hamamélis est un astringent léger qui aide à calmer l'inflammation, tandis que la menthe poivrée rafraîchit la peau irritée et soulage la démangeaison. La lavande est anti-inflammatoire et antimicrobienne.

3 cl d'extrait d'hamamélis
20 gtes d'huile essentielle de menthe poivrée
20 gouttes d'huile essentielle de lavande

Mélangez les ingrédients dans un petit flacon. Secouez bien, puis appliquez avec une boule de coton aussi souvent que vous le souhaitez.

70
Soignez une éruption cutanée avec de l'argile

Appliquez un cataplasme d'argile cosmétique au gel d'*Aloe vera* et à l'huile essentielle de menthe poivrée pour traiter une éruption provoquée par une plante. L'argile cosmétique assèche, et l'*Aloe vera* favorise la guérison. L'huile de menthe poivrée rafraîchit et soulage temporairement la démangeaison.

2 cuillers à soupe d'argile cosmétique
Gel d'Aloe vera pour mélanger
2 gtes d'huile essentielle de menthe poivrée

Mélangez l'argile avec l'*Aloe vera* pour faire une pâte fine, facile à étaler. Ajoutez l'huile essentielle de menthe poivrée, puis étalez sur l'éruption et laissez sécher. Appliquez quand nécessaire.

71
Soulagez une éruption due à des plantes

Si vous avez été en contact avec une plante urticante, lavez à fond la zone affectée à l'eau tiède et un shampooing concentré ou du liquide vaisselle pour enlever les huiles irritantes. Faites mousser deux fois, puis rincez à fond.

72
Soulagez une éruption qui démange dans un bain aux flocons d'avoine

Un bain apaisant aux flocons d'avoine et à l'huile essentielle de lavande apaise la démangeaison et l'irritation dues à une éruption.

200 g de flocons d'avoine

10 gouttes d'huile essentielle de lavande

Moulez l'avoine en poudre fine dans un mixeur. Versez avec l'huile essentielle dans la baignoire remplie d'eau chaude. Immergez-vous pendant 20 mn, puis tapotez-vous pour vous sécher, sans vous rincer.

73
Combattez une éruption avec de l'hydraste

Il arrive parfois que les éruptions provoquées par les plantes s'infectent. Une préparation de miel brut non filtré et d'hydraste, appliquée sur l'éruption, combat l'infection et favorise la guérison. L'hydraste a des propriétés antimicrobiennes et il aide à cicatriser une éruption suintante. Le miel brut est également antiseptique et il apaise l'irritation. Mélangez la même quantité de miel et d'hydraste en poudre, et étalez sur l'éruption. Couvrez avec une bande de gaze, que vous changerez deux fois par jour, jusqu'à la guérison de l'éruption.

Poux

Les poux se répandent facilement d'un individu à l'autre par les chapeaux, les peignes, les serviettes de toilette et tout contact avec les cheveux de la personne infestée. Ils se nourrissent du sang du cuir chevelu et provoquent une démangeaison et des douleurs intenses. Les remèdes suivants aux plantes et aux huiles essentielles offrent une alternative sûre et efficace aux substances chimiques. Utilisez-les pour tuer les poux, et répétez le traitement au bout d'une semaine pour venir à bout des lentes qui auraient éclos entre-temps.

74
Traitement aux huiles essentielles

Les huiles essentielles de romarin et de lavande aident à tuer les poux.

3 cl d'huile d'olive

10 gouttes d'huile essentielle de romarin

10 gouttes d'huile essentielle de lavande

Mélangez les ingrédients, mouillez-vous les cheveux, puis massez-vous minutieusement le cuir chevelu et les cheveux avec l'huile. Couvrez-vous avec un bonnet de douche et gardez le tout sur la tête pendant une heure. Faites ensuite le Shampooing et le Rinçage anti-poux (*voir n° 75 et 76*).

75
Shampooing anti-poux

Suivez la recette ci-dessus en shampooinant avec du margousier, plante utilisée en médecine ayurvédique pour enlever les parasites, et du thym. Mélangez une cuiller à soupe d'un shampooing contenant du margousier avec 3 gouttes d'huile essentielle de thym. Faites mousser et attendez 5 mn avant de vous rincer à l'eau chaude. Faites ensuite le Rinçage anti-poux (*voir n° 76*). *Attention* : le thym est un insecticide naturel puissant qui irrite la peau et le cuir chevelu. Ne dépassez pas la dose prescrite et ne l'appliquez jamais non dilué.

76
Rinçage anti-poux

Faites suivre le Shampooing anti-poux (*voir n° 75*) par un rinçage qui ramollit la sécrétion collante qui attache les lentes (œufs de poux) aux cheveux. Les huiles essentielles de romarin et de lavande contribuent à éradiquer les lentes restantes.

50 cl d'eau chaude

50 cl de vinaigre de cidre

6 gouttes d'huile essentielle de romarin

6 gouttes d'huile essentielle de lavande

Mélangez les ingrédients et rincez vos cheveux et votre cuir chevelu minutieusement avec cette préparation après le shampooing. Couvrez-vous les cheveux avec un bonnet de douche pendant 15 mn, puis peignez-vous avec un peigne à poux (peigne spécial aux dents très serrées, disponible en pharmacie). Rincez-vous les encore une fois à fond, à l'eau chaude.

77
Pour éviter l'infestation

Pour empêcher les poux de trouver de nouveaux hôtes, lavez bien les peignes, les brosses, les vêtements, les draps et les serviettes de toilette à l'eau chaude. Passez l'aspirateur à fond sur les tapis, moquettes et meubles avec des tapisseries, ainsi que sur les fauteuils et les repose-tête dans les voitures

Infections bactériennes cutanées

Les furoncles sont des éruptions rouges, enflées et douloureuses. L'impétigo provoque de petites cloques, généralement autour du nez et de la bouche. L'odeur corporelle est souvent provoquée lorsque les bactéries présentes sur la peau réagissent à la transpiration. On peut traiter tous ces problèmes avec des remèdes naturels, mais si vous n'y arrivez pas, ou s'ils sont graves et persistants, consultez votre médecin.

78

Traitement d'un furoncle

Ne pressez jamais un furoncle, vous ne feriez que faire pénétrer les bactéries dans le flux sanguin et étendre l'infection. Des compresses chaudes font remonter le furoncle dans une tête, ce qui lui permet d'éclater sans danger, de se drainer et de cicatriser. Trempez un gant de toilette dans de l'eau chaude et placez-le sur le furoncle. Couvrez le gant avec une serviette sèche afin de retenir la chaleur. Lorsqu'il s'est refroidi, retrempez-le dans l'eau chaude et appliquez-le à nouveau. Répétez l'opération pendant 15 mn, trois fois par jour.

79

Tea tree contre les furoncles

L'huile essentielle de tea tree a de puissantes propriétés antimicrobiennes, et elle aide à combattre l'infection. Appliquez plusieurs fois par jour une goutte d'huile essentielle de tea tree non diluée sur le furoncle, jusqu'à ce qu'il ait cicatrisé.

80

Combattez l'infection avec l'échinacée

L'échinacée stimule les fonctions de votre système immunitaire et l'aide à combattre les bactéries qui provoquent l'infection. Prenez une demi-cuiller à café d'extrait d'échinacée trois fois par jour, pendant dix jours au maximum.

81

Tea tree contre l'impétigo

Le tea tree est un antibactérien qui contribue à sécher les cloques d'impétigo. L'huile essentielle de lavande soulage l'inflammation.

1 c. à soupe d'huile d'amande douce
1/2 c. à café d'huile essentielle de tea tree
1/2 c. à café d'huile essentielle de lavande

Mélangez les ingrédients dans un petit flacon fermé. Appliquez trois fois par jour une boule de coton sur les cloques.

82

Du souci contre l'impétigo

Le souci est un antimicrobien puissant, mais il est suffisamment doux pour être utilisé sur les enfants. Faites une infusion forte en versant 25 cl d'eau bouillante sur deux cuillers à soupe de souci séché. Couvrez, et laissez infuser pendant 20 mn, puis passez. Trempez un gant de toilette dans l'infusion chaude et appliquez-le trois fois par jour pendant 10 mn sur les cloques d'impétigo.

83

Désintoxiquez-vous pour éviter les odeurs corporelles

Un simple programme de désintoxication peut contribuer à réduire les toxines éliminées par la peau. Pendant deux jours ne mangez que des légumes et du bouillon de légume, et buvez au moins six verres d'eau. Prenez une cuiller à soupe de téguments de psyllium le matin, avec un verre d'eau, suivi par un autre.

84

Réduisez l'odeur en évitant certains aliments

Évitez de manger des aliments frits ou cuits au four, qui risquent de contenir des huiles ou des graisses rances susceptibles de contribuer à une odeur corporelle nauséabonde. Évitez aussi les aliments par ailleurs sains, comme les oignons, l'ail et le curry, qui contiennent des huiles essentielles puissantes qui peuvent être libérées par la peau.

85

Aliments à la chlorophylle pour combattre l'odeur

Pour améliorer la fonction hépatique, et ainsi combattre l'odeur corporelle, mangez des aliments riches en chlorophylle comme le chou frisé, le cresson de fontaine et d'autres légumes verts à feuilles. Vous pouvez aussi prendre deux fois par jour une cuiller à café de suppléments riches en chlorophylle comme la spiruline, le chlorate et l'orge en herbe, dans du liquide.

86

Huiles pour neutraliser l'odeur

Vaporisez la préparation suivante sous vos aisselles quand besoin est, pour vous aider à enrayer la croissance des bactéries qui provoquent les odeurs.

6 cl d'extrait d'hamamélis distillé
10 gouttes d'extrait de pépins de pamplemousse
10 gouttes d'huile essentielle de cyprès
10 gouttes d'huile essentielle de lavande

Mélangez les ingrédients dans un petit vaporisateur et secouez-le bien avant usage.

Infections fongiques

La teigne peut apparaître n'importe où sur la peau ou le cuir chevelu ; l'éruption en forme d'anneaux peut être difficile à éradiquer. La mycose (pied d'athlète) est une éruption rouge, craquelée et squameuse, qui démange ; elle débute généralement entre les orteils et s'étend parfois à d'autres parties du pied. Les plantes antifongiques et les huiles essentielles éradiqueront ces champignons tenaces, mais il faut également prendre des mesures pour prévenir une nouvelle infection.

87

Stimulez votre immunité

Les fongus sont des opportunistes, alors plus votre système immunitaire est robuste, moins ils auront de chance de vous importuner. Prenez chaque jour pendant 10 jours, une demi-cuiller à café d'extrait d'échninacée, arrêtez 3 jours, puis reprenez le dosage pendant encore 10 jours.

88

Empêchez la teigne de se propager

La teigne est très contagieuse : changez vos vêtements, vos serviettes de bain et vos draps tous les jours. Lavez-les à l'eau très chaude et faites-les sécher dans une armoire sèche-linge très chaude, afin de tuer les fongus.

89

Spray antifongique

Le vinaigre de cidre restaure l'acidité saine de la peau, ce qui l'aide à devenir plus résistante à l'invasion fongique. La lavande est un antimicrobien qui apaise la démangeaison et l'inflammation.

12, 5 cl de vinaigre de cidre

1/2 c. à café d'huile essentielle de lavande

Mélangez les ingrédients dans un vaporisateur et secouez. Vaporisez sur votre peau une fois par jour après la douche.

90

Combattez la teigne avec les huiles essentielles

L'huile de tea tree est un puissant antifongique et l'un des meilleurs remèdes contre les infections fongiques cutanées. L'huile de lavande apaise la démangeaison et l'irritation, et elle contribue aussi à réduire l'odeur médicinale intense de l'huile de tea tree. Mélangez une quantité égale d'huiles essentielles de tea tree et de lavande et appliquez deux fois par jour sur l'éruption.

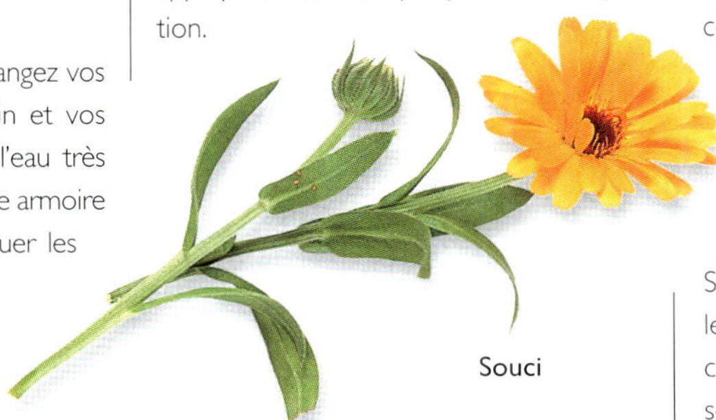

Souci

91

Bain de pied antifongique au souci

Le souci combat les mycoses et favorise la cicatrisation.

50 cl d'eau bouillante

4 c. à soupe de fleurs de souci séchées

6 cl de vinaigre de cidre

Versez l'eau sur les fleurs, couvrez et laissez infuser jusqu'à ce que le liquide soit tiède. Passez, puis versez dans une cuvette suffisamment grande pour y mettre vos pieds. Couvrez vos pieds d'eau chaude et ajoutez le vinaigre, ce qui augmente l'acidité de la peau et décourage la croissance fongique. Prenez ce bain de pieds deux fois par jour pendant 20 mn.

92

Spray pour guérir les pieds

Le tea tree combat les mycoses des pieds, tandis que l'*Aloe vera* apaise les peaux irritées et qui démangent

12,5 cl de jus d'Aloe vera

1/2 c. à café d'huile essentielle de tea tree

Mélangez les ingrédients dans un vaporisateur. Secouez bien avant l'utilisation, et appliquez deux fois par jour. Laissez sécher vos pieds à l'air avant de mettre vos chaussettes ou vos chaussures. Continuez à utiliser ce spray pendant au moins un mois, même après la disparition des symptômes, afin de vous assurer que la mycose a été complètement éliminée.

93

Prévenez une réinfection de vos pieds

Séchez-vous bien les pieds après la toilette, surtout entre les orteils, là où la mycose se développe généralement. Un sèche-cheveux peut s'avérer efficace pour un séchage minutieux. Changez de chaussettes chaque jour (plus souvent si vous avez une activité physique, ou si vous transpirez des pieds), et préférez des chaussettes en coton à celles en fibres synthétiques. Alternez les chaussures de façon à ne pas porter les mêmes tous les jours. Portez des tongs en plastique dans les douches publiques ou les vestiaires, car les fongus qui provoquent le pied d'athlète se développent dans de tels environnements et se répandent facilement.

Infections virales cutanées

Le virus qui provoque les verrues entre par une crevasse de la peau. Bien que les verrues disparaissent généralement d'elles-mêmes, on peut accélérer leur disparition avec des remèdes naturels. Les verrues étant contagieuses et pouvant se propager, évitez de les piquer, de les égratigner ou de les irriter d'une manière ou d'une autre. Le virus de l'herpès simplex, qui provoque les boutons de fièvre et l'herpès génital, vit, quant à lui, dans les terminaisons nerveuses. Une éruption est souvent précipitée par la tension affective ou par le stress physique, comme les règles, ou une exposition prolongée au soleil.

94
Éliminez les verrues avec l'huile de tea tree

L'huile essentielle de tea tree a de puissantes propriétés antivirales qui peuvent permettre d'éliminer les verrues. Appliquez l'huile de tea tree non diluée avec un tampon de coton directement sur la verrue, plusieurs fois par jour.

95
Stimulez votre fonction immune avec l'échinacée

Les organismes opportunistes comme les verrues sont le signe que votre système immunitaire ne fonctionne pas aussi bien qu'il le devrait. Faites une cure d'échinacée afin de stimuler votre système immunitaire et de vaincre le virus. Prenez une demi-cuiller à café d'extrait d'échinacée deux fois par jour pendant 10 jours. Après une pause de trois jours, recommencez le dosage pendant encore dix jours.

96
Combattez les verrues avec de l'ail

Un cataplasme d'ail frais écrasé a des propriétés antivirales puissantes qui peuvent débarrasser d'une verrue en quelques jours. Du fait que l'huile essentielle de l'ail peut vous brûler la peau, il est important de la protéger autour de la verrue avec une couche d'huile à la vitamine E. Percez une gélule de vitamine E avec une épingle et étalez l'huile sur votre peau. Pressez une gousse d'ail et appliquez-la sur la verrue, puis couvrez-la avec un sparadrap que vous enlèverez au bout de 24 heures. En général, une ampoule se forme et la verrue tombe au bout de quelques jours.

97
Pour opposer une résistance à l'herpès

Pour augmenter votre résistance au virus de l'herpès en périodes de prédisposition, prenez une demi-cuiller à café d'extrait d'échinacée trois fois par jour pendant 10 jours au maximum. L'ail est un antiviral puissant. Pour maîtriser ce virus, mangez une ou deux gousses d'ail cru par jour.

Tea tree

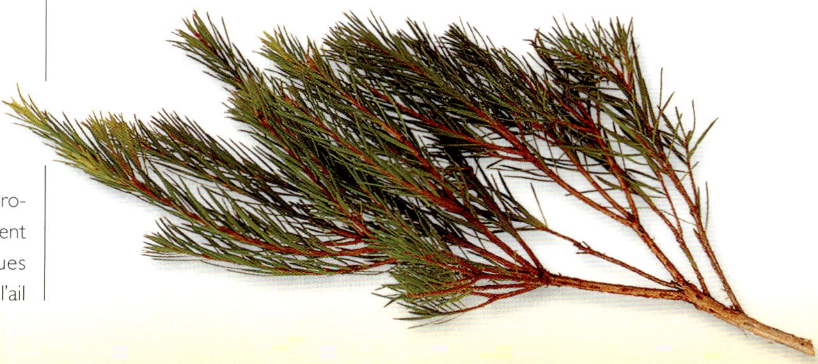

98
Sauvetage au glaçon

Si vous éprouvez la sensation de fourmillement typique d'une poussée d'herpès, frottez un glaçon à cet endroit. Ceci empêche parfois le bouton de fièvre de se développer.

99
Guérir l'herpès avec le souci

Le souci a des propriétés antivirales qui favorisent la guérison des poussées d'herpès. Préparez une infusion forte en versant 25 cl d'eau bouillante sur deux cuillers à soupe de souci séché. Couvrez, laissez infuser pendant 20 mn, puis passez. Appliquez une boule de coton sur les cloques plusieurs fois par jour.

100
Asséchez les cloques d'herpès avec l'huile de tea tree

L'huile essentielle de tea tree est un antiviral puissant qui aide à sécher les cloques d'herpès. Diluez-la dans la même quantité d'huile végétale pour prévenir l'irritation de la peau et de la muqueuse sensible. Tapotez-en une petite quantité sur les cloques, quatre fois par jour.

Peaux abîmées

Lorsque la peau est endommagée – par une coupure, une brûlure, une ampoule ou une contusion – maintenez-la propre et utilisez des plantes pour prévenir l'infection et pour accélérer la cicatrisation. Traitez immédiatement une brûlure afin d'éviter des dommages supplémentaires. Une ampoule forme un pansement naturel en coussin qui protège la peau abîmée et favorise la cicatrisation. Traitez rapidement une contusion afin de minimiser le saignement, de réduire la douleur et d'accélérer la guérison.

101

Du savon et de l'eau

Nettoyez à fond les coupures et les blessures avec un savon naturel doux et de l'eau tiède pour enlever la saleté et les bactéries afin de réduire le risque d'infection.

102

Miel pour les blessures

Le miel brut contient un antibiotique naturel qui s'est avéré efficace contre les organismes infectieux. Nettoyez la plaie, puis étalez dessus une fine couche de miel et recouvrez d'un pansement. Recommencez l'opération deux fois par jour.

103

Arrêtez l'hémorragie avec l'achillée mille-feuille

Les sommités fleuries de l'achillée mille-feuille contiennent un grand nombre d'ingrédients naturels cicatrisants, qui favorisent la coagulation sanguine. Ouvrez une gélule de poudre d'achillée et saupoudrez-en la coupure. Exercez une pression délicate sur la blessure avec un tissu propre, jusqu'à ce que le saignement s'arrête.

104

Compresses d'achillée mille-feuille

On peut utiliser de l'extrait liquide d'achillée mille-feuille pour faire une compresse qui arrêtera le saignement d'une coupure. Diluez une cuiller à café d'extrait d'achillée dans 12,5 cl d'eau chaude. Trempez un tissu propre dans cette préparation, puis appliquez-le avec une pression ferme sur la plaie.

105

Cicatrisez les coupures avec de la consoude

La consoude est riche en allantoïne, dont il a été prouvé qu'elle accélère la régénération des cellules. Après la formation d'une croûte, appliquez une pommade contenant de la consoude sur une coupure ou une blessure afin de favoriser le renouvellement sain de la peau. ***Attention*** : la consoude est tellement efficace qu'elle ne doit pas être appliquée sur une coupure ou une blessure ouverte, car elle pourrait encourager la peau de la surface à guérir prématurément, ce qui serait susceptible de provoquer un abcès.

106

Premiers soins aux brûlures

Immergez immédiatement la zone affectée dans de l'eau glacée, tant que la sensation de brûlure persiste (au moins 5 mn). Ceci soulage la douleur et l'inflammation et empêche souvent la formation d'une ampoule. Si malgré tout une ampoule apparaît, ne la percez pas. Lorsqu'elle se crèvera naturellement, laissez-lui sa peau protectrice et lavez-la minutieusement avec un savon antiseptique fait avec la même quantité d'extrait d'échinacée et d'eau.

Achillée

Achillée mille-feuille

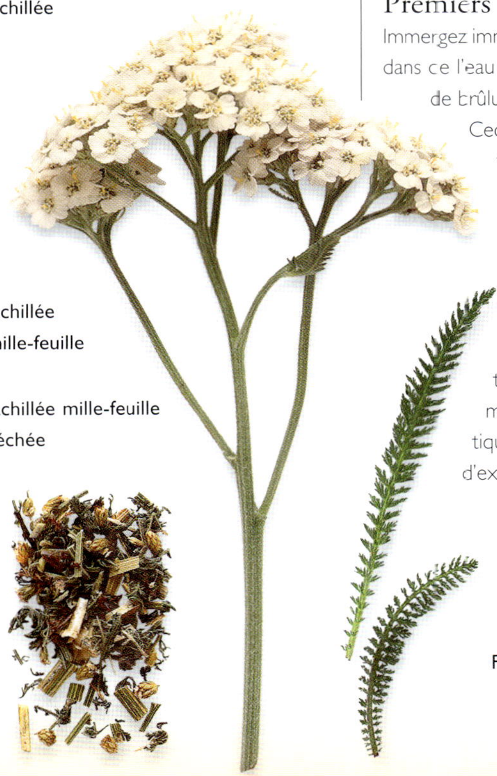

Achillée mille-feuille séchée

Feuilles d'achillée mille-feuille

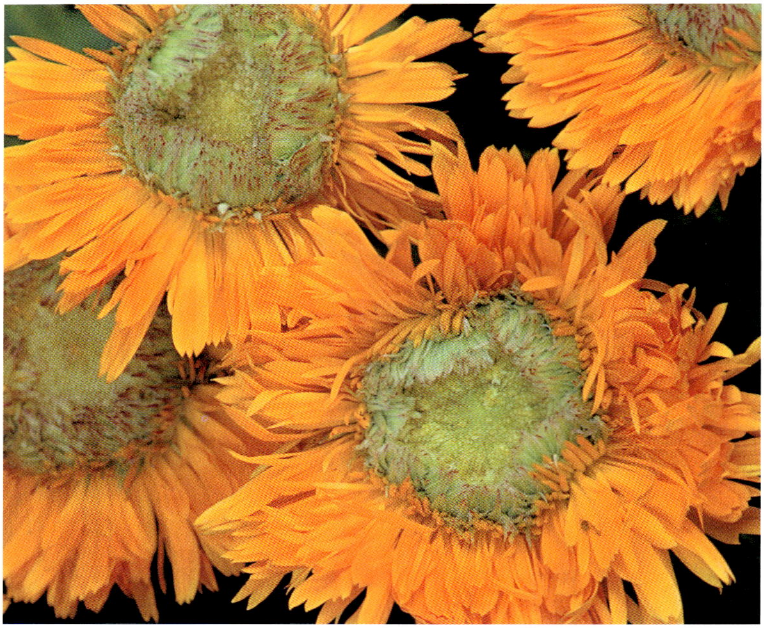

Le souci combat l'infection et favorise la guérison

107
Remède à l'*Aloe vera* contre les brûlures

Un gel d'*Aloe vera* fraîchement préparé peut accélérer la cicatrisation des brûlures et combattre les bactéries qui provoquent l'infection. La vitamine C, la vitamine E et l'huile de lavande, favorisent également la cicatrisation de la peau et elles permettent aussi de conserver l'*aloe* frais.

60 g de feuilles d'Aloe fraîches pelées
1 000 mg de vitamine C en poudre
800 UI de vitamine E
1 cuiller à café d'huile essentielle de lavande

Placez tous les ingrédients dans un robot propre et mélangez bien. Placez la préparation au réfrigérateur dans un bocal en verre propre et appliquez plusieurs fois par jour sur la brûlure. Cette préparation peut se garder environ deux mois au réfrigérateur.

108
Cicatrisez les brûlures avec le souci

Le souci combat l'infection, apaise l'inflammation et favorise la cicatrisation. Après avoir rafraîchi une brûlure (*voir n° 106*), appliquez légèrement le gel de souci et un pansement sur la zone affectée. Nettoyez la brûlure et appliquez le gel et un nouveau pansement chaque jour, jusqu'à la cicatrisation de la brûlure.

109
L'aloe pour soulager rapidement une brûlure

Faites pousser un petit aloès en pot devant une fenêtre ensoleillée de votre cuisine. En cas de brûlure, pour un soulagement rapide, coupez un petit morceau de feuille, ouvrez-la et appliquez le gel interne sur la brûlure selon les besoins.

110
Pour traiter une ampoule

Si vous devez percer une ampoule (si par exemple votre chaussure frotte sur une ampoule apparue sur votre pied), percez-la en douceur avec une aiguille stérilisée. N'enlevez pas la peau restante. Pour éviter l'infection, lavez la zone deux fois par jour avec une solution composée de la même quantité d'extrait d'échinacée et d'eau, jusqu'à ce que la peau commence à se cicatriser. Couvrez avec un sparadrap pendant la journée, mais enlevez-le la nuit pour que l'ampoule puisse sécher.

111
Cicatrisez une ampoule avec de l'hamamélis

Trempez une boule de coton dans l'extrait d'hamamélis, puis placez-la sur l'ampoule, et couvrez-la avec un sparadrap. Changez le coton toutes les six heures.

112
Pansement pour ampoules à l'*Aloe vera*

L'*Aloe vera* a des propriétés astringentes et cicatrisantes pour les tissus et il fait un pansement simple pour les ampoules. Pelez une fine tranche d'une feuille d'aloès, et placez-la directement sur l'ampoule. Couvrez-la avec un sparadrap. Changez le pansement deux fois par jour jusqu'à ce que l'ampoule se soit cicatrisée.

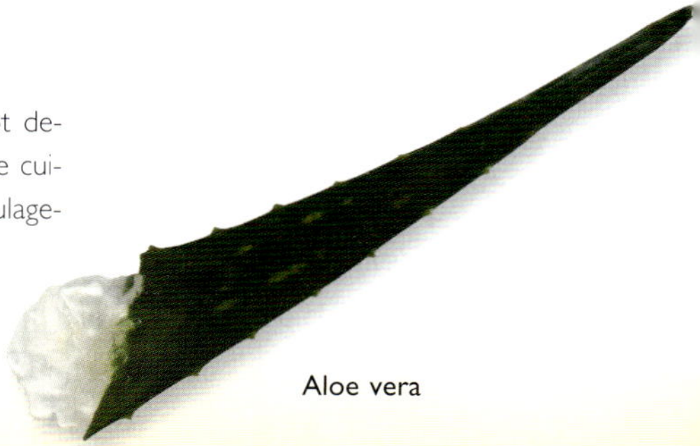

Aloe vera

113
Baume de consoude pour les ampoules percées
Après l'éclatement de l'ampoule, nettoyez-la et appliquez dessus deux fois par jour du baume de consoude afin d'aider la peau à se régénérer.

114
Rafraîchissez une contusion
Appliquez immédiatement une compresse glacée sur la contusion. Le froid aide à endiguer le saignement et dissipe l'enflure et la douleur. Maintenez la compresse sur la zone contusionnée pendant 15 mn, puis recommencez 10 mn plus tard. Suivant la gravité du bleu, répétez l'opération deux fois ou plus le premier jour.

115
Arnica pour les bleus
L'arnica a des propriétés anti-inflammatoires et analgésiques, et il va diminuer sensiblement la douleur. Appliquez trois ou quatre fois par jour une quantité généreuse de gel ou d'huile d'arnica sur la zone contusionnée. ***Attention*** : n'utilisez pas l'arnica sur une plaie à vif.

116
Appliquez de la chaleur pour soulager une contusion
Après 24 heures, appliquez de la chaleur sur la zone contusionnée. La chaleur améliore en effet la circulation, ce qui aide le sang à se résorber, et qui dissipe la raideur et la douleur. Utilisez une bouillotte ou trempez-vous dans l'eau chaude. Ajoutez 7 gouttes d'huile essentielle de romarin au bain pour améliorer encore la circulation.

Ronflements

Les ronflements sont provoqués par une obstruction partielle de la trachée, qui restreint le flux d'air pendant l'inhalation. Les allergies, les infections des voies respiratoires supérieures, l'obésité et des anomalies anatomiques peuvent provoquer les ronflements. Aucun remède ne peut garantir d'en venir à bout, mais voici quelques trucs à essayer (dont les aliments à éviter) et des conseils pour qu'il n'y ait pas d'allergènes dans votre chambre.

117
Utilisez une balle de golf pour arrêter de ronfler
La plupart des individus qui ronflent le font quand ils dorment sur le dos. Pour empêcher ces ronflements, fabriquez-vous une chemise de nuit spéciale en cousant une balle de golf dans la poche d'un T-shirt et portez-la devant derrière dans votre lit. La balle est suffisamment inconfortable pour empêcher le ronfleur de dormir sur le dos !

118
Surélevez votre lit pour ne plus ronfler
On peut parfois arrêter de ronfler si on surélève légèrement la tête de son lit d'environ 5 cm. Pour cela, placez un morceau de bois sous les pieds de la tête du lit.

119
Régime contre les ronflements
Les produits laitiers sont des allergènes communs qui provoquent un excès de mucus, ce qui exacerbe la congestion dans l'appareil respiratoire. Essayez d'éliminer les produits laitiers de votre alimentation pendant deux semaines pour voir si vous arrêtez de ronfler. En plus, essayez d'éviter l'alcool et autres sédatifs plusieurs heures avant de vous mettre au lit, car ils ont un effet relaxant sur les muscles de la gorge, ce qui peut aggraver les ronflements.

120
Chambre à coucher anti-allergènes
Les allergies peuvent contribuer au ronflement chronique. Essayez de débarrasser autant que possible votre chambre à coucher des allergènes, en y installant un purificateur d'air, en ne laissant pas les animaux familiers y entrer, et en vous débarrassant des oreillers et des couettes en duvet. Passez l'aspirateur et faites la poussière au moins une fois par semaine.

121
Décongestionnez pour soulager le ronflement
Une crise soudaine de ronflements, chez une personne non sujette, peut être provoquée par une congestion associée à une infection respiratoire haute. Pour vous débarrasser de cette congestion, prenez une douche chaude ou un bain juste avant d'aller au lit, et appliquez une pommade mentholée sur votre gorge et votre poitrine.

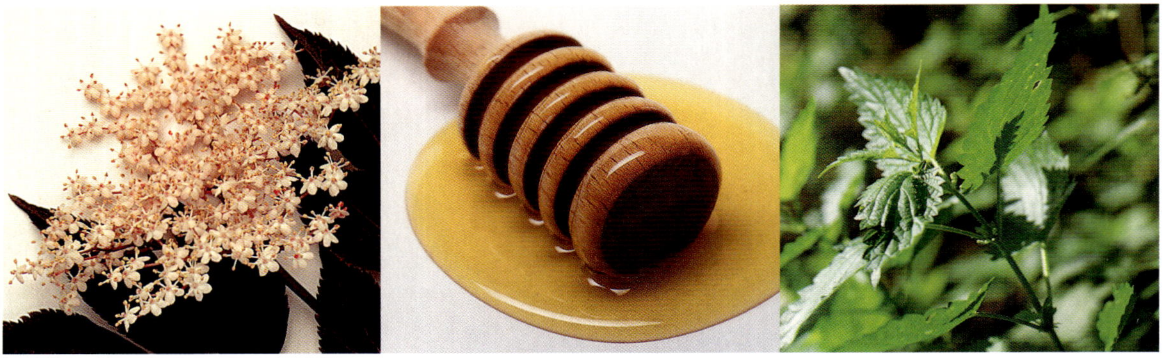

La fleur de sureau, le miel et l'ortie soulagent le rhume des foins

Sensibilités & intolérances

Certains individus font une réaction allergique immédiate, mettant leur vie en danger, à certains aliments comme les cacahuètes, ce qui demande une aide médicale de toute urgence. Nous vous proposons ici des remèdes susceptibles de soulager certains des symptômes communs des sensibilités et des intolérances, parmi lesquels les éternuements, les yeux larmoyants et qui démangent, les congestions nasales, les inflammations, la fatigue et les maux de tête.

122

Collyre végétal

Le souci apaise et soigne. Les fleurs de sureau sont anti-inflammatoires et l'euphraise est un astringent qui dissipe l'irritation des yeux.

25 cl d'eau bouillante
1 cuiller à café de souci séché
1 cuiller à café de fleurs de sureau séchées
1 cuiller à café d'euphraise séchée

Versez l'eau bouillante sur les plantes. Couvrez et laissez infuser pendant un quart d'heure. Passez dans un filtre à café pour enlever toutes les particules végétales en suspension. Utilisez comme un collyre ou trempez des boules de coton dans cette infusion et appliquez-les au moins trois fois par jour sur vos yeux, pendant 10 mn. Appliquez le collyre plus souvent si nécessaire.

123

Mangez du miel local

Cherchez du miel produit par des abeilles de votre région. Mangez-en régulièrement, car il peut contribuer à vous désensibiliser aux pollens de votre environnement.

124

Soulagez le rhume des foins

Les bioflavonoïdes du zeste de citron peuvent s'avérer utiles pour atténuer les symptômes allergiques via leur effet antihistaminique léger. Hachez le zeste et la peau intérieure blanche des oranges et des citrons (biologiques de préférence). Placez-les dans une marmite et recouvrez-les à peine avec de l'eau ; couvrez et laissez frémir pendant 10 mn. Sucrez à votre goût avec du miel, puis prenez-en une cuiller à café trois fois par jour.

125

Infusion d'ortie

Faites macérer une cuiller à café d'ortie séchée dans 25 cl d'eau bouillante, pendant 10 mn. Pour contribuer à soulager une allergie respiratoire, buvez jusqu'à un litre par jour de cette infusion. Vous pouvez aussi prendre deux gélules d'ortie lyophilisée ou une demi-cuiller à café d'extrait d'ortie quatre fois par jour, jusqu'à la disparition des symptômes.

126

Évitez les allergies avec la quercétine

La quercétine est un antioxydant qui inhibe la libération de l'histamine, composé inflammatoire principalement responsable des symptômes inconfortables des allergies respiratoires. Les aliments naturellement riches en quercétine comprennent les agrumes, les oignons rouges et jaunes, ainsi que le sarrasin. On trouve aussi de la quercétine concentrée sous forme de gélules ; prenez-en 500 mg deux fois par jour, entre les repas. La quercétine fonctionne mieux quand on la prend un mois avant le début de la saison des allergies. Continuez ensuite à en prendre tout au long de la saison.

127
Inhalation de menthe poivrée

Pour soulager la sécheresse des sinus et les maux de tête provoqués par les allergies, essayez cette fumigation. Faites bouillir une grande marmite d'eau, retirez-la du feu et ajoutez-y deux cuillers à café de menthe poivrée séchée. Couvrez et laissez infuser pendant 5 mn. Enlevez le couvercle et placez votre visage au-dessus de la vapeur sous une serviette formant une tente, en faisant bien attention à ne pas vous brûler avec la vapeur. Respirez dans la vapeur chaude pendant 10 mn. Les propriétés vulnéraires de la menthe poivrée se trouvent dans ses huiles essentielles odorantes ; ainsi plus votre menthe sent fort, mieux c'est. La menthe poivrée décongestionne, et, mélangée à la vapeur chaude, elle dilate les sinus. De plus, la plante a des propriétés relaxantes qui contribuent à soulager les maux de tête.

128
Éliminez les allergènes alimentaires de votre régime

Un régime rotatif nécessite d'augmenter la variété des aliments mangés et de ne pas consommer un aliment spécifique plus d'une fois tous les quatre jours. Un tel programme aide à éliminer les allergènes et à réduire les sensibilités alimentaires. On peut choisir dans une large gamme de produits complets sans additifs. Basez votre alimentation sur des fruits et des légumes frais, des protéines animales et végétales à faible teneur en matières grasses (évitez les produits laitiers), des graines et des fruits à coque, des céréales complètes et de l'huile d'olive vierge extra. Choisissez du riz brun, du quinoa, du millet et de l'amarante, plutôt que des graines contenant du gluten (blé, seigle, orge et avoine) si vous êtes sensible au gluten.

Sinusite

Les rhumes, les grippes, les allergies et la pollution peuvent provoquer des infections ou une inflammation chronique des sinus. Les symptômes de la sinusite comprennent une congestion nasale, une pression ou une douleur dans les sinus, des maux de tête et un mucus vert-jaunâtre. Pour se débarrasser d'une sinusite, il faut soulager la congestion et éliminer les micro-organismes responsables.

129
Eucalyptus pour soulager la congestion des sinus

Inhaler de la vapeur chaude relâche et fluidifie le mucus de vos sinus, ce qui permet de l'expulser. L'huile essentielle d'eucalyptus a de fortes propriétés antimicrobiennes, et l'huile essentielle de menthe poivrée a un parfum pénétrant et fort qui aide à dilater les sinus.

2 litres d'eau bouillante
5 gouttes d'huile essentielle d'eucalyptus
2 gouttes d'huile essentielle de menthe poivrée

Versez avec soin l'eau bouillante dans un saladier supportant la chaleur, puis ajoutez les huiles essentielles. Placez votre visage au-dessus de la vapeur sous une serviette formant une tente et inhalez la vapeur chaude pendant 10 mn. Faites bien attention de ne pas vous brûler avec la vapeur. Répétez l'opération deux fois par jour.

130
Soulagez la douleur avec des compresses

Pour soulager la douleur et favoriser le drainage du mucus, appliquez des compresses chaudes sur vos sinus. L'huile d'eucalyptus permet de décongestionner les voies nasales encombrées et la chaleur calme la douleur. Ajoutez 3 gouttes d'huile essentielle d'eucalyptus à une petite cuvette d'eau chaude. Trempez-y un tissu de coton et placez-le ensuite sur vos sinus, en faisant bien attention à ne pas vous brûler. Mouillez à nouveau le gant quand il est froid et appliquez-le pendant 10 mn au total. Répétez ce traitement plusieurs fois par jour si vous le souhaitez.

131
Renforcez votre immunité

Pour aider votre corps à surmonter une infection des sinus, prenez de l'échinacée et de l'ail. L'échinacée stimule la fonction immune, et l'ail a de puissantes propriétés antimicrobiennes. Prenez une demi-cuiller à café d'extrait d'échinacée trois fois par jour pendant dix jours. Vous pouvez répéter ce dosage après une interruption de trois jours si nécessaire. Mangez une ou deux gousses d'ail frais chaque jour pour renforcer votre réponse immunitaire.

132
Buvez des liquides chauds

Pour décongestionner une sinusite buvez beaucoup de liquide afin de fluidifier vos sécrétions de mucus. Les boissons chaudes sont particulièrement utiles. Essayez l'infusion de menthe pour ses propriétés décongestionnantes, et une soupe de légumes ou au poulet avec une gousse d'ail frais hachée pour combattre l'infection.

Bronchite

La bronchite est une inflammation des poumons qui fait souvent suite à une infection des voies respiratoires hautes. Elle peut être chronique et intensifiée par la pollution, la cigarette ou les refroidissements. Les symptômes comprennent de la fièvre, de la toux produisant un mucus jaune, et parfois des douleurs dans la poitrine et une difficulté à respirer.

133
Combattants de l'infection

Les antibiotiques végétaux comme l'échinacée, l'hydraste et l'ail, combattent et stimulent la réponse immunitaire. Prenez une demi-cuiller à café d'extrait d'échinacée et un quart de cuiller à café d'extrait d'hydraste, trois fois par jour pendant 10 jours au maximum. En plus, mangez une gousse d'ail frais deux fois par jour, jusqu'à la disparition de l'infection. ***Attention*** : Ne prenez pas d'hydraste si vous souffrez d'hypertension ou si vous êtes enceinte.

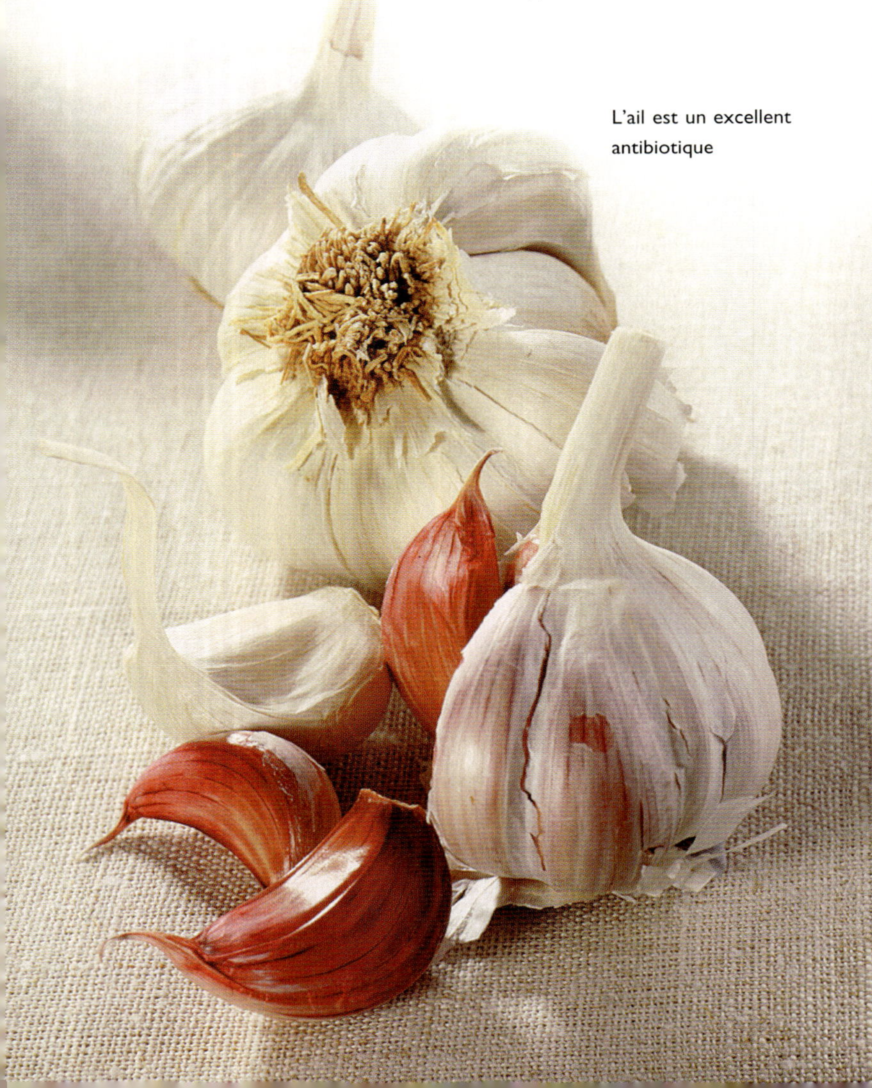

L'ail est un excellent antibiotique

134
Infusion de molène apaisante

Les feuilles de molène sont riches en mucilage, substance gélatineuse qui apaise les muqueuses irritées et les bronches. La racine de guimauve contient également du mucilage et elle a un goût légèrement sucré, qui adoucit la saveur plutôt amère et astringente de la molène.

25 cl d'eau bouillante
1 cuiller à café de feuilles de molène séchées
1 cuiller à café de racine de guimauve séchée

Versez l'eau sur les plantes et couvrez. Laissez infuser pendant 15 mn puis passez. Sucrez si vous voulez et buvez-en trois ou quatre tasses par jour.

135
Dégagez la congestion dans la poitrine

L'eucalyptus dégage la congestion de la poitrine et combat l'infection respiratoire.

2 litres d'eau bouillante
3 gouttes d'huile essentielle d'eucalyptus

Versez soigneusement l'eau bouillante dans un récipient supportant la chaleur. Ajoutez l'huile essentielle d'eucalyptus, puis placez la tête au-dessus en la couvrant d'une grande serviette. Inhalez la vapeur pendant 15 mn en faisant bien attention de ne pas vous brûler. Répétez l'opération aussi souvent que nécessaire.

Toux

Les refroidissements, les grippes, les allergies ou l'irritation des bronches sont les causes principales de la toux. Une toux accompagnée de mucus ne doit pas être empêchée, car le corps essaie d'expulser le mucus et les bactéries des poumons. Les toux sèches, quant à elles, sont généralement improductives et elles ne font qu'irriter davantage les bronches.

136

Pour soulager rapidement la toux

Prenez une demi-cuiller à café de miel et ajoutez-y un peu de jus de citron. Faites dissoudre lentement dans la bouche avant d'avaler. Répétez l'opération aussi souvent que nécessaire. ***Attention*** : ne donnez pas de miel non pasteurisé aux enfants de moins de deux ans.

137

Sirop à l'oignon et au miel

Les résines des oignons sont expectorantes et antimicrobiennes. Le miel aide à dissiper la congestion. Hachez finement un gros oignon, couvrez-le de miel et faites-le chauffer à feu doux dans une marmite couverte pendant 40 mn. Placez-le ensuite au réfrigérateur, dans un bocal en verre. Prenez-en une demie à une cuiller à café, toutes les 15 à 30 mn, jusqu'à l'apaisement de la toux. ***Attention*** : ne donnez pas de miel non pasteurisé aux enfants de moins de deux ans.

138

Sirop antitussif aux plantes

Le thym, la racine de bois de réglisse et l'anis dissipent la congestion muqueuse et détendent les voies respiratoires. Le miel fluidifie les sécrétions muqueuses, conserve le sirop et calme une gorge irritée, à vif. Pour que le sirop soit encore plus puissant, qu'il apaise les toux spasmodiques, ajoutez de l'écorce de merisier, dont l'action sédative est puissante.

50 cl d'eau
1 cuiller à soupe d'anis
1 cuiller à soupe de racine de réglisse séchée
1 cuiller à soupe d'écorce de merisier (optionnel)
1 cuiller à soupe de thym séché
25 cl de miel

(Voir la recette ci-dessous)

139

Calmez la toux avec de l'huile de menthe poivrée

Le fort parfum de menthol de la menthe poivrée enraye la congestion et il aide à apaiser une toux spasmodique. Tapotez une goutte d'huile de menthe poivrée sous votre nez. Si vous avez la peau sensible, diluez-la dans une quantité égale d'huile végétale. Pour les jeunes enfants, placez une goutte ou deux de cette huile sur le col d'un pyjama ou sur l'oreiller, plutôt que directement sur leur peau.

FABRICATION ET UTILISATION D'UN SIROP ANTITUSSIF

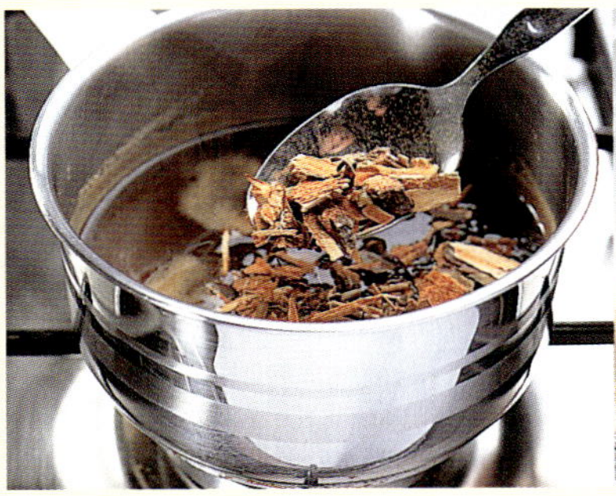

1 Dans une marmite couverte, laissez frémir l'anis, la racine de réglisse et, éventuellement, l'écorce de merisier dans l'eau pendant 15 mn.

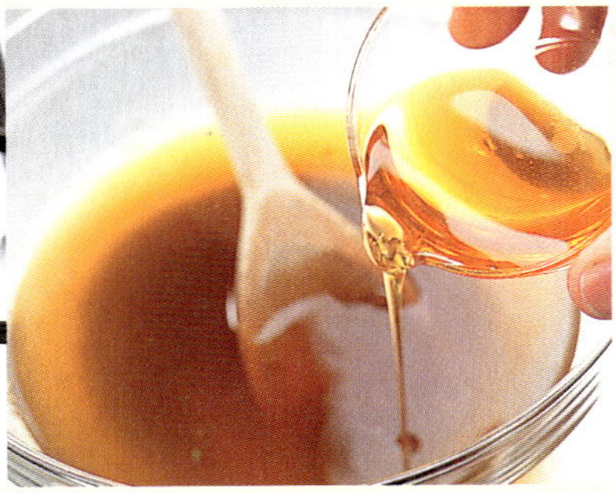

2 Retirez du feu, ajoutez le thym, couvrez et laissez infuser jusqu'à ce que la préparation soit à la température ambiante. Passez et faites dissoudre le miel en réchauffant doucement l'infusion si nécessaire.

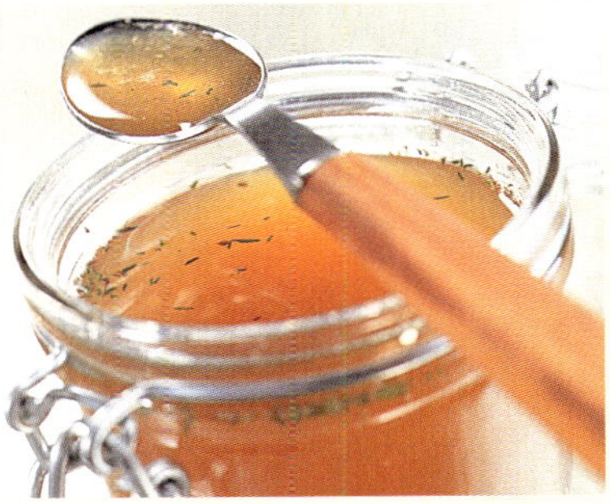

3 Placez ce sirop dans un bocal en verre au réfrigérateur, où il pourra se garder jusqu'à trois mois. Prenez-en une cuiller à café aussi souvent que nécessaire pour soulager la toux.

Maux de gorge

Les maux de gorge sont des infections respiratoires hautes qui sont généralement provoquées par des virus, mais parfois aussi par des bactéries. Un mal de gorge accompagne souvent un refroidissement ou une grippe ; il dure généralement trois jours, et peut provoquer un peu de fièvre. Les remèdes naturels traitent l'infection et apaisent l'inflammation.

140

Gargarisme au piment de Cayenne

Le piment de Cayenne va soulager temporairement la douleur d'un mal de gorge. Faites un gargarisme avec 12,5 cl d'eau chaude, une cuiller à soupe de jus de citron, une cuiller à café de sel et une pincée de piment de Cayenne en poudre. Gargarisez-vous avec, plusieurs fois par jour.

141

Combattez les virus avec de l'ail

L'ail est un allié puissant de votre système immunitaire et il est excellent pour combattre les virus qui provoquent la plupart des maux de gorge. Mangez deux gousses d'ail frais chaque jour, dès les premiers chatouillements de gorge. Hachez-les finement et ajoutez-les à un bouillon de poulet chaud, juste avant de le servir. La chaleur de la soupe apaisera temporairement votre gorge.

142

Stimulez votre immunité

L'échinacée stimule votre système immunitaire aidant ainsi votre corps à surmonter l'infection. Le sureau empêche les virus de se reproduire. Prenez trois fois par jour une demi-cuiller à soupe d'extrait d'échinacée et une cuiller à café d'extrait de sureau dans 6 cl d'eau chaude.

143

Apaisez la douleur avec une infusion de guimauve

La guimauve contient une fibre hydrosoluble qui apaise les tissus irrités. Le gingembre et la menthe poivrée contribuent à soulager l'inflammation.

25 cl d'eau
1 cuiller à café de racine de guimauve
1 cuiller à café de gingembre frais haché
1 cuiller à café de menthe poivrée séchée

Faites frémir les racines de guimauve, de gingembre et l'eau pendant 5 mn dans une marmite couverte. Retirez du feu, ajoutez la menthe, couvrez et laissez infuser pendant encore 10 mn. Passez, sucrez si vous le souhaitez, et buvez aussi souvent que vous voulez.

144

Gargarismes pour favoriser la guérison

Un gargarisme chaud fait avec de la sauge et du sel de mer apaise le mal de gorge et favorise la guérison. La sauge contient des composés astringents qui soulagent temporairement la douleur, et le sel de mer a des propriétés antiseptiques légères.

25 cl d'eau bouillante
2 cuillers à café de sauge séchée
1/2 cuiller à café de sel de mer

Versez l'eau sur la sauge, couvrez et laissez infuser pendant 10 mn. Passez, ajoutez le sel de mer et gargarisez-vous plusieurs fois par jour avec cette solution chaude.

L'échinacée aide à stimuler la fonction immunitaire

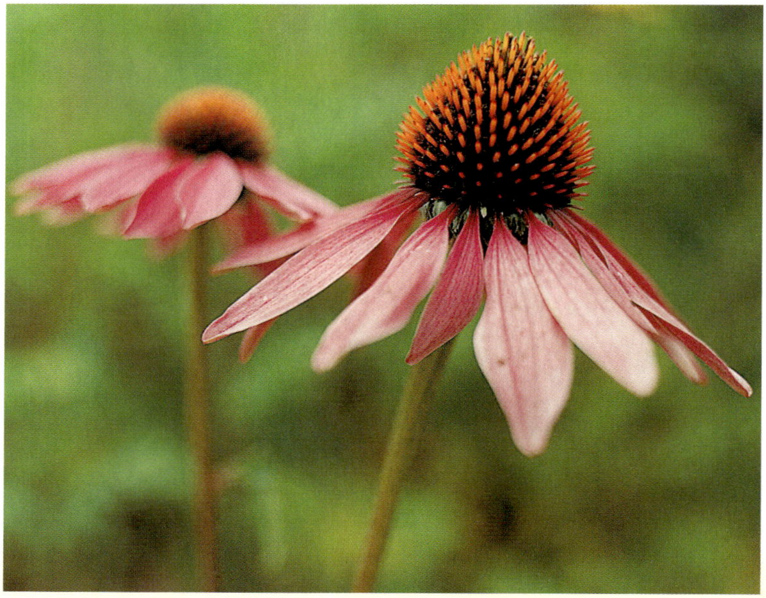

Rhumes, grippes & fièvre

Les symptômes d'un rhume et d'une grippe sont souvent similaires : mal de gorge, toux, congestion, nez qui coule et endolorissement général, mais la grippe est plus grave. Parfois elle comporte en plus de la fièvre. Si la température corporelle dépasse 39,4°C, ou si la fièvre persiste pendant plus de trois jours, consultez un médecin. Les rhumes et les grippes sont provoqués par des virus. Leurs symptômes sont déclenchés par le corps qui essaie de se débarrasser des virus. Les remèdes naturels aident le corps à se défendre sans le faire à sa place.

145
Évitez les rhumes et les grippes

L'astragale est une plante chinoise dont les propriétés renforcent l'immunité. À l'automne, prenez-en pendant au moins un mois. Dans une marmite couverte faites frémir pendant 15 mn une cuiller à café d'astragale sèche, hachée, avec 30 cl d'eau. Passez et buvez-en 50 cl par jour. Vous pouvez aussi prendre quotidiennement un quart de cuiller à café d'extrait d'astragale dans un peu d'eau chaude.

146
Stimulez votre fonction immune

Pendant un rhume ou une attaque grippale, prenez trois fois par jour une demi-cuiller à café d'extrait d'échinacée pendant dix jours au maximum, afin de stimuler votre système immunitaire.

147
Infusions et bouillons chauds

Lorsque vous combattez un rhume ou une attaque de grippe, buvez beaucoup d'infusions chaudes, de bouillons de légumes et de poulet. Les liquides chauds décongestionnent et ils réchauffent la gorge, ce qui freine le cycle de reproduction des virus.

148
Mangez de l'ail

Mangez une gousse d'ail frais, finement haché, deux fois par jour. Pour éviter les maux d'estomac, mangez l'ail au cours des repas.

149
Combattez la grippe avec du sureau

En Europe, le sureau est utilisé pour traiter la grippe ; les composants de ses baies désarment les virus de la grippe et les empêchent de se reproduire. Prenez une cuiller à soupe de sirop de sureau trois fois par jour pour combattre la grippe.

150
Chassez les refroidissements avec le gingembre

L'infusion de gingembre calme la congestion nasale, apaise les maux de gorge et soulage le refroidissement.

3 cuillers à soupe de gingembre frais râpé
50 cl d'eau
2 cuillers à soupe de jus de citron
1 cuiller à soupe de miel

Faites frémir le gingembre et l'eau dans une marmite couverte, pendant 10 mn. Retirez du feu, passez et ajoutez le jus de citron et le miel. Buvez.

151
Arrêtez un virus avec du zinc

Pour raccourcir la durée d'un rhume, sucez des pastilles de gluconate de zinc. Les virus du rhume se reproduisent en effet dans la gorge, et le contact avec le zinc les tue. Prenez toutes les deux heures de 15 à 25 mg de gluconate de zinc sous forme de pastilles, (jusqu'à 15 pastilles par jour), pendant une semaine au maximum.

152
Soulagez une congestion avec les huiles essentielles

Essayez une inhalation à la vapeur de plantes, en utilisant les huiles essentielles de tea tree et d'eucalyptus. Le tea tree a des propriétés antivirales et antibactériennes, et l'eucalyptus évacue le mucus.

2 litres d'eau bouillante
2 gouttes d'huile essentielle de tea tree
2 gouttes d'huile essentielle d'eucalyptus

Versez l'eau bouillante dans un saladier résistant à la chaleur et ajoutez-y les huiles. Placez la tête au-dessus du saladier et recouvrez-la d'une grande serviette. Inhalez la vapeur pendant 10 mn, sans vous brûler.

153
Dissipez les courbatures et les frissons

Les sels d'Epsom sont riches en magnésium, relaxant musculaire naturel. L'huile d'eucalyptus apaise les douleurs musculaires et sa vapeur soulagera temporairement la congestion des sinus.

250 g de sels d'Epsom
10 gouttes d'huile essentielle d'eucalyptus

Mélangez les ingrédients et incorporez-les à un bain chaud. Immergez-vous pendant 20 mn afin de soulager courbatures et frissons.

154
Combattez la grippe avec des infusions

Une infusion rafraîchissante de fleurs de sureau et de menthe poivrée aide à faire baisser la fièvre associée à la grippe et à décongestionner les voies respiratoires.

50 cl d'eau bouillante
1 cuiller à café de menthe poivrée
1 cuiller à café de fleurs de sureau

Versez l'eau bouillante sur les plantes placées dans une théière, couvrez et laissez infuser pendant 15 mn. Passez, ajoutez du miel si nécessaire et buvez-en quatre tasses pas jour.

155
Apaisez le mal de gorge

Pour apaiser le mal de gorge, gargarisez-vous plusieurs fois par jour avec de l'eau salée chaude, qui a des propriétés légèrement astringentes et antiseptiques. Dissolvez trois quarts d'une cuiller à café de sel de mer dans 25 cl d'eau chaude. Pour d'autres suggestions voir Maux de gorge, page 34.

156
Apaisez les symptômes du rhume avec un massage

Un massage de la poitrine et du dos avec un mélange d'huiles essentielles d'eucalyptus, de lavande et de menthe poivrée, soulage une congestion de la poitrine, ouvre les sinus et atténue l'endolorissement qui accompagne souvent un rhume ou une grippe.

12,5 cl d'huile d'amande douce
20 gouttes d'huile essentielle d'eucalyptus
20 gouttes d'huile essentielle de lavande
5 gouttes d'huile essentielle de menthe poivrée

Mélangez les ingrédients dans un flacon à fermeture hermétique et secouez bien. Appliquez une cuiller à café ou plus sur la poitrine et le dos et faites pénétrer dans la peau en massant.

157
Pastilles au menthol contre la toux

Pour apaiser une toux tenace accompagnant un rhume ou une grippe, sucez des pastilles au menthol dont l'action est antispasmodique.

158
Antitussif

Pour atténuer une toux associée à un rhume ou une grippe, prenez un sirop de thym.

25 cl d'eau bouillante
2 cuillers à soupe de thym séché
12,5 cl de miel

Versez l'eau bouillante sur le thym, couvrez et laissez infuser pendant une vingtaine de minutes. Passez, puis ajoutez le miel. Si nécessaire, réchauffez l'infusion à feu doux pour le faire dissoudre complètement. Gardez dans un flacon en verre opaque. Prenez-en une cuiller à café aussi souvent que nécessaire. Pour d'autres suggestions, voir Toux page 33.

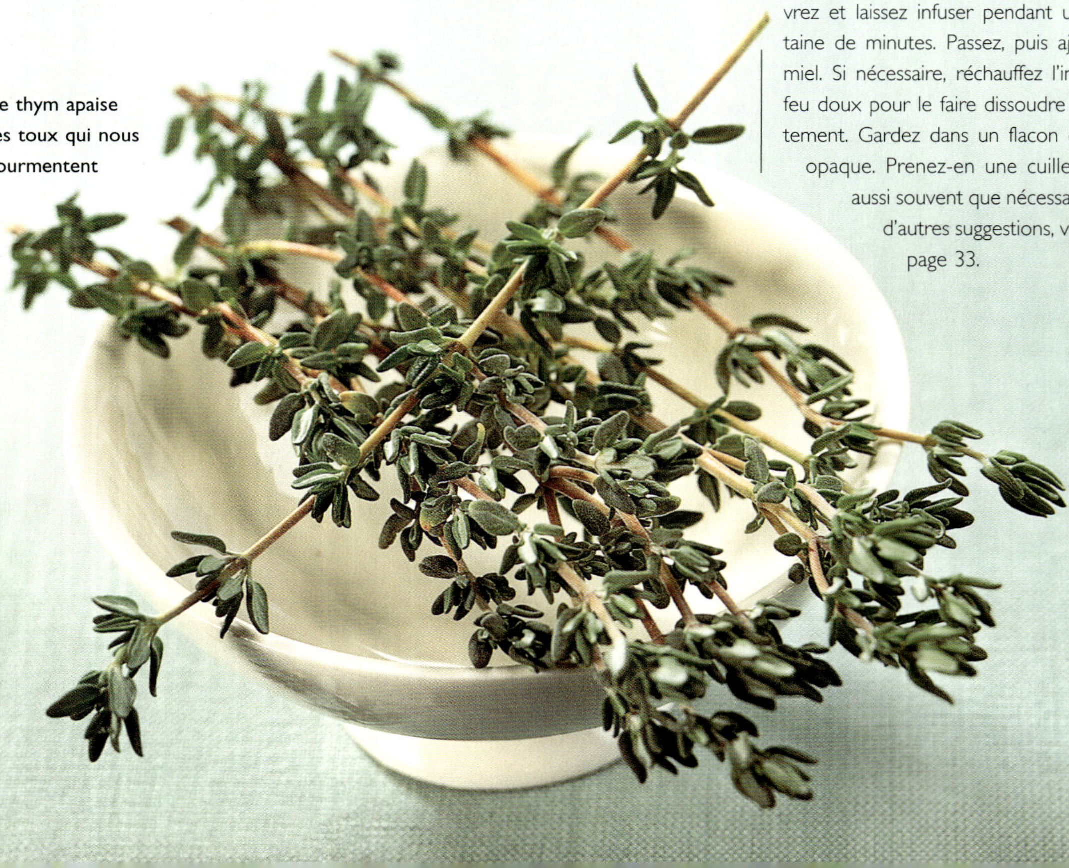

Le thym apaise les toux qui nous tourmentent

159

Rafraîchissez-vous avec l'achillée mille-feuille

L'achillée réduit l'inflammation et augmente la circulation jusqu'à la surface de la peau, ce qui favorise la transpiration et aide à réduire la fièvre sans toutefois inhiber le système immunitaire.

50 cl d'eau bouillante

3 c. à soupe d'achillée mille-feuille séchée

Versez l'eau sur l'achillée, couvrez et laissez infuser pendant 20 mn. Passez et versez l'infusion dans une baignoire d'eau tiède. Pour une toilette au lavabo, diluez l'infusion dans 50 cl de plus d'eau tiède avant utilisation.

160

Infusion pour réduire la fièvre

Le gingembre, la menthe poivrée et la fleur de sureau stimulent la circulation et favorisent la transpiration en contribuant à faire baisser la fièvre naturellement et en toute sécurité.

25 cl d'eau bouillante

2 cuillers à café de gingembre frais haché

1 cuiller à café de menthe poivrée séchée

1 cuiller à café de fleurs de sureau séchées

Versez l'eau sur les plantes. Couvrez et laissez infuser pendant 10 mn. Passez, sucrez si nécessaire, et buvez chaud, jusqu'à un litre par jour.

161

Buvez

Buvez beaucoup d'eau quand vous êtes fiévreux. Chaque jour au moins 2,5 litres d'eau pure, d'infusions légères et de jus de fruits dilués vous empêcheront de vous déshydrater.

162

Plus de frissons avec des bains chauds

Les sels d'Epsom font disparaître les courbatures, et l'huile essentielle de gingembre réchauffe.

250 g de sels d'Epsom

5 gouttes d'huile essentielle de gingembre

Mélangez les ingrédients et versez-les dans un bain chaud. Immergez-vous 15 mn.

163

L'aide de la lavande

La lavande a des propriétés anti-inflammatoires et rafraîchissantes. Ajoutez trois gouttes d'huile essentielle de lavande dans une cuvette d'eau tiède. Trempez-y une éponge et épongez-vous le front, le dos, le cou, l'intérieur des coudes, et l'arrière des genoux ainsi que la plante des pieds.

Syndrome de l'intestin irritable

Le syndrome de l'intestin irritable (SII) est caractérisé par de la diarrhée, de la constipation, des gaz, une douleur abdominale et des ballonnements. Bien qu'il n'y ait pas de problème structure du côlon, les contractions normales par vagues rythmiques qui permettent l'évacuation des matières fécales, deviennent irrégulières et sporadiques.

164

Réapprovisionnez votre flore intestinale

Améliorez la santé générale de vos intestins en favorisant une population florissante de faune intestinale amie. Mangez chaque jour 25 cl de yaourt contenant des organismes vivants de *Lactobacillus acidophilus*. Vous pouvez aussi acheter un supplément de bonne qualité et suivre les indications sur le mode d'emploi.

165

Mangez des fibres

Manger suffisamment de fibres permet aux matières fécales de se déplacer régulièrement dans les intestins. Évitez le son de blé, qui peut s'avérer trop irritant pour un côlon sensible. Augmentez votre consommation de fruits et de légumes. Mangez un bol de flocons d'avoine tous les jours, car ils contiennent des fibres et une substance glissante appelée mucilage qui calme la paroi interne d'un intestin irrité. Vous pouvez aussi essayer un supplément de fibres, comme le psyllium. Commencez avec une demi-cuiller à café que vous diluerez dans un verre d'eau et augmentez progressivement la dose jusqu'à deux cuillers à soupe par jour. Il est important d'augmenter graduellement votre consommation de fibres, car une augmentation trop soudaine pourrait déclencher des gaz et des ballonnements.

166

Évitez les aliments allergisants

Certains aliments peuvent déclencher les symptômes du syndrome de l'intestin irritable. Essayez de découvrir lesquels en notant pendant deux semaines dans un journal les aliments que vous mangez et les éventuels symptômes qu'ils déclenchent. Les coupables habituels sont la caféine, les édulcorants artificiels (surtout le sorbitol), les agrumes, les produits laitiers, les aliments gras, ainsi que les aliments comme les haricots et les choux.

167
L'aide des plantes

Une préparation à la camomille, au houblon et aux graines de fenouil peut soulager les crampes intestinales et les gaz, et favoriser des sécrétions digestives saines.

3 cl d'extrait de camomille
3 cl d'extrait de houblon
3 cl d'extrait de fenouil

Mélangez les extraits et mettez-les dans un flacon en verre opaque. Prenez-en 1/2 cuiller à café 3 fois par jour, 15 mn avant les repas, pendant 2 mois au maximum.

168
Prenez le temps de vous détendre

La tension affective et l'anxiété font empirer le SII. Essayez des techniques qui calment à la fois le corps et l'esprit (méditation, yoga et exercices de respiration focalisés). Une activité physique quotidienne comme la marche, apaise aussi le stress et favorise un rythme intestinal sain.

169
Buvez des infusions de menthe

La menthe poivrée contient des huiles essentielles puissantes, aux propriétés antispasmodiques et soulage les crampes et les gaz intestinaux.

25 cl d'eau bouillante
1 cuiller à café de menthe poivrée séchée

Versez l'eau bouillante sur la menthe poivrée dans une théière. Couvrez, et laissez infuser 10 mn, puis passez. Buvez-en trois tasses au long de la journée.

Constipation

Une consommation insuffisante de fibres et de liquides et un manque d'activité physique sont les causes principales de la constipation. Mangez plus de céréales complètes, de légumes et de fruits ; buvez beaucoup d'eau, et faites régulièrement de l'exercice et vous résoudrez la plupart des cas de paresse intestinale. Pour éviter d'affaiblir les intestins, ne vous en remettez aux laxatifs, même ceux aux plantes, que pour des constipations occasionnelles.

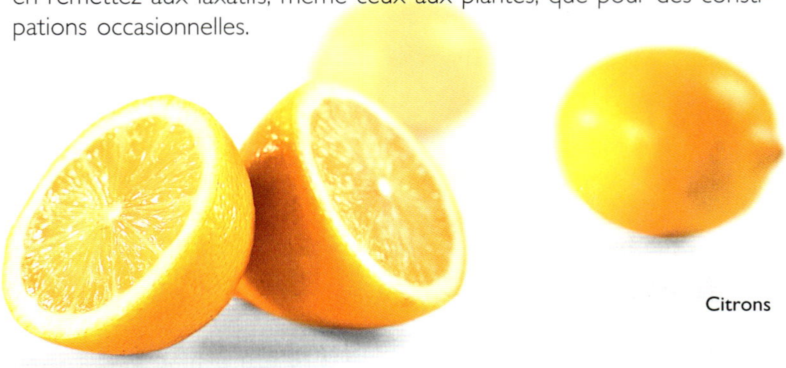

Citrons

170
Venez à bout de la constipation avec des plantes

La cascara sagrada est un stimulant intestinal efficace et doux, qui entre à la fois dans la composition des laxatifs vendus sur ordonnance et de ceux en vente libre. Le gingembre et le fenouil masquent son goût amer, et aident à soulager les gaz et les crampes intestinales.

1 cuiller à café d'écorce de cascada sagrada
1/2 cuiller à café de gingembre frais ou séché
1/2 cuiller à café de graines de fenouil
50 cl d'eau

Faites frémir les plantes et l'eau pendant 10 mn dans une marmite couverte. Retirez du feu et laissez infuser pendant 10 mn supplémentaires. Passez, puis ajoutez un édulcorant si vous le souhaitez, et buvez-en 25 cl avant de vous coucher, puis une autre tasse le matin si nécessaire. Si vous préférez, vous pouvez prendre de l'extrait de cascara sagrada : diluez-en une demi-cuiller à café dans un peu d'eau chaude.

171
Du citron pour soulager

Pour venir à bout d'une constipation légère, buvez au saut du lit un verre d'eau chaude avec le jus d'un demi-citron.

172
Davantage de fibres

Pour une constipation récalcitrante, apportez plus de fibres à votre alimentation, sous forme de suppléments comme les téguments de psyllium. Prenez-en une à trois cuillers à café par jour, dans un verre d'eau chaude, suivi par un autre verre d'eau. Lorsque vous prenez des suppléments de fibres, buvez beaucoup d'eau tout au long de la journée, afin d'éviter la constipation.

Diarrhée

Une diarrhée aiguë est le signe que le corps essaie de se débarrasser de toxines, d'irritants ou d'une infection intestinale. La diarrhée peut s'avérer particulièrement grave chez les jeunes enfants parce qu'elle peut provoquer une déshydratation dangereuse.

173

Évitez la déshydratation

Augmenter votre consommation de liquide empêchera la déshydratation. Buvez jusqu'à dix verres de liquide par jour. Essayez 25 cl de jus de pomme dans 50 cl d'eau : ceci aide à remplacer la perte de potassium et est facilement absorbé.

174

Mangez une pomme brunie

Pour vous aider à endiguer une attaque de diarrhée, hachez une pomme épluchée dans une assiette, laissez-la brunir, puis mangez-la. Les pommes contiennent de la pectine, qui aide à raffermir les selles molles.

175

Mangez des bananes et de la caroube

Les bananes et les caroubes sont riches en pectine, qui raffermit les selles molles. Mangez une banane en purée avec une cuiller ou deux de caroube en poudre. Une seule peut régler le problème, mais plusieurs peuvent être nécessaires. C'est un remède particulièrement conseillé pour les enfants.

176

Infusion

L'herbe-aux-chats soulage les crampes abdominales et la tension émotionnelle qui peut contribuer à la diarrhée. La menthe poivrée aide à expulser les gaz et elle calme les spasmes intestinaux. Les feuilles de framboisier contiennent des composants astringents appelés tanins, qui apaisent l'inflammation intestinale.

50 cl d'eau bouillante

2 cuillers à café d'herbe-aux-chats séchée

2 cuillers à café de menthe poivrée séchée

2 cuillers à café de feuilles de framboisier séchées

Versez l'eau sur les plantes. Couvrez et laissez infuser pendant 15 mn. Passez, sucrez si nécessaire, et buvez-en 12,5 cl toutes les heures.

177

Turista

Quand vous êtes en voyage, protégez-vous des germes nocifs en ne buvant que de l'eau en bouteille, en vous lavant les mains avant de vous mettre à table, en ne mangeant que des aliments suffisamment cuits et des aliments crus uniquement si vous pouvez les peler. Si malgré tout vous attrapez la diarrhée, essayez l'hydraste. Prenez-en une demi-cuiller à café (extrait) ou deux gélules de 500-600 mg, trois fois par jour, une quinzaine de minutes avant les repas. ***Attention*** : ne prenez pas d'hydraste si vous souffrez d'hypertension ou si vous êtes enceinte.

178

Restaurez votre flore intestinale

Pour retrouver une flore intestinale saine, prenez un supplément de *Lactobacillus acidophilus* pendant les deux semaines qui suivent une diarrhée.

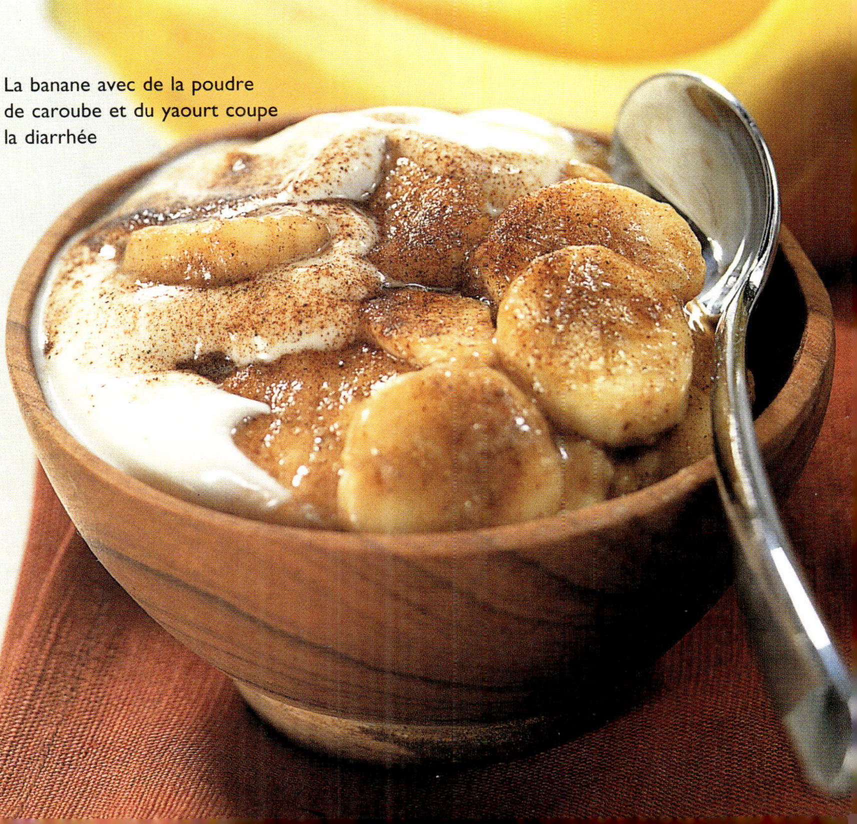

La banane avec de la poudre de caroube et du yaourt coupe la diarrhée

Nausée

La nausée peut avoir différentes causes, parmi lesquelles le mal des transports, la grossesse, une mauvaise réaction à certains aliments, la tension nerveuse, un virus ou une migraine.

179

Du gingembre calmant

Pour éviter le mal des transports, prenez six gélules de 500 mg de gingembre en poudre, environ 45 mn avant le départ en voyage.

180

Mangez du gingembre confit

Le gingembre est un anti-nauséeux réputé sans effets secondaires. Mâcher un morceau de gingembre confit peut apaiser une nausée légère.

181

L'acupression contre la nausée

Les bracelets d'acupression pour soulager le mal des transports ou les nausées du réveil sont disponibles dans de nombreux magasins de produits naturels et pharmacies. Pour fabriquer votre propre bracelet, scotchez une graine de moutarde sur chacun de vos poignets, à environ 5 cm au-dessus du pli du poignet et entre les deux tendons. Lorsque la nausée apparaît, pressez fermement votre poignet gauche pendant une minute, puis répétez l'opération sur le droit.

182

Apaisez la nausée du réveil

Si une tasse d'infusion de gingembre dissipe la nausée du réveil chez certaines femmes, nombreuses sont celles qui ont besoin de plus grandes quantités pour en venir à bout. Le gingembre en poudre sous forme de gélules vous en apporte une dose plus concentrée. Prenez plusieurs gélules de 500 mg d'un coup (jusqu'à 6 g par jour) avec un peu d'infusion de gingembre.

183

Dissipez la nausée

Faites frémir pendant une dizaine de minutes dans un récipient couvert, une ou deux cuillers à café de gingembre frais haché et une tasse d'eau. Passez et sucrez si nécessaire. Buvez-en de petites quantités durant la journée, aussi souvent que vous le désirez.

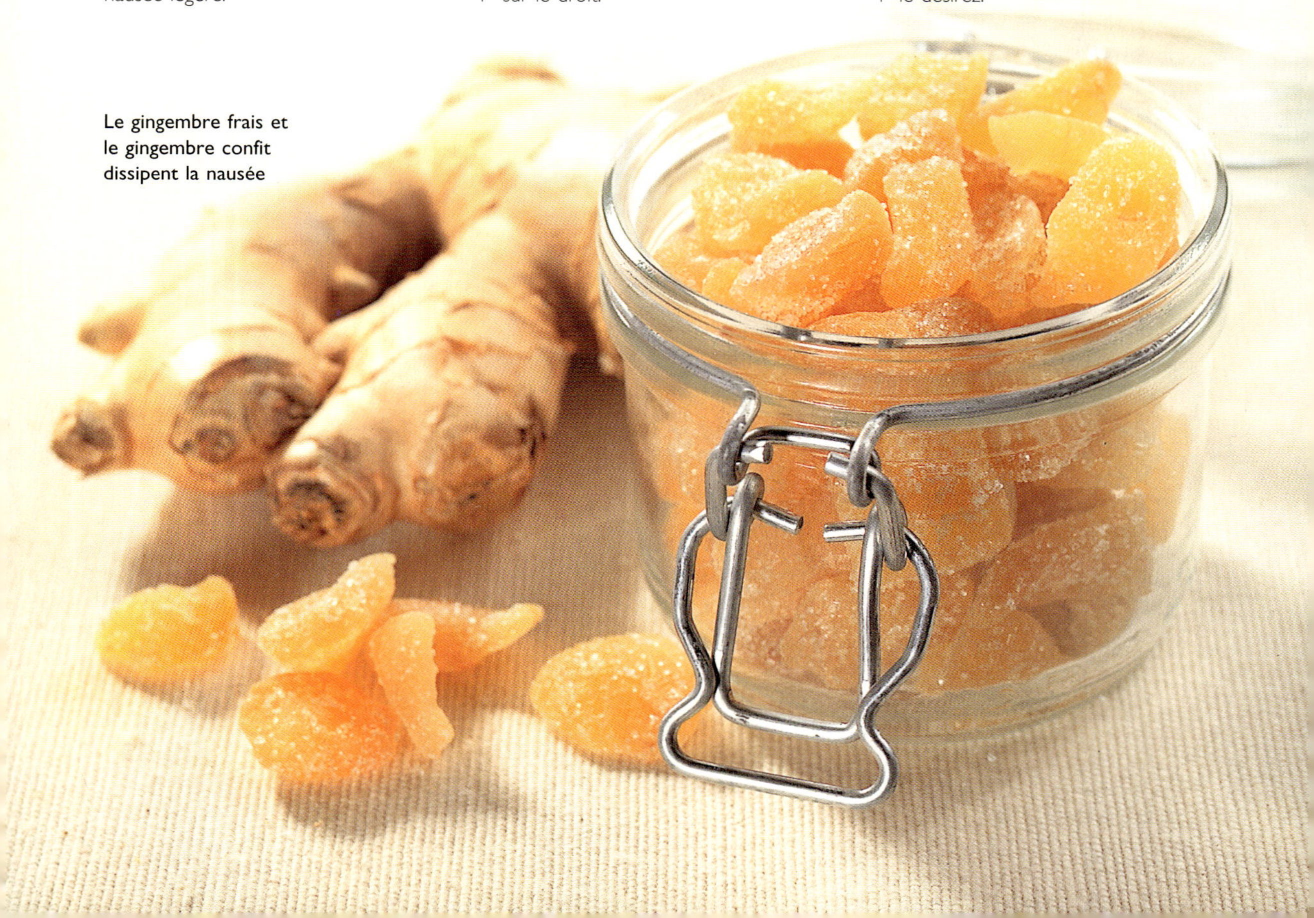

Le gingembre frais et le gingembre confit dissipent la nausée

Indigestion

Une indigestion peut être déclenchée par une trop grande quantité d'aliments gras ou épicés, des excitants comme le thé, le café et l'alcool, ou une contrariété. La digestion a aussi tendance à se ralentir un peu avec l'âge, ce qui crée des ballonnements, des indigestions, des gaz et de la fatigue. Les remèdes aux plantes atténuent les symptômes et permettent d'améliorer la digestion.

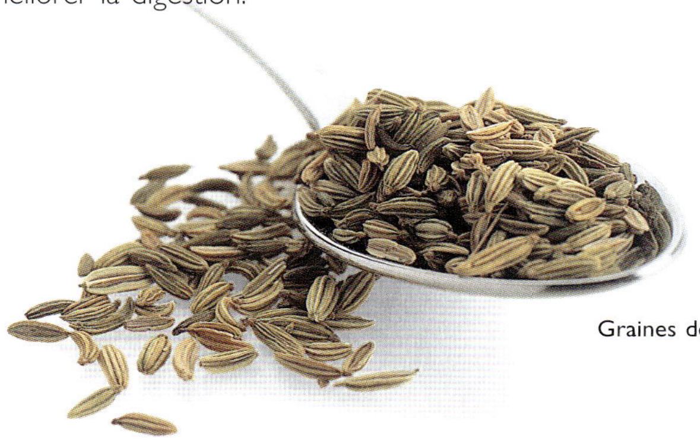

Graines de fenouil

184

Infusion pour l'indigestion

Les graines de fenouil, le gingembre et la menthe poivrée sont excellents pour aider la digestion en douceur. Les huiles essentielles parfumées qui leur donnent leurs saveurs et leurs arômes caractéristiques stimulent le flux des sucs gastriques qui soulagent l'indigestion et qui aident à dissiper les douleurs associées aux gaz.

25 cl d'eau
1 cuiller à café de gingembre frais haché
1/2 cuiller à café de graines de fenouil
1/2 cuiller à café de menthe poivrée séchée

Dans une marmite couverte, faites frémir le gingembre et le fenouil dans l'eau pendant environ 5 mn. Retirez du feu et ajoutez la menthe. Couvrez et laissez infuser pendant 10 mn. Passez, sucrez avec du miel si vous le souhaitez et buvez à petites gorgées pendant que c'est encore chaud.

185

Tonique digestif aux plantes

Les toniques digestifs comprennent des plantes amères comme le pissenlit et la gentiane, qui stimulent les sucs gastriques. Des plantes comme le fenouil et le gingembre soulagent les ballonnements. La réglisse apaise l'intestin et adoucit le tonique.

15 g de racine de pissenlit séchée
7,5 g de racine de gentiane séchée
7,5 g de racine de réglisse séchée
7,5 g de graines de fenouil séchées
7,5 g de gingembre
1 bouteille de vodka

Moulez les plantes en poudre grossière dans un robot propre. Placez-les dans un bocal en verre à larges bords et recouvrez-les de 5 cm de vodka. Remuez bien, couvrez et rangez dans un endroit chaud et sombre. Secouez le bocal quotidiennement pour empêcher les plantes de se déposer. Après deux semaines, passez le liquide au travers de plusieurs couches de gaze et réservez-le : c'est le tonique. Versez-le dans une bouteille en verre opaque, et rangez-le dans un endroit frais et sombre. Il devrait se conserver au moins trois ans. Prenez-en une demi-cuiller à café dans 6 cl d'eau chaude, une quinzaine de minutes avant les repas, afin d'inciter vos sucs gastriques à se mettre en route.

186

Cultivez un goût pour les aliments amers

Les saveurs amères déclenchent le flux des sucs gastriques. Mangez une salade contenant une poignée de roquette, de pissenlit et de trévise en entrée est une façon aisée d'avoir une ration goûteuse d'amers.

187

Mâchez bien

Les enzymes digestives sont sécrétées par la salive, et la sécrétion des sucs gastriques est déclenchée lorsqu'on commence à manger. Plus on mâche ses aliments, plus on facilite le travail du reste de l'appareil digestif. De plus, le ralentissement détend l'estomac et les organes digestifs, ce qui les aide à travailler convenablement.

188

Pour faciliter la digestion

Si boire le liquide en petite quantité facilite la digestion, en avaler de grandes quantités, dilue les sucs gastriques et peut provoquer des ballonnements et une indigestion. Essayez de siroter pendant le repas une petite tasse d'infusion de gingembre ou de menthe pour faciliter votre digestion.

Ulcères

Beaucoup d'ulcères duodénaux et gastriques sont provoqués par la bactérie *Helicobacter pylori*. Le traitement médical implique généralement de prendre des antibiotiques pour éradiquer la bactérie. D'autres facteurs, cependant, parmi lesquels le stress et l'alimentation, jouent également un rôle dans le développement des ulcères.

189

Évitez les irritants alimentaires

Parce qu'à la base, un ulcère est une plaie ouverte dans l'estomac, la protection de celui-ci est importante. Évitez l'aspirine, l'ibuprofène, le tabac, le café et l'alcool : tous sont de sérieux irritants gastro-intestinaux, mais n'évitez pas les aliments épicés (à moins que vous ne les aimiez pas). C'est en effet un mythe de dire que les épices provoquent des ulcères : en fait, le piment de Cayenne aide à soulager l'inflammation et peut enrayer le saignement susceptible d'avoir lieu lors d'un ulcère.

190

Abstenez-vous de prendre des antiacides

Ne prenez pas d'antiacides pour les ulcères. Ils peuvent en effet inciter l'estomac à produire encore plus d'acide. Ne buvez pas non plus de lait pour atténuer la douleur de l'ulcère : bien que le lait ait, à l'origine, un effet antiacide léger, il pousse lui aussi l'estomac à produire encore plus d'acide.

191

Soignez les ulcères avec la réglisse

La racine de réglisse possède des propriétés antibactériennes, elle augmente la production de mucus protecteur dans l'estomac, et elle aide les ulcères à cicatriser plus rapidement. On peut acheter des comprimés à croquer de réglisse déglycyrrhizinée (débarrassée de l'acide glycyrrhizique qui peut provoquer de la rétention d'eau et de l'hypertension). Prenez-en deux comprimés de 380 mg, trois fois par jour, 20 mn avant les repas. Il vous faudra peut-être attendre jusqu'à trois mois avant que la réglisse fasse pleinement effet.

192

Entraînez-vous à gérer votre stress

Le stress émotionnel pouvant amener l'estomac à sécréter des quantités excessives d'acide, il est important d'apprendre à gérer et à soulager sa tension. Pour vous y aider, pratiquez quotidiennement quelques exercices de respiration profonde, le yoga, le tai-chi, ou toute autre forme de relaxation.

Règles douloureuses

Provoquées par les contractions de l'utérus, les crampes menstruelles sont souvent accompagnées par des nausées, des maux de tête et de dos. Des substances inflammatoires ressemblant à des hormones déclenchent ces douleurs. Des changements dans l'alimentation ainsi que les plantes peuvent permettre d'équilibrer les hormones et encourager la production corporelle naturelle de substances chimiques analgésiques.

193

Soulagement alimentaire des crampes

Les acides gras oméga 3 favorisent la production de substances chimiques analgésiques. Incluez des aliments riches en graisses oméga 3 à votre alimentation quotidienne (poissons d'eau froide – maquereau, saumon et sardines – noix fraîches et graines de lin). Vous pouvez aussi supplémenter chaque jour votre alimentation en prenant une cuiller à soupe d'huile de lin pressée à froid, ou de graines de lin fraîchement moulues. Évitez de manger des huiles hydrogénées, des graisses saturées, des huiles polyinsaturées et de la viande rouge, car tous stimulent la production des hormones qui provoquent l'inflammation.

194

Infusion pour les crampes légères

Pour soulager des règles moyennement douloureuses, buvez une infusion faite avec du gingembre et de la camomille. Le gingembre soulage les crampes et la camomille favorise la relaxation.

25 cl d'eau
1 cuiller à café de gingembre frais haché
1 cuiller à café de camomille sèche

Faites frémir pendant 5 mn l'eau avec le gingembre dans une marmite couverte. Retirez du feu et ajoutez la camomille. Couvrez et laissez infuser pendant 10 mn. Passez, sucrez avec du miel si vous le désirez, et buvez-en jusqu'à trois tasses par jour.

195

Boule-de-neige relaxante

Les boules-de-neige ont des propriétés sédatives qui aident à détendre le muscle utérin. La valériane apaise la tension générale. Le gingembre est un antispasmodique qui aide à soulager la stagnation dans l'utérus (qui peut contribuer aux crampes) en stimulant en douceur le flux menstruel.

3 cl d'extrait de boule-de-neige
1,5 cl d'extrait de valériane
1/2 cuiller à café d'extrait de gingembre

Mélangez les extraits dans un flacon en verre opaque. Secouez bien et prenez une demi-cuiller à café de l'extrait dans un peu d'eau chaude, trois à quatre fois par jour, selon vos besoins.

196

Détente pour soulager les crampes

Du fait que le stress émotionnel et physique contribue aux crampes menstruelles, il est important de prendre le temps de se relaxer. Allongez-vous, placez une bouillotte sur votre abdomen afin de détendre le muscle utérin et reposez-vous pendant au moins 30 mn.

197

Éliminez la caféine

La plupart des règles douloureuses sont provoquées par une trop grande quantité d'œstrogènes et pas assez de progestérone. La caféine interfère avec le métabolisme des œstrogènes, elle provoque également des fluctuations en ce qui concerne le taux de glycémie, ce qui exacerbe les crampes menstruelles. Évitez le café, le thé noir, les colas, le chocolat et tous les médicaments en vente libre (par exemple les analgésiques menstruels) qui contiennent de la caféine.

Syndrome prémenstruel

Le déséquilibre hormonal – excès d'œstrogènes par rapport à la progestérone – provoque l'inconfort physique et mental du SPM dont les symptômes incluent des changements d'humeur, de la fatigue, de la rétention d'eau, des seins douloureux et des maux de tête. Les plantes et des modifications dans le style de vie apportent un soulagement de ces symptômes et ils contribuent à équilibrer les hormones.

198

Mangez pour équilibrer vos hormones

La caféine, les graisses malsaines (saturées, polyinsaturées et hydrogénées), la viande rouge, l'alcool et le sucre stimulent la production d'œstrogènes et ils exacerbent les symptômes du syndrome prémenstruel. Aidez votre corps à éliminer l'excès d'œstrogènes en mangeant beaucoup d'aliments riches en fibres – les légumes et les fruits frais, les céréales complètes, les légumes secs, les fruits à coque et les graines.

199

Équilibrez vos hormones avec les bonnes graisses

Bien que les graisses et les huiles saturées hydrogénées et polyinsaturées contribuent aux déséquilibres hormonaux, les aliments riches en acides gras essentiels contribuent à équilibrer les taux d'hormones. Mangez au moins une fois par jour un aliment riche en acides gras essentiels oméga 3. Choisissez-le parmi les poissons d'eau froide, comme le saumon, les sardines et les truites, les noix et les graines de lin. L'acide gamma linoléique, que l'on trouve dans les huiles d'onagre, de cassis et de bourrache, peut aussi aider à équilibrer les hormones ; prenez suffisamment de gélules pour ingérer 240 mg d'acide gamma linoléique par jour.

200

Prenez un supplément de vitamine B6 contre la rétention d'eau

La vitamine B6 permet d'atténuer la rétention d'eau associée aux symptômes du syndrome prémenstruel, comme les seins gonflés, les sautes d'humeur et les maux de tête. Prenez-en chaque jour de 50 à 100 mg dans un complexe de vitamine B à haute teneur vitaminique.

201

Exercice contre les sautes d'humeur

L'exercice régulier, ce qui signifie au moins 30 mn par jour, permet de baisser le taux d'œstrogènes et c'est un magnifique antidote aux sautes d'humeur, à la dépression et à l'anxiété qui accompagnent souvent le syndrome prémenstruel.

202

Secours des plantes pour le SPM

Les baies d'agneau-chaste ont des propriétés sédatives et antispasmodiques, et elles aident à équilibrer le taux d'hormones. Prenez une demi-cuiller à café d'extrait de baies d'agneau-chaste trois fois par jour dans un peu d'eau chaude. Pour des résultats encore meilleurs, prenez l'extrait au moins pendant six mois (on peut en prendre indéfiniment).

203
Plus de rétention d'eau avec le pissenlit

Les feuilles de pissenlit sont légèrement diurétiques; elles permettent de soulager la rétention d'eau prémenstruelle.

25 cl d'eau bouillante

1 c. à café de feuilles de pissenlit séchées

Versez l'eau bouillante sur les feuilles de pissenlit. Couvrez, laissez infuser pendant 10 mn, puis passez. Buvez-en jusqu'à trois tasses par jour en cas de besoin.

Pissenlit

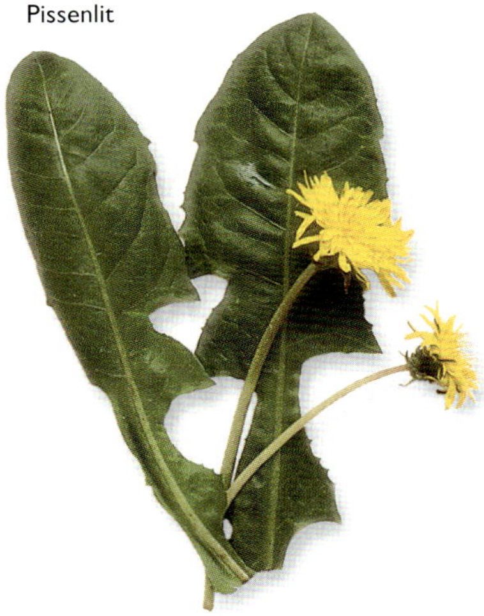

204
Bain à l'aromathérapie

Un bain chaud aux sels d'Epsom et aux huiles essentielles de sauge sclarée et de lavande peut soulager la tension émotionnelle.

250 g de sels d'Epsom

10 gouttes d'huile essentielle de lavande

5 gtes d'huile essentielle de sauge sclarée

Mélangez les sels d'Epsom et les huiles essentielles et versez-les dans une baignoire d'eau chaude. Immergez-vous 20 mn.

Ménopause

La ménopause, qui est déclenchée par la diminution des hormones, est souvent accompagnée par des symptômes physiques et émotionnels : bouffées de chaleur, règles irrégulières, sécheresse vaginale et sautes d'humeur. Les maladies cardio-vasculaires et l'ostéoporose ont également un lien avec le taux réduit d'œstrogènes. Des thérapies naturelles permettent de soulager certains symptômes et de prévenir les maladies dégénératives qui peuvent survenir après la ménopause.

205
Évitez les facteurs de stress alimentaires

Évitez les glucides et les sucres raffinés, qui contribuent aux sautes d'humeur et à la dépression. Limitez votre consommation d'alcool et de caféine, qui peut déclencher des bouffées de chaleur. Mangez tout au long de la journée des repas légers et des en-cas à haute teneur en protéines, afin de garder votre taux de glycémie équilibré, votre énergie régulière, et de renforcer vos surrénales.

206
Mangez pour maintenir des os robustes

Pour garder des os robustes et prévenir l'ostéoporose, mangez au moins deux fois par jour des produits laitiers allégés, des légumes verts à feuilles et des sardines en boîte avec leurs arêtes. Tous sont d'excellentes sources de calcium. En outre, prenez quotidiennement un supplément de calcium et de magnésium qui fournisse au moins 1 000 mg de calcium et 500 mg de magnésium.

207
Plantes au secours de la ménopause

Bien que les ovaires arrêtent de produire des hormones après la ménopause, d'autres glandes endocrines, comme les glandes surrénales, prennent jusqu'à un certain point la relève dans la production des œstrogènes et d'autres hormones. Pour soutenir la fonction surrénale, prenez du ginseng, chaque jour pendant au moins trois mois. Prenez soit une demi-cuiller à café d'extrait de ginseng liquide quotidiennement, soit 250 mg d'extrait titré en éleuthérosides, considérées comme le principe actif primaire du ginseng. Le ginseng peut se prendre sans problème jusqu'à six semaines d'affilée. ***Attention*** : si vous souffrez d'hypertension artérielle, consultez votre médecin avant d'utiliser du ginseng, sous quelque forme que ce soit.

208
Activité physique régulière

Faire régulièrement de l'exercice peut soulager beaucoup des symptômes inconfortables de la ménopause. De l'exercice aérobie régulier diminue en effet le risque de maladies cardio-vasculaires, et apporte un exutoire pour soulager la tension émotionnelle. Fixez-vous au moins 30 mn par jour, quatre jours par semaine. De plus, pour maintenir la densité osseuse, incluez au moins deux sessions de 30 mn par semaine d'exercices de renforcement, comme les altères, ou de gros travaux de jardinage.

209

Baume de consoude contre la sécheresse vaginale

La sécheresse vaginale crée l'environnement idéal pour des infections vaginales chroniques et elle rend l'activité sexuelle douloureuse. Un baume fait avec de la consoude lubrifie et cicatrise les tissus vaginaux. La consoude contient de l'allantoïne, qui stimule une croissance cellulaire nouvelle, saine. Appliquez quotidiennement après votre bain environ une demi-cuiller à café de baume de consoude sur vos tissus vaginaux, jusqu'à guérison.

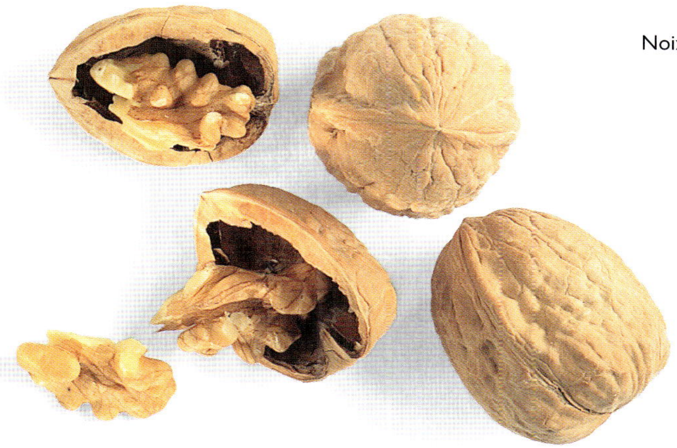

Noix

210

Brumisation faciale

Faites une brumisation faciale à l'aromathérapie pour vous rafraîchir en cas de bouffées de chaleur.

12,5 cl d'eau de rose

10 gouttes d'huile essentielle de lavande

Mélangez les ingrédients dans un vaporisateur. Secouez bien et mettez au réfrigérateur pour augmenter les effets rafraîchissants. Vaporisez sur votre visage dès que nécessaire.

Lavande

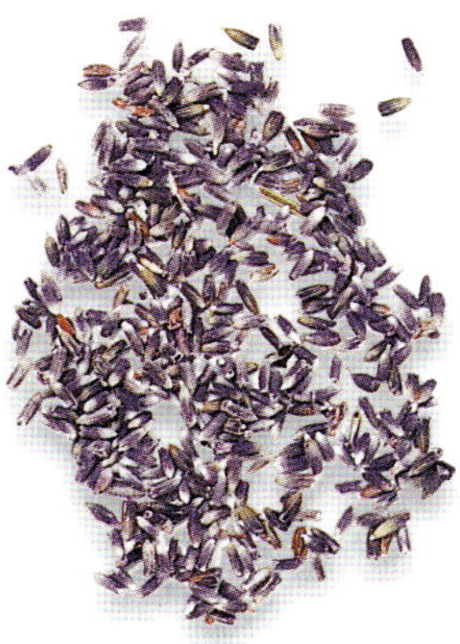

211

Pour se rafraîchir pendant les bouffées de chaleur

Les bouffées de chaleur représentent le symptôme le plus fréquent de la ménopause. Une infusion de sauge peut contribuer à soulager les bouffées de chaleur ; ses fortes propriétés astringentes réduisent la transpiration jusqu'à 50 %.

25 cl d'eau bouillante

2 cuillers à café de sauge séchée

Versez l'eau bouillante sur la sauge. Couvrez, laissez infuser pendant 10 mn puis passez. Sucrez si vous le souhaitez, et buvez-en une tasse avant de vous coucher ou en cas de besoin tout au long de la journée.

212

Mangez beaucoup de graisses saines

Si vous souffrez de sécheresse vaginale, faites en sorte de manger assez d'acides gras essentiels. Les graines de lin, les noix et les poissons gras comme le saumon et les sardines sont d'excellentes sources d'acides gras oméga 3. Pour garder une peau, des cheveux et des tissus corporels sains et souples, mangez du poisson plusieurs fois par semaine, ou prenez une cuiller à soupe d'huile de lin, ou une de graines de lin moulues, tous les jours. Vous jugerez peut-être utile de prendre aussi quotidiennement un supplément de 240 mg d'acide gamma-linoléique. C'est un acide gras essentiel que l'on trouve dans les huiles d'onagre, de bourrache et de cassis.

213

Mangez du soja

Les aliments à base de soja, comme le tofu, le tempeh et les pousses de soja contiennent ces phyto-œstrogènes. Ces éléments, qui ressemblent aux œstrogènes naturels, permettent d'équilibrer les hormones. Consommez environ 60 g d'aliments à base de soja par jour.

214

Équilibrez votre taux d'œstrogènes avec du cierge-d'argent

Le cierge-d'argent aide à équilibrer le taux d'œstrogènes et il est excellent pour soulager les bouffées de chaleur, la sécheresse vaginale et les sautes d'humeur. Prenez une demi-cuiller à café d'extrait de cierge-d'argent, deux fois par jour, pendant au moins trois mois.

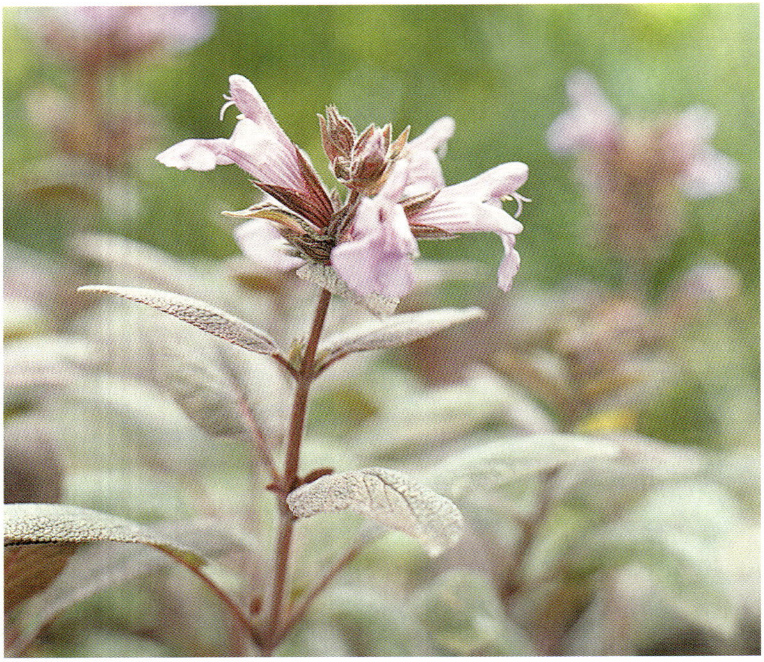

La sauge a des propriétés antimicrobiennes

Mycoses vaginales

Les mycoses vaginales sont caractérisées par des démangeaisons dans le vagin, une irritation et une inflammation accompagnées de pertes blanches. Ces infections communes sont provoquées par une croissance excessive de *Candida albicans*, fongus qui résident normalement dans le vagin. Cette prolifération est souvent provoquée par une faiblesse systémique générale déclenchée par le stress, une alimentation riche en sucre, ou des fluctuations hormonales qui dérangent l'équilibre acide normal du vagin.

215
Affamez les fongus

Pour combattre les mycoses vaginales évitez les sucres et les aliments raffinés, dont se nourrissent les *Candida albicans*. Prenez un supplément de *Lactobacillus acidophilus* à chaque repas, pendant un mois, afin de repeupler votre flore intestinale pour maîtriser la mycose.

216
Restaurez une flore vaginale saine

Après une mycose vaginale, aidez votre flore vaginale à se restaurer en y insérant une gélule de *Lactobacillus acidophilus* le soir avant d'aller vous coucher. Répétez l'opération tous les jours pendant deux semaines. La gélule se dissoudra pendant la nuit.

217
Pour empêcher les mycoses vaginales

Pour empêcher les mycoses vaginales évitez les vêtements serrés et les sous-vêtements en synthétique, qui favorisent la prolifération des organismes de la mycose. N'utilisez pas les papiers toilette parfumés, les savons déodorants, les tampons et les serviettes hygiéniques déodorants. En effet, tous contiennent des substances chimiques qui assèchent les tissus vaginaux sensibles et préparent le terrain pour la prolifération de micro-organismes infectieux.

218
Injection vaginale aux plantes

Une infusion forte de thym, de romarin et de sauge est un puissant combattant de l'infection. Elle a des propriétés antimicrobiennes qui inhibent la prolifération du fongus, et astringentes qui calment l'irritation des tissus.

37,5 cl d'eau bouillante
2 cuillers à café de thym séché
1 cuiller à café de romarin séché
1 cuiller à café de sauge sèche

Versez l'eau sur les plantes, couvrez et laissez infuser pendant 20 mn. Passez et utilisez comme injection vaginale deux fois par jour.

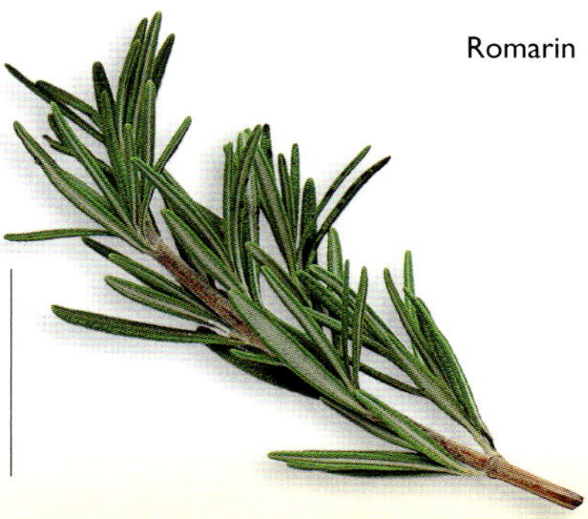

Romarin

Hyperplasie bénigne de la prostate

Après 40 ans, on diagnostique chez de nombreux hommes une hyperplasie bénigne de la prostate (hypertrophie). Parmi les symptômes, on peut citer un besoin accru d'uriner et une diminution de la force du jet d'urine. L'hyperplasie bénigne de la prostate est provoquée par des changements hormonaux associés au vieillissement. Des changements d'alimentation et des remèdes aux plantes représentent souvent des traitements efficaces. Comme pour toutes les maladies, consultez votre médecin pour un diagnostic précis.

219

Mangez des graisses saines

Une alimentation riche en cholestérol et en graisse augmente la production de l'hormone dihydrotestostérone, qui stimule l'hypertrophie de la prostate. Réduisez votre consommation de graisses saturées, hydrogénées et d'huiles polyinsaturées, et remplacez-les par les graisses saines que l'on trouve dans l'huile d'olive vierge extra, les fruits à coque frais et les graines, les avocats et les poissons d'eau froide, comme le saumon et la truite.

220

Pépins de citrouille pour une prostate saine

Les pépins de citrouille sont une source particulièrement riche en zinc, nutriment essentiel pour maintenir une fonction prostatique saine. Mangez 30 g de pépins crus et prenez un supplément de 30 mg de zinc tous les jours.

221

Prenez du *Serenoa repens*

Le *Serenoa repens* est un palmier dont les propriétés atténuent l'hyperplasie bénigne de la prostate en inhibant la formation de l'hormone dihydrotestostérone. Prenez-en 160 mg deux fois par jour sous forme d'extrait titré en acides gras et en stérols à 85 %, ses principes actifs. Il faut compter environ 6 semaines d'utilisation continue avant de constater des résultats.

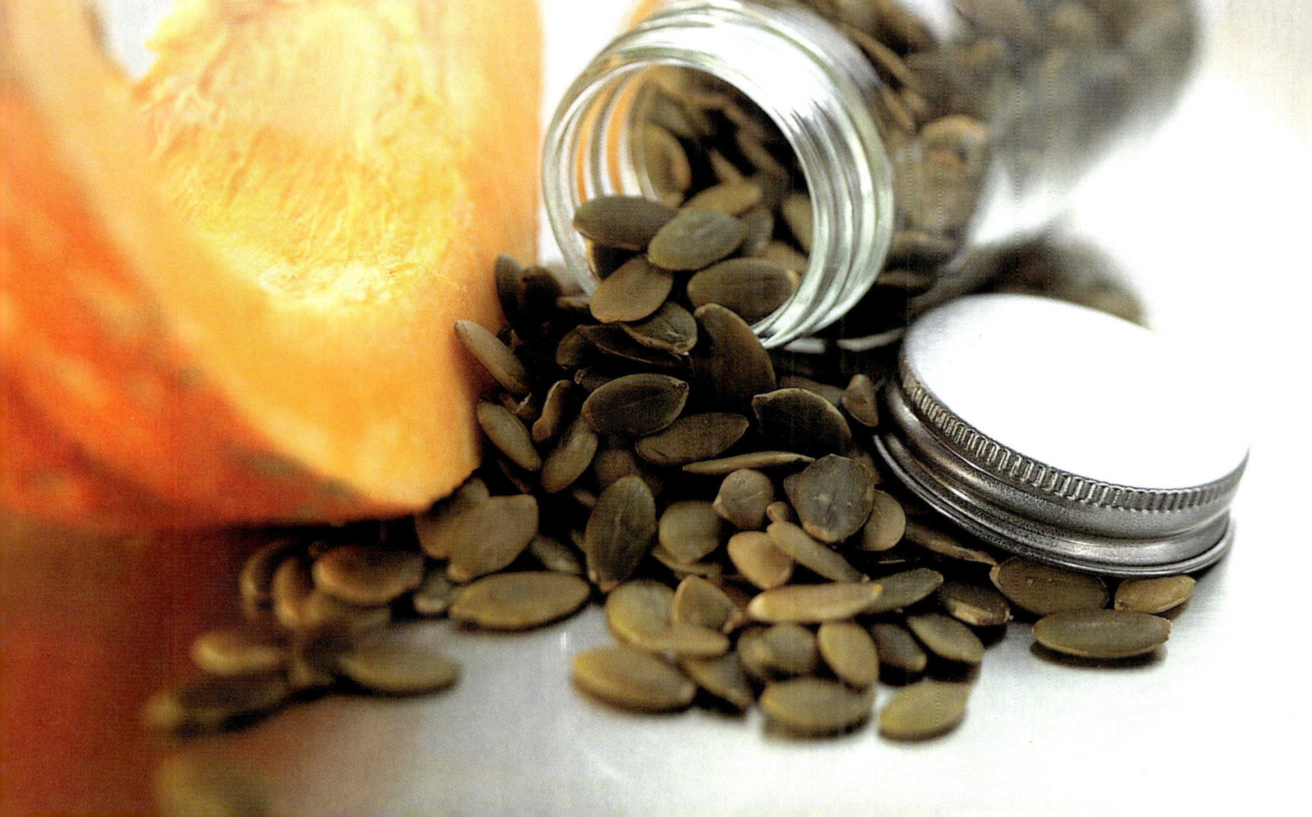

Les pépins de citrouille maintiennent la prostate saine

Infections urinaires

Les infections urinaires sont communément appelées cystites chez les femmes et urétrite chez les hommes. Il est important de prendre conscience de ces infections, dès les premiers signes (souvent une sensation de brûlure à la miction et un besoin exacerbé d'uriner) afin d'éviter une infection plus grave. Consultez votre médecin dès que vous soupçonnez une infection urinaire, ou si vous avez de la fièvre ou du sang dans vos urines.

222
Buvez du jus de canneberge

Le jus de canneberge aide à prévenir et à traiter les infections de la vessie. Il rend glissantes les parois de la vessie, ce qui empêche les bactéries de gagner du terrain.

6 cl d'eau

12,5 cl de jus de canneberge non sucré

6 cl de jus de pomme non sucré

Mélangez les ingrédients dans un verre. Buvez-en six verres par jour, dès les premiers signes d'infection de la vessie. Si vous êtes sujet à de telles infections, buvez-en deux verres chaque jour par mesure préventive.

Jus de canneberge et de pomme

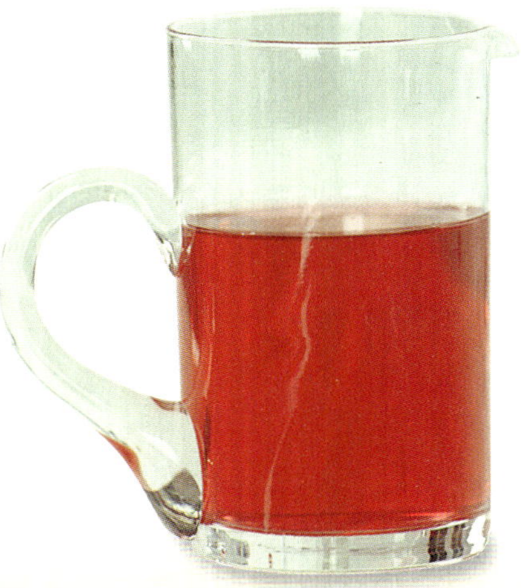

223
Expulsez les bactéries

Boire beaucoup d'eau – au moins six verres par jour – élimine de la vessie les bactéries provoquant le problème, ce qui permet d'éviter les infections.

224
Buvez une infusion de persil

Le persil a des propriétés diurétiques naturelles qui aident à nettoyer la vessie des organismes infectieux.

20 g de persil frais grossièrement haché

2,5 l d'eau

Faites frémir le persil et l'eau pendant 5 mn dans une marmite couverte, laissez infuser pendant 15 mn, puis passez. Buvez l'infusion en trois heures afin de nettoyer votre vessie.

225
Buvez une infusion de busserole

La busserole contient un antiseptique puissant qui combat les infections des voies urinaires.

25 cl d'eau bouillante

1 cuiller à café de feuilles de busserole séchées

Versez l'eau bouillante sur les feuilles. Couvrez et laissez infuser pendant 15 mn, puis passez. Buvez-en trois tasses par jour dès les premiers signes d'infection. Continuez pendant trois jours après la disparition des symptômes. Vous pouvez aussi prendre trois fois par jour une demi-cuiller à café de teinture de busserole dans un peu d'eau chaude. Ne buvez pas de jus de canneberge quand vous prenez la busserole, car cette plante donne de meilleurs résultats dans un environnement alcalin.

226
Combattez l'infection

La busserole, l'échinacée et l'hydraste font une préparation puissante pour combattre l'infection des voies urinaires.

3 cl d'extrait de busserole

1,5 cl d'extrait d'échinacée

1,5 cl d'extrait d'hydraste

Mélangez les extraits dans un flacon en verre opaque. Secouez bien et prenez-en une cuiller à café dans un peu d'eau chaude quatre fois par jour. ***Attention*** : évitez l'hydraste si vous souffrez d'hypertension ou si vous êtes enceinte.

227
Soulagez l'inconfort dans un bain au bois de santal

Un bain à l'aromathérapie permet de soulager l'inconfort pelvien qui accompagne souvent une infection de la vessie. Le bois de santal est utilisé en médecine ayurvédique pour traiter les infections des voies urinaires. Ajoutez 10 gouttes d'huile essentielle de bois de santal à un bain d'eau agréablement chaude, et restez immergé pendant 20 mn afin de dissiper la gêne pelvienne. Répétez l'opération quotidiennement, jusqu'à ce qu'à disparition de l'infection.

Colique et érythème fessier

Chez les nourrissons, la colique est caractérisée par des renvois douloureux, un ballonnement abdominal et de l'irritabilité. Pour l'érythème fessier habituel (éruption rêche et rouge sur toute la surface couverte par la couche) utilisez un baume aux herbes pour cicatriser et protéger la peau délicate. Pour l'érythème, plus rare, provoqué par *Candida albicans* (peau rouge embrasée dans les plis des jambes et des fesses) évitez les baumes, saupoudrez plutôt avec un talc aux plantes.

228
Aliments à éviter pour combattre la colique

Le lait de vache est la première cause de colique chez les nourrissons nourris au biberon, mais même ceux nourris au sein peuvent en souffrir si leur mère a mangé quelque chose que leur appareil digestif sensible ne supporte pas. En conséquence, les mères qui allaitent devraient éviter les produits au lait de vache, les aliments épicés et la caféine (présente dans le thé, le café, le chocolat et certains sodas). Les autres aliments qui peuvent provoquer la colique comprennent le chou, le chou-fleur, l'ail, le blé, les agrumes, les produits à base de soja, le maïs et les œufs.

229
Soulagez la colique avec de la camomille

La camomille est un antispasmodique et un sédatif léger; elle apaise la tension physique et émotionnelle provoquée par la colique. On peut l'utiliser de deux façons pour soulager un bébé. Mettez deux gouttes d'huile essentielle de camomille dans un petit baquet d'eau chaude et baignez délicatement l'enfant. On peut aussi ajouter 5 gouttes d'huile essentielle de camomille à 30 g d'huile d'amande douce et masser doucement l'abdomen du nourrisson.

230
Plantes pour soulager une colique

La camomille et le fenouil favorisent la digestion et permettent d'expulser les gaz.

25 cl d'eau bouillante
1 cuiller à café de camomille séchée
1 cuiller à café de graines de fenouil

Versez l'eau sur les plantes. Couvrez et laissez infuser pendant 10 mn. Passez et donnez au bébé au compte-gouttes aussi souvent que nécessaire.

231
Bouillotte pour la colique

Pour soulager les douleurs de la colique, placez une bouillotte chaude sur l'abdomen du bébé pendant quelques minutes.

232
Bain pour les peaux irritées

Les flocons d'avoine contiennent du mucilage apaisant qui aide à calmer les peaux irritées. Moulez 100 g de flocons d'avoine en poudre fine dans un mixeur; ajoutez-la dans un bain tiède avec 3 gouttes d'huile essentielle de lavande, qui a des propriétés anti-inflammatoires. Baignez le bébé avec douceur. Évitez d'utiliser du savon : il irriterait encore plus sa peau douloureuse.

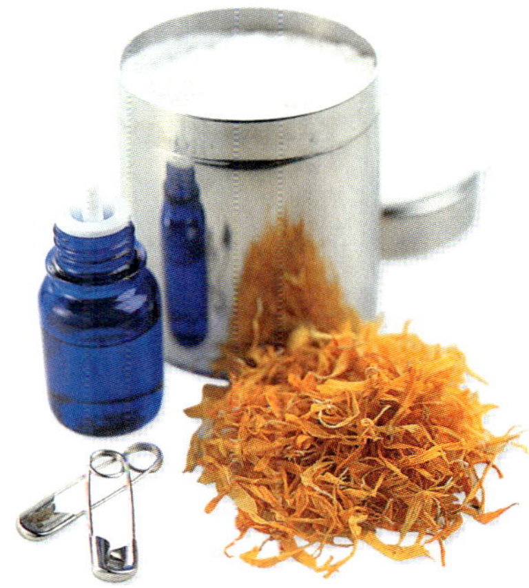

Le talc aux plantes pour les bébés prévient l'erythème fessier

233
Talc aux plantes pour prévenir l'irritation

Le talc aux plantes pour bébé peut absorber l'excès d'humidité et il permet de prévenir l'érythème fessier. Le souci a des propriétés antifongiques, et l'huile essentielle de lavande apaise les peaux irritées.

15 g de soucis séchés
100 g de poudre de marante
1/4 de cuiller à café d'huile essentielle de lavande

Enlevez les pétales des soucis et moulez-les en poudre fine dans un moulin à café propre. Ajoutez-les à la marante, puis incorporez l'huile de lavande goutte à goutte, en la mélangeant bien à la poudre du bout des doigts. Poudrez votre bébé à chaque fois que vous le changez.

234
Le souci guérisseur

Pour protéger de l'irritation la peau tendre de votre bébé, et pour aider une peau irritée à guérir, appliquez du baume contenant du souci à chaque changement de couche.

Arthrite

L'arthrite est une inflammation des articulations et des cartilages susceptible d'affecter n'importe quelle partie du corps. Les principaux symptômes de l'ostéoarthrite, la forme la plus commune de l'arthrite, sont des douleurs et des raideurs ; elles sont généralement soulagées par le repos de l'articulation affectée. L'arthrite rhumatoïde est une maladie inflammatoire qui affecte les individus de tous âges, et l'on pense qu'elle est due à un dysfonctionnement auto-immun qui pousse le corps à attaquer ses propres tissus. Les premiers symptômes sont des articulations raides et douloureuses qui deviennent enflées, sensibles et déformées. La fatigue, une fièvre faible et une dépression peuvent accompagner une arthrite rhumatoïde.

Piments de Cayenne

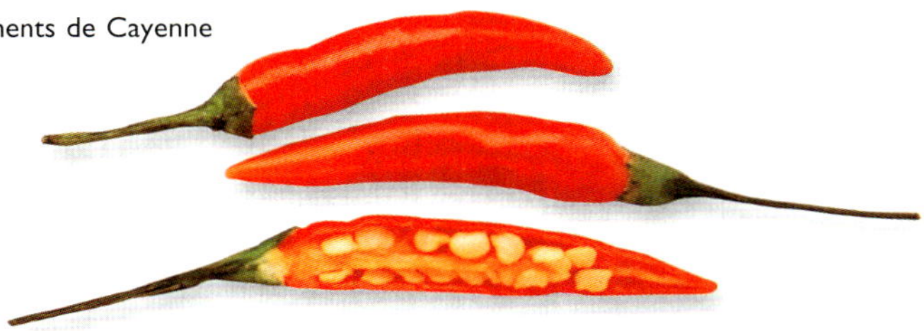

235
Évitez les allergènes alimentaires

Les individus atteints d'arthrite rhumatoïde souffrant souvent d'allergies alimentaires, pourraient tirer profit d'une consultation chez un diététicien. Éliminer les allergènes alimentaires les plus communs (blé, maïs, bœuf et produits laitiers) est une bonne chose. Éviter les aliments de la famille des morelles (tomates, pommes de terre, aubergines et piment de Cayenne) est aussi très utile.

236
Soulagez l'inflammation avec des graisses saines

Pour soulager l'inflammation, évitez les graisses animales saturées et éliminez les graisses polyinsaturées et hydrogénées, ou partiellement hydrogénées, de votre alimentation. Les bonnes graisses qui atténuent l'inflammation comprennent l'huile d'olive vierge extra et les acides gras oméga 3 que l'on trouve dans les poissons d'eau froide comme le saumon, les sardines ou les harengs, les noix et les graines de lin. Utilisez l'huile d'olive comme source primaire de graisses, et prenez une ou deux portions par jour d'aliments riches en graisses oméga 3.

237
Suppléments pour l'arthrite

Pour l'ostéoarthrite, prenez 500 mg de glucosamine sulfate trois fois par jour, afin de soulager la douleur et l'inflammation et pour stimuler la régénération du cartilage. Pour une arthrite rhumatoïde, prenez 400 mg de bromélaïne entre les repas, trois fois par jour, afin de réduire l'enflure de l'articulation.

238
Plantes anti-inflammatoires

Le gingembre et le curcuma aident à réduire l'inflammation associée à l'arthrite rhumatoïde. Incluez fréquemment les deux dans votre alimentation et prenez soit une gélule de 500 mg de gingembre en poudre, soit une gélule de 400 mg de curcuma, trois fois par jour.

239
Crème de Cayenne

Pour soulager la douleur de l'arthrite, appliquez une crème contenant de la capsaïcine, le principe actif du piment de Cayenne, sur les zones douloureuses.

240
Antalgique à l'aromathérapie

Un bain chaud avec des huiles essentielles d'eucalyptus et de romarin aide à soulager les articulations douloureuses et raides. Ajoutez cinq gouttes de chaque dans un bain d'eau chaude et immergez-vous pendant 15 mn.

241
Continuez l'exercice pour la mobilité

De l'exercice doux, comme la marche, le tai-chi, le yoga et la natation, améliore la circulation vers les articulations, ralentit le processus de déficit du cartilage, et améliore l'amplitude de mouvement. Visez à faire au moins 30 mn d'exercice par jour, et n'oubliez pas d'y inclure du stretching, ainsi que quelques activités aérobies.

Entorses & foulures

Elles apparaissent quand les muscles sont trop étirés ; elles affectent les ligaments et arrivent en général quand une articulation a subi une torsion soudaine et violente. Les symptômes comprennent une douleur, une enflure, une contusion et une raideur dans la zone affectée.

242

Premiers soins à une déchirure musculaire

Élevez immédiatement la zone affectée et appliquez-y une compresse froide pour réduire l'enflure et l'inflammation. Le premier jour appliquez la compresse froide sur la blessure pendant 20 mn toutes les heures, pendant au moins six heures. Les deuxième et troisième jours, appliquez-la au moins trois fois par jour pendant 20 mn à chaque fois. Pour minimiser l'enflure enveloppez la blessure avec un bandage élastique de compression.

243

Pour faire une poche à glace

Pour faire soi-même une poche à glace, remplissez un sac en plastique alimentaire de deux tiers d'eau et d'un tiers d'alcool à 90°. Mettez-le à geler, puis utilisez-le selon vos besoins.

244

De l'exercice pour guérir plus vite

Reposez l'endroit blessé autant que possible pendant plusieurs jours. Après la disparition de la douleur aiguë et de l'enflure, commencez à vous étirer doucement et bougez normalement afin d'empêcher que la raideur persiste. Le stretching aide à augmenter la circulation dans la zone blessée et empêche la formation de tissu cicatriciel.

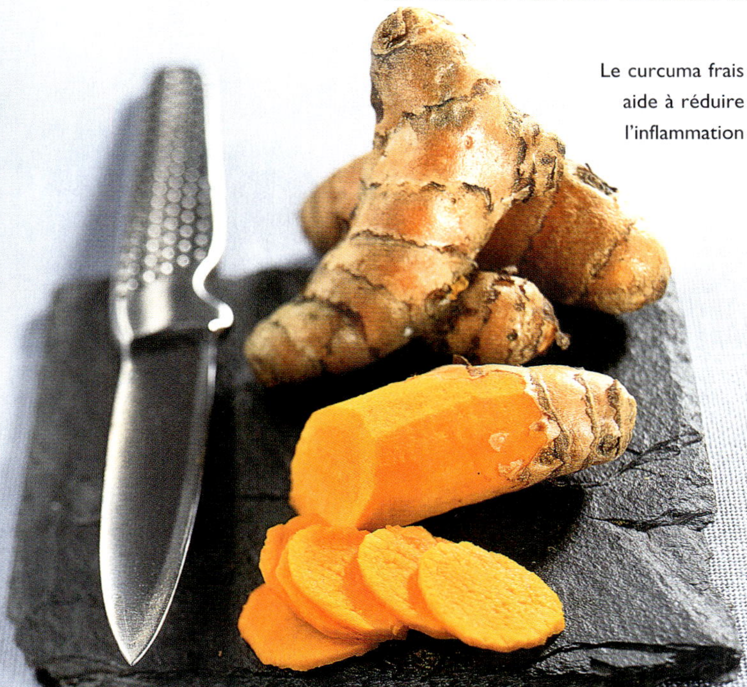

Le curcuma frais aide à réduire l'inflammation

245

Antalgique végétal

La valériane est un sédatif puissant ; le gingembre est un anti-inflammatoire, et l'écorce de saule blanc contient de la salicine, de laquelle on tirait l'aspirine à l'origine.

3 cl d'extrait de valériane
1,5 cl d'extrait d'écorce de saule blanc
0,75 cl d'extrait de gingembre

Mélangez les extraits et versez-les dans un flacon en verre opaque. Prenez une demie à une cuiller à café de cette préparation dans 6 cl d'eau chaude, jusqu'à quatre fois par jour selon les besoins.

246

Prenez du curcuma contre l'inflammation

L'inflammation qui apparaît lors d'une blessure musculaire peut être soulagée à l'aide de curcuma. Prenez 300 mg d'extrait de curcuma deux fois par jour, ou ajoutez-en une quantité généreuse (en poudre) à votre alimentation : c'est délicieux dans les currys, les soupes et les plats avec des œufs et des légumes.

247

Favorisez la guérison avec l'arnica

L'arnica aide à maîtriser l'enflure, la contusion et l'inflammation. Appliquez généreusement trois fois par jour du gel d'arnica sur le muscle blessé, jusqu'à la guérison de la blessure. ***Attention*** : n'appliquez pas d'arnica sur une blessure ouverte.

248

Alternez le chaud et le froid pour accélérer la guérison

Lorsque l'enflure et la douleur ont diminué, appliquez alternativement du chaud et du froid sur la zone affectée pour augmenter la circulation et accélérer la guérison. Appliquez une compresse chaude pendant 5 mn, puis une compresse froide pendant 3 mn. Répétez l'opération trois fois, en terminant par la compresse froide.

249

Soulagez la douleur avec une compresse chaude au sel

Une compresse chaude au sel peut soulager la douleur et stimuler la circulation, ce qui, à son tour, accélère la guérison. Faites chauffer 500 g de sel dans une marmite lourde, puis versez-le avec un entonnoir dans une grosse chaussette propre sans la remplir de trop : elle doit rester souple comme une balle lestée. Fermez-en bien l'ouverture puis appliquez la chaussette chaude sur la zone musculaire affectée. Gardez-la en place pendant 30 mn.

250

Évitez la raideur avec un massage à l'aromathérapie

Un massage régulier aide à prévenir la raideur faisant suite à une blessure musculaire. Les huiles essentielles de romarin et de menthe poivrée améliorent la circulation.

3 cl d'huile d'amande douce
15 gouttes d'huile essentielle de romarin
5 gouttes d'huile essentielle de menthe poivrée

Mélangez les huiles dans un flacon en verre opaque. Secouez bien et frottez-en chaque jour une petite quantité sur le muscle blessé, jusqu'à guérison.

Mal de dos

Les causes les plus communes de douleurs dans le bas du dos sont dues à une mauvaise posture, un manque d'exercice, des muscles abdominaux ou du bas du dos fragiles, et une façon incorrecte de soulever des charges lourdes. Le yoga, l'acupuncture ou des traitements de chiropraxie s'avèrent souvent efficaces pour soulager une douleur de dos chronique. En plus, des exercices pour se renforcer le dos et les muscles abdominaux sont indispensables. Si la douleur du dos est accompagnée par un engourdissement de la jambe ou du pied, ou par la perte des fonctions de la vessie ou des intestins, consultez immédiatement votre médecin.

251

Le secours est dans le freezer

Un grand sac de pois ou de maïs surgelés fait un substitut pratique à une compresse froide.

252

Premiers secours au mal de dos

Dès les premiers signes de mal de dos, appliquez la compresse froide sur vos reins pendant 20 mn pour calmer l'inflammation. Répétez l'opération aussi souvent que vous le désirez en faisant toutefois une pause de 15 mn entre deux applications de froid. Utilisez une compresse froide ou une poche froide remplie de gel et enveloppez-la dans une serviette pour éviter de brûler votre peau.

253

Arnica pour les douleurs

Un gel ou une pommade à l'arnica aide non seulement à soulager la douleur musculaire, mais il a aussi des propriétés anti-

Appliquez une pommade à l'arnica contre la douleur musculaire

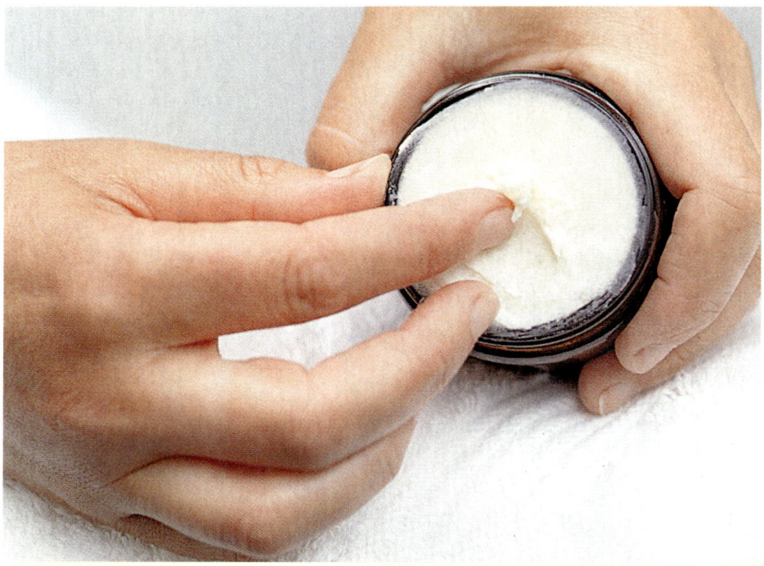

inflammatoires, et accélère la guérison. Frottez une quantité généreuse de gel sur votre dos, trois à quatre fois par jour, jusqu'à disparition de la douleur. *Attention* : n'appliquez pas d'arnica sur une plaie ouverte.

254

Soulagez la douleur avec l'aromathérapie

Une fois que l'inflammation initiale d'un mal de dos a cessé, immergez-vous dans un bain chaud à l'aromathérapie pour favoriser la guérison et apaiser la douleur. Les sels d'Epsom encouragent la relaxation, la marjolaine aide à soulager la douleur et est profondément relaxante ; le romarin soulage la raideur musculaire et la lavande est à la fois un antispasmodique léger et un sédatif doux.

250 g de sels d'Epsom
5 gouttes d'huile essentielle de marjolaine
5 gouttes d'huile essentielle de romarin
5 gouttes d'huile essentielle de lavande

Mélangez les sels d'Epsom et les huiles essentielles et ajoutez-les à l'eau chaude du bain. Immergez-vous pendant 20 mn.

255

Plantes pour soulager les spasmes musculaires

Un mélange de valériane, de scutellaire et de boule-de-neige aide à soulager les spasmes et les douleurs musculaires.

30 ml d'extrait de valériane
30 ml d'extrait de scutellaire
30 ml d'extrait de boule-de-neige

Mélangez ensemble les extraits dans un flacon en verre opaque. Secouez-le bien et prenez-en une demi-cuiller à café trois fois par jour dans un peu d'eau chaude, jusqu'à disparition de la douleur.

256

Exercices de renforcement pour éviter le mal de dos

Renforcer ses muscles abdominaux est nécessaire pour éviter les douleurs dans le bas du dos. Voici l'un des exercices les plus faciles et les plus efficaces que l'on peut pratiquer. Allongez-vous sur le dos, genoux fléchis et pieds à plat sur le sol. Croisez les bras sur votre poitrine et soulevez doucement du sol la tête, les épaules et le haut de votre dos. En laissant le bas de votre dos sur le sol, concentrez-vous sur le travail des muscles de votre estomac pour soulever la partie supérieure de votre corps. Expirez quand vous montez, redescendez doucement jusqu'à ce que la partie supérieure de votre corps se retrouve sur le sol, et répétez l'opération autant de fois que vous le pouvez, jusqu'à cinq séries de vingt répétitions. *Attention* : pratiquez ces exercices à votre rythme et ne faites que ce qui est confortable pour vous. Ne vous surmenez pas en travaillant trop durement.

257

Étirements contre la douleur

Des étirements doux aident à soulager la douleur et la raideur du dos. Allongez-vous à plat sur le dos, une jambe allongée devant vous, et l'autre, le genou fléchi. Tirez doucement le genou fléchi vers votre poitrine, tout en laissant le bas de votre dos à plat, en le pressant sur le sol. Tenez la position pendant 10 secondes, relâchez et répétez l'opération avec l'autre jambe. Faites jusqu'à trois séries de dix répétitions avec chaque jambe.

Syndrome du canal carpien

Un mouvement constant et répétitif de la main peut provoquer une inflammation et une enflure des tissus, ce qui pince les nerfs qui passent dans l'ouverture étroite (le canal carpien) des os du poignet. Les symptômes comprennent une douleur, un fourmillement, un engourdissement et une faiblesse dans les mains ; la douleur peut irradier jusque dans le bras et l'épaule.

258

Utilisez des compresses froides pour soulager la douleur

Appliquer des compresses froides sur le poignet affecté peut réduire l'enflure, apaiser l'inflammation et soulager la douleur associée au syndrome du canal carpien. Placez une poche de gel froid sur le poignet affecté pendant 15 mn, puis reposez-vous quinze autres minutes. Répétez l'opération aussi souvent que nécessaire, jusqu'à disparition de la douleur.

259

Exercices pour les poignets

Des exercices légers des poignets peuvent aider à ouvrir le canal carpien et à soulager la pression exercée sur les nerfs. Fléchissez les coudes et amenez les mains en l'air, puis faites faire des rotations à vos poignets pendant une minute. Ensuite, serrez doucement les poings puis étendez les doigts très écartés les uns des autres ; répétez l'opération dix fois. Il est très utile de répéter ces exercices souvent au cours de la journée.

Diabète

Le diabète est une maladie grave et son traitement doit impérativement être suivi par un professionnel de la santé. Le diabète de type II, la forme la plus commune, est traité traditionnellement avec des médicaments qui stimulent la production d'insuline et qui contrôlent le taux de glycémie dans le sang. Les cas légers de diabète de type II peuvent presque toujours être gérés avec un régime et de l'exercice.

260
Évitez les glucides raffinés

Si vous mangez des sucres raffinés et des aliments industriels faits avec de la farine blanche, comme le pain, les pâtes, les biscuits et les gâteaux, vous allez inonder votre flux sanguin d'un excès de sucre, ce qui aura pour effet de stresser les organes et les glandes qui régulent le taux de glycémie dans votre sang. Mangez des glucides complexes, comme les céréales complètes, et satisfaites votre goût pour le sucré avec des fruits frais.

261
Mangez pour stabiliser votre glycémie

Les aliments à haute teneur en fibres, surtout les lentilles et les haricots noirs, qui contiennent des fibres solubles, peuvent aider à normaliser le taux de glycémie. Les protéines ainsi que les graisses saines aident également à maintenir stable le taux de glycémie. Mangez environ 90 g de protéines maigres deux fois par jour. Faites en sorte que votre alimentation quotidienne comprenne également des aliments contenant des graisses mono insaturées (par exemple l'huile d'olive vierge extra, les noix fraîches, les graines et l'avocat) et des acides gras oméga 3 (par exemple les poissons d'eau froide comme le saumon, les sardines et les maquereaux ; les noix et les graines de lin).

262
Aide végétale pour le diabète

La *Gymnema* a été utilisée depuis des siècles en médecine ayurvédique pour traiter le diabète. Elle stimule la production d'insuline et aide à faire baisser le taux de glycémie dans le sang. Prenez 200 g de *Gymnema* deux fois par jour. ***Attention*** : si vous prenez des médicaments contre le diabète, consultez votre médecin avant de prendre de la *Gymnema*.

263
Maîtrisez votre taux de glycémie avec du chrome

Le chrome peut aider à contrôler le taux de glycémie et d'insuline dans le flux sanguin. Prenez un supplément de 200 µg trois fois par jour au cours des repas.

264
Contrôlez votre taux de glycémie avec de l'exercice quotidien

Une activité physique régulière – une marche quotidienne de 30 mn est suffisante – est l'une des meilleures façons d'aider vos cellules à utiliser le glucose efficacement et à empêcher votre glycémie d'atteindre des taux dangereux. L'exercice aide aussi à perdre du poids, afin que votre corps puisse utiliser l'insuline plus efficacement.

Hypoglycémie

Les symptômes de l'hypoglycémie, taux trop bas de sucre dans le sang, comprennent la fatigue, l'irritabilité, les maux de tête, les vertiges, la nausée et la confusion mentale. Les symptômes apparaissent généralement deux à trois heures après les repas, surtout si vous avez mangé du sucre ou des glucides raffinés. Des changements alimentaires et des plantes peuvent vous aider à maintenir un taux de glycémie et un niveau d'énergie stables.

265
Exercice régulier

Une activité physique régulière consomme l'énergie en brûlant le glucose, ce qui aide votre corps à maintenir un taux de glycémie sain dans votre flux sanguin. Essayez de prendre l'habitude de faire quotidiennement au moins 30 mn d'exercice aérobie modéré, comme la marche, la natation ou le vélo.

266
Régulez le taux de glycémie avec le ginseng

Le ginseng augmente l'énergie et renforce les glandes surrénales, qui jouent un rôle important dans la régulation de la glycémie. Achetez un extrait titré en éleuthérosides, et prenez-en environ 250 mg deux fois par jour. On peut en prendre pendant six semaines d'affilée. ***Attention*** : si vous souffrez d'hypertension, consultez votre médecin avant d'utiliser du ginseng, sous quelque forme que ce soit.

267
Suggestions pour l'alimentation

Arrêtez de consommer du sucre, des glucides raffinés et de la caféine, afin que votre taux de glycémie reste équilibré. Faites en sorte que chacun de vos repas contienne des protéines et des graisses. Choisissez des graisses saines comme celles que l'on trouve dans les fruits à coque frais, les avocats, l'huile d'olive et les poissons d'eau froide, comme le saumon, la sardine et le maquereau. Faites un petit repas, ou mangez un petit en-cas riche en protéines, toutes les trois heures, afin de vous approvisionner régulièrement en carburant. En plus, prenez un complément à haute teneur vitaminique et des minéraux qui contiennent 200 µg de picolinate de chrome, oligo-élément qui permet de stabiliser le taux de glycémie dans votre sang.

268
Infusion pour l'hypoglycémie

La réglisse et la bardane peuvent aider à stabiliser le taux de glycémie. La racine de réglisse renforce les glandes surrénales ; la racine de bardane améliore la fonction hépatique. Les deux jouent un rôle dans la régulation du taux de glycémie dans le sang. ***Attention*** : du fait que la réglisse est susceptible de provoquer de la rétention d'eau chez les individus sensibles, les personnes atteintes d'hypertension ou de maladies rénales doivent consulter un médecin ou un herboriste avant d'en utiliser.

75 cl d'eau

1 cuiller à soupe de racine de réglisse séchée

1 cuiller à soupe de racine de bardane séchée

Faites frémir les ingrédients dans une marmite couverte, pendant 15 mn. Passez et buvez-en jusqu'à trois tasses par jour pendant un mois.

Manger de l'avocat aide à stimuler l'hypoglycémie

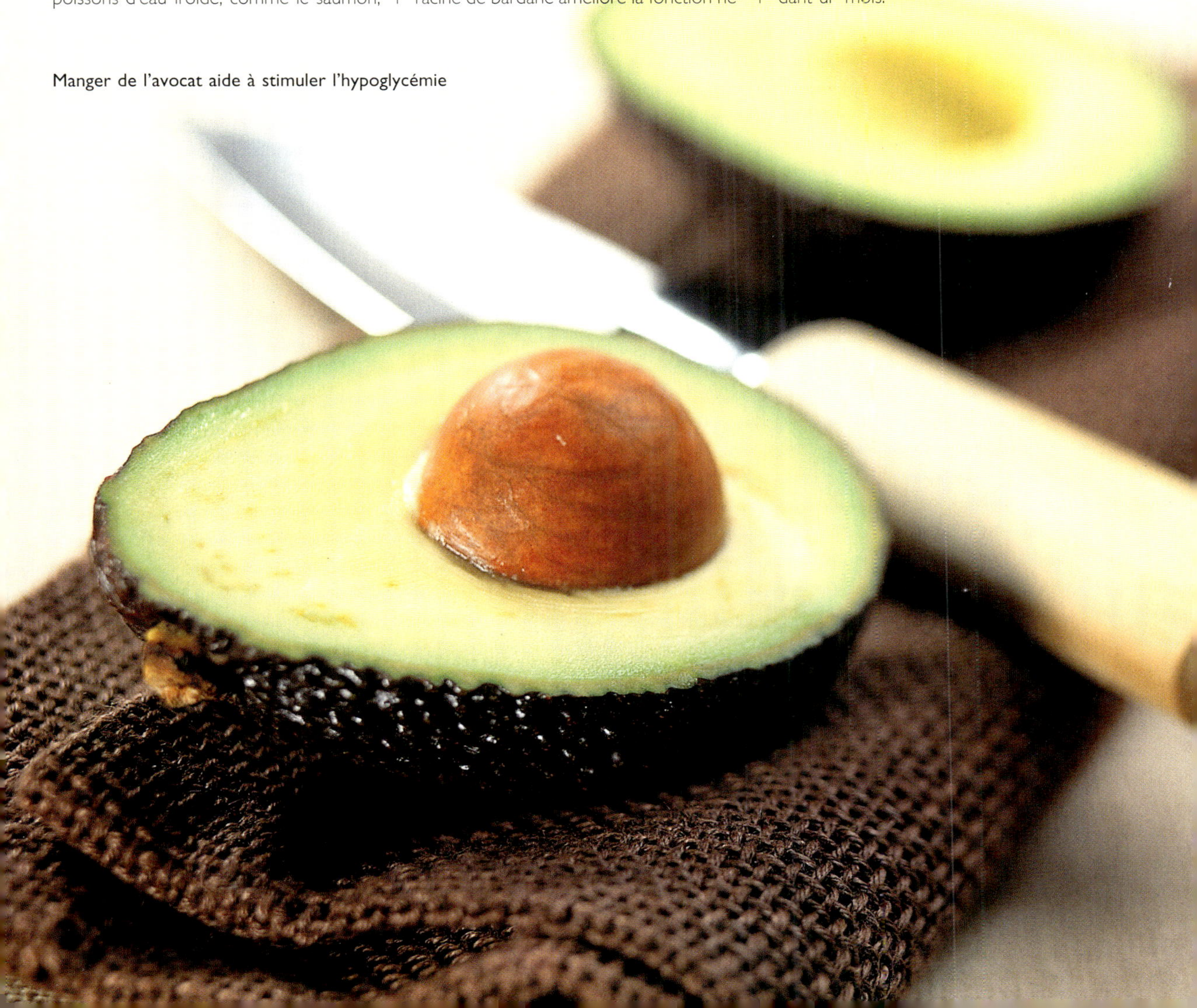

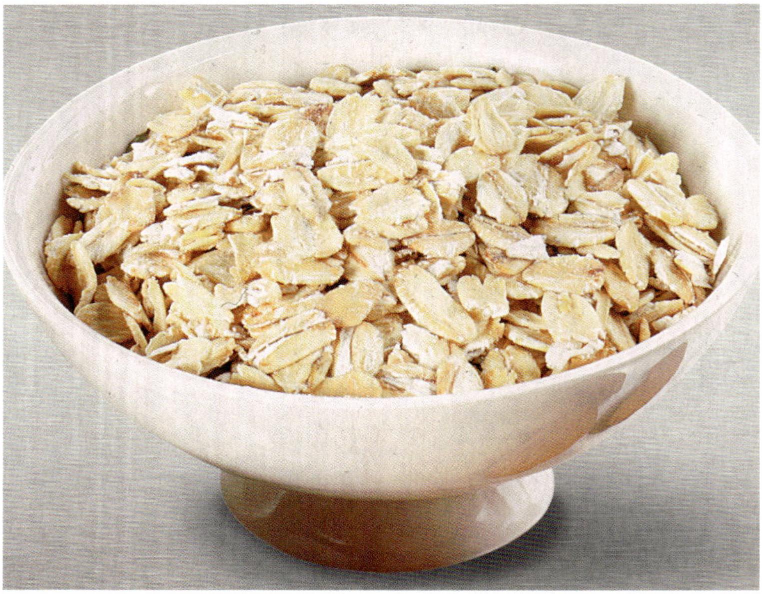

L'avoine riche en fibres peut réduire le taux de cholestérol

Taux élevé de cholestérol

Des taux élevés de cholestérol (hypercholestérolémie) sont l'un des facteurs principaux de maladies cardio-vasculaires, de crises cardiaques et d'attaques d'apoplexie. Ils sont généralement provoqués par une alimentation riche en graisses saturées et hydrogénées, et par une vie sédentaire. Un changement d'alimentation et une activité physique peuvent suffire à ramener le taux de cholestérol à un niveau normal.

269

Mangez des fibres pour faire baisser votre cholestérol

Une alimentation riche en fibres solubles aide à absorber l'excès de cholestérol dans l'appareil digestif et à l'évacuer du corps. Les flocons d'avoine, le son d'avoine, l'orge, les haricots secs et autres légumineuses figurent parmi les meilleurs aliments qui font baisser le taux de cholestérol. Mangez-en au moins un quotidiennement. En plus, mangez cinq portions ou plus de légumes frais, et deux de fruits frais tous les jours. Les pommes, les baies, les oranges, les pêches, les bananes, les brocolis, les carottes, les haricots verts, le maïs, les pruneaux, les épinards et les patates douces, sont d'excellentes sources de fibres solubles.

270

Remplacez les graisses nocives par des graisses saines

Les graisses saturées (présentes dans le beurre, le fromage et la viande), ainsi que les graisses hydrogénées (que l'on trouve dans les matières grasses, la margarine et de nombreux aliments industriels), augmentent le taux de cholestérol. Mais, les graisses saines, comme les graisses mono insaturées présentes dans l'huile d'olive vierge extra et dans les acides gras oméga 3, présents dans les poissons d'eau froide, les noix et les graines de lin, ont l'effet inverse : elles aident en effet à rendre les artères plus souples et abaissent le taux de cholestérol. Utilisez de l'huile d'olive vierge extra pour la cuisine et la salade, et mangez au moins une portion d'aliments riches en graisses oméga 3 par jour.

271

Mangez de l'ail pour abaisser votre taux de cholestérol

L'ail ne se contente pas de faire baisser le taux de LDL (lipoprotéines de basse densité), nocives, mais il augmente également les taux des lipoprotéines bienfaisantes HDL (de haute densité), qui protègent le cœur. Une simple gousse d'ail chaque jour est généralement suffisante pour aider à réguler le taux de cholestérol, mais plus vous en mangerez, mieux ce sera.

272

Exercices pour prévenir l'hypercholestérolémie

De l'exercice aérobie régulier est indispensable pour prévenir et réduire un taux élevé de cholestérol. Ceci signifie que vous devez faire un minimum de 30 mn d'exercice au moins cinq jours par semaine. L'exercice aérobie fait en effet baisser le cholestérol à LDL (lipoprotéines de basse densité), nocives, et augmente au contraire celles de haute densité (HDL), saines. Essayez d'avoir une activité physique en extérieur, à l'air frais, autant que possible : le soleil en quantité raisonnable aide votre corps à métaboliser le cholestérol et à en abaisser le taux.

Hypertension

Une tension artérielle élevée – l'hypertension – est provoquée par divers facteurs. Le durcissement des artères et le stress émotionnel y contribuent souvent. Pour la plupart des individus, des changements dans leur style de vie ramènent leur tension artérielle à un niveau normal. Avec l'aide de votre médecin surveillez votre tension et suivez vos progrès.

273

Mangez des fruits et des légumes frais

Les fruits et les légumes frais sont riches en potassium, en calcium, en magnésium, en fibres et en vitamine C : tous aident à abaisser la tension artérielle. Efforcez-vous d'en prendre dix portions par jour : mangez des fruits et des légumes à chaque repas, ainsi que pour calmer vos petites fringales.

274

Mangez du céleri, de l'ail et des oignons

En Chine, le céleri est un remède traditionnel censé détendre les muscles lisses des parois artérielles. L'ail et les oignons aident aussi à détendre les vaisseaux sanguins. Mangez quatre branches de céleri par jour et au moins une gousse d'ail ou un demi-oignon.

275

Faites de l'exercice aérobie pour réduire votre stress

Faites au moins 30 mn d'exercice aérobie modéré, comme la marche rapide, le vélo ou la danse, cinq fois par semaine. Cela ne va pas seulement améliorer votre santé cardio-vasculaire, mais vous aidera aussi à faire baisser votre taux d'hormones du stress, lesquelles sont susceptibles d'augmenter votre tension.

276

Détendez-vous pour faire baisser votre tension

Le stress émotionnel est souvent un facteur de l'hypertension. Éliminez les facteurs déclenchants si possible, mais il est encore plus important d'identifier et de modifier votre façon de répondre aux situations stressantes. Apprenez à ralentir, à vous détendre et à prendre la vie avec calme et humour. Pratiquez quotidiennement une forme ou une autre de relaxation. La méditation, le yoga, le tai-chi, et les exercices de relaxation profonde aident à réguler la respiration et les battements du cœur ; ils détendent les muscles tendus et réduisent le taux d'hormones du stress.

277

Réduisez votre tension avec des plantes

L'aubépine dilate les artères, ce qui aide à abaisser la tension. Le tilleul calme la tension émotionnelle qui est souvent sous-jacente en cas d'hypertension. L'achillée mille-feuille dilate les vaisseaux sanguins périphériques et agit en tant que diurétique léger. ***Attention*** : l'aubépine est une plante réglementée qui ne peut être prescrite que par un herboriste qualifié.

75 cl d'eau bouillante

3 cuillers à café de baies d'aubépine séchées écrasées

3 cuillers à café de tilleul

2 cuillers à café d'achillée mille-feuille séchée

Versez l'eau sur les plantes. Couvrez et laissez infuser pendant 20 mn. Passez et buvez-en trois tasses par jour.

Les légumes frais et les baies d'aubépine aident à faire baisser la tension

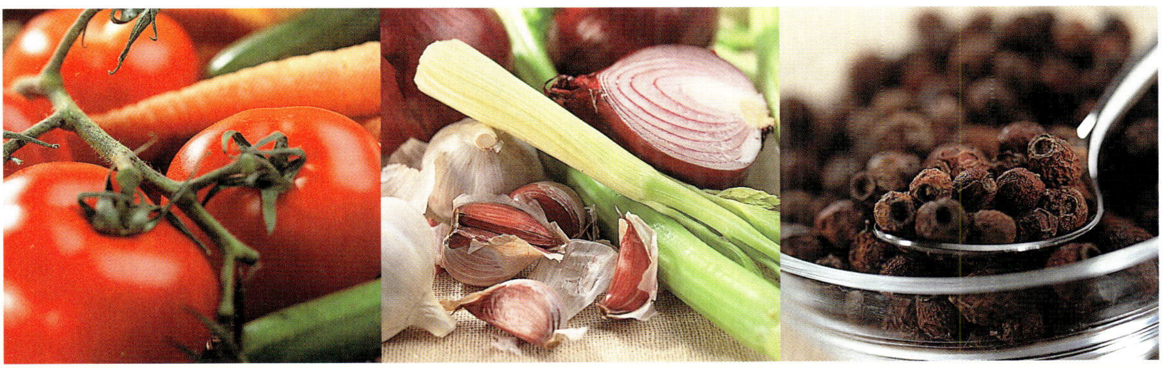

Varices et télangiectasies

Les varices et les télangiectasies (réseau finement ramifié de capillaires rouges ou bleus) ne sont pas seulement disgracieuses : elles peuvent également être douloureuses. Les deux sont provoquées par des valvules affaiblies des veines de la jambe, ce qui permet au sang de stagner, et qui dilate les veines. Les varices peuvent également se développer chez des individus par ailleurs sains, qui restent trop longtemps debout sans bouger.

278 Prenez de l'anthocyanine pour renforcer vos veines

Les myrtilles, les cerises, les mûres et le raisin noir sont de riches sources de pigments appelés anthocyanines dont il a été démontré que les composants renforcent les veines. Mangez au moins 125 g par jour de fruits riches en anthocyanine pour prévenir et traiter les varices.

279 Prévenez les varices

Évitez tout ce qui peut stresser vos veines : la station assise ou debout pendant une longue période, la constipation, la surcharge pondérale ou des vêtements serrés qui gênent le flux sanguin. De l'exercice régulier, comme la marche, est également utile : la contraction des muscles de la jambe pousse le sang dans les veines, ce qui l'empêche de stagner.

280 Mangez des aliments riches en fibres

Une alimentation riche en fibres aide à prévenir la constipation, l'un des facteurs principaux des varices. Mangez quotidiennement beaucoup de fruits et légumes frais, des céréales complètes, des légumineuses, des fruits à coque et des graines. Pour encore plus de fibres, prenez chaque matin une cuiller à soupe de téguments de psyllium en poudre délayés dans un verre d'eau, suivi par un second verre.

281 Épicez votre alimentation

L'ail, les oignons, le gingembre et le piment de Cayenne aident votre corps à décomposer la fibrine, protéine qui crée le tissu dur et bosselé qui entoure les varices. Incluez au moins un ou deux aliments qui combattent la fibrine dans votre alimentation quotidienne afin de décongestionner les varices.

Les myrtilles, les cerises, les mûres et le raisin noir contiennent des anthocyanines

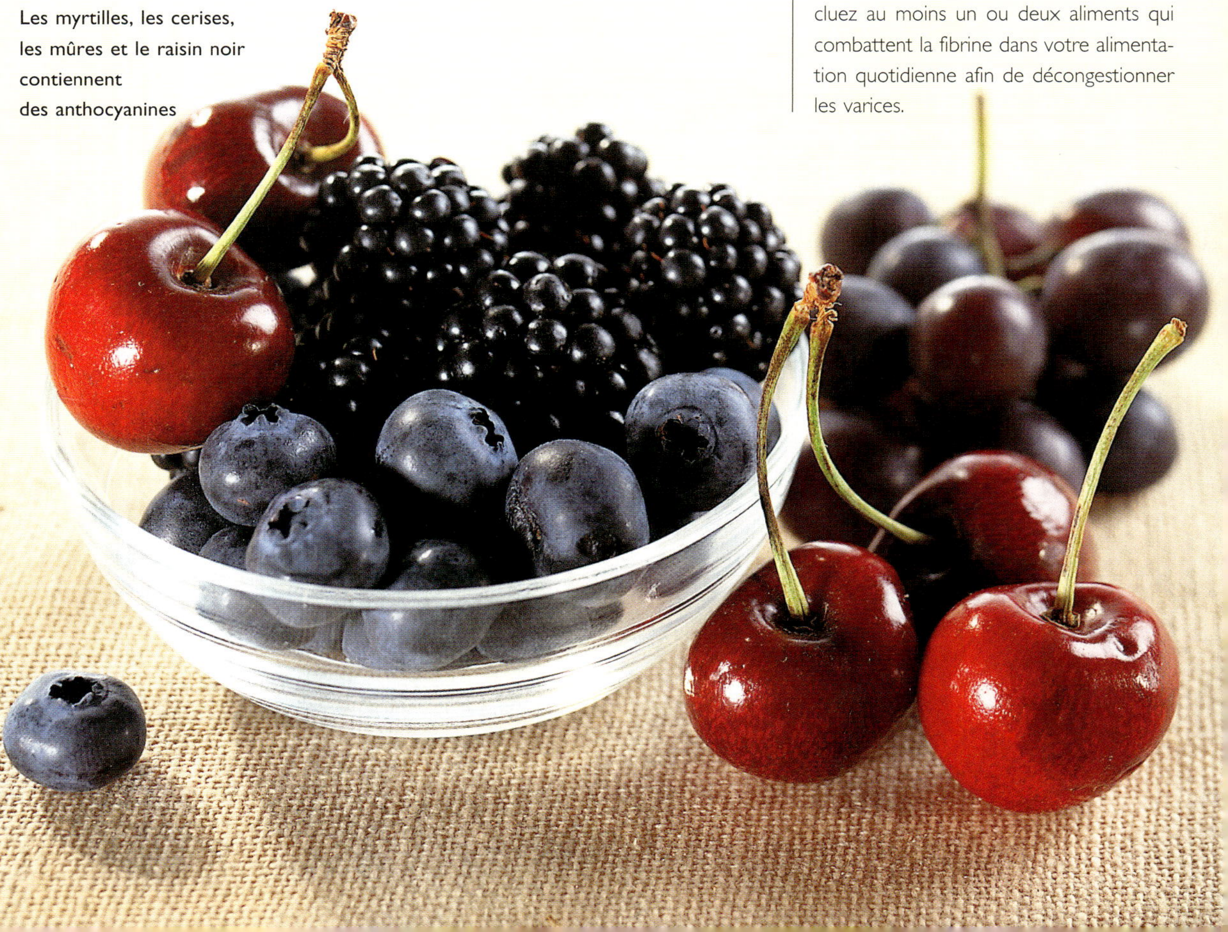

282
Extrait de pépins de raisin en supplément
L'extrait de pépins de raisin est une bonne source d'antioxydants qui peuvent renforcer les veines et les capillaires. Prenez chaque jour 300 mg d'extrait de pépin de raisin titré en procyanidines à 85-95 %, considérées comme étant ses principes actifs primaires.

283
Prenez du marron d'Inde
Le marron d'Inde améliore la circulation dans les jambes, réduit l'inflammation, et renforce les capillaires et les veines. Prenez deux fois par jour 300 mg d'extrait titré en aescine, considérée comme le principe actif primaire du marron d'Inde. Il faut attendre jusqu'à trois mois pour constater une amélioration. ***Attention*** : ne dépassez pas la dose quotidienne recommandée. Cette dose peut être prise indéfiniment en toute sécurité, mais des doses plus élevées peuvent, par contre, être nocives.

284
Lotion apaisante à l'aromathérapie
L'extrait d'hamamélis et les huiles essentielles de cyprès et d'achillée mille-feuille peuvent aider à réduire le gonflement des varices, et apaiser l'inflammation.

12,5 cl d'extrait d'hamamélis distillé
10 gouttes d'huile essentielle de cyprès
10 gouttes d'huile essentielle d'achillée mille-feuille

Mélangez les ingrédients dans un flacon et secouez bien. Appliquez sur vos jambes aussi souvent que désiré.

Hémorroïdes

Les hémorroïdes sont des varices anales qui sont le plus souvent provoquées par la constipation ou l'effort pendant l'élimination. Des changements d'alimentation dissipent la constipation, et les plantes médicinales soulagent la douleur.

285
Baume de souci
Le souci favorise la cicatrisation et apaise l'irritation. Appliquez deux fois par jour du baume de souci sur les veines enflées, jusqu'à leur disparition.

286
Suggestions alimentaires contre la constipation
Pour prévenir la constipation, incluez plusieurs rations d'aliments riches en fibres à votre alimentation quotidienne ; des fruits et des légumes frais, des céréales complètes et des fruits à coque. En plus, buvez au moins six verres d'eau par jour. Une alimentation riche à la fois en fibres et en eau provoque des mouvements intestinaux plus réguliers et plus importants.

287
Soulagez l'inconfort avec l'hamamélis
Pour vous aider à soulager l'inconfort et à réduire les hémorroïdes, appliquez un disque de coton trempé dans de l'extrait d'hamamélis plusieurs fois par jour. Laissez-le en place pendant 10 mn à chaque fois que c'est possible. L'hamamélis a à la fois des propriétés astringentes et rafraîchissantes.

Écorce séchée et fraîche

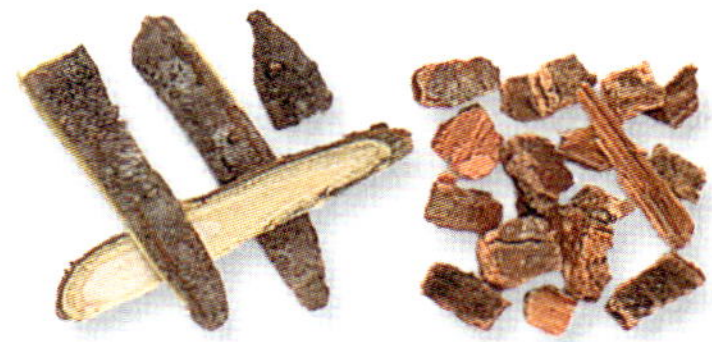

Hamamélis

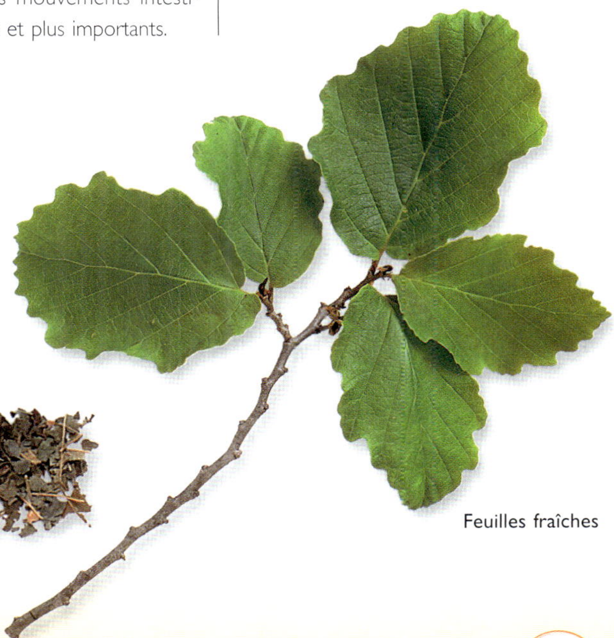

Feuilles séchées

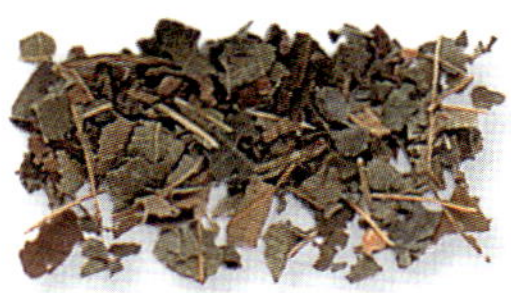

Feuilles fraîches

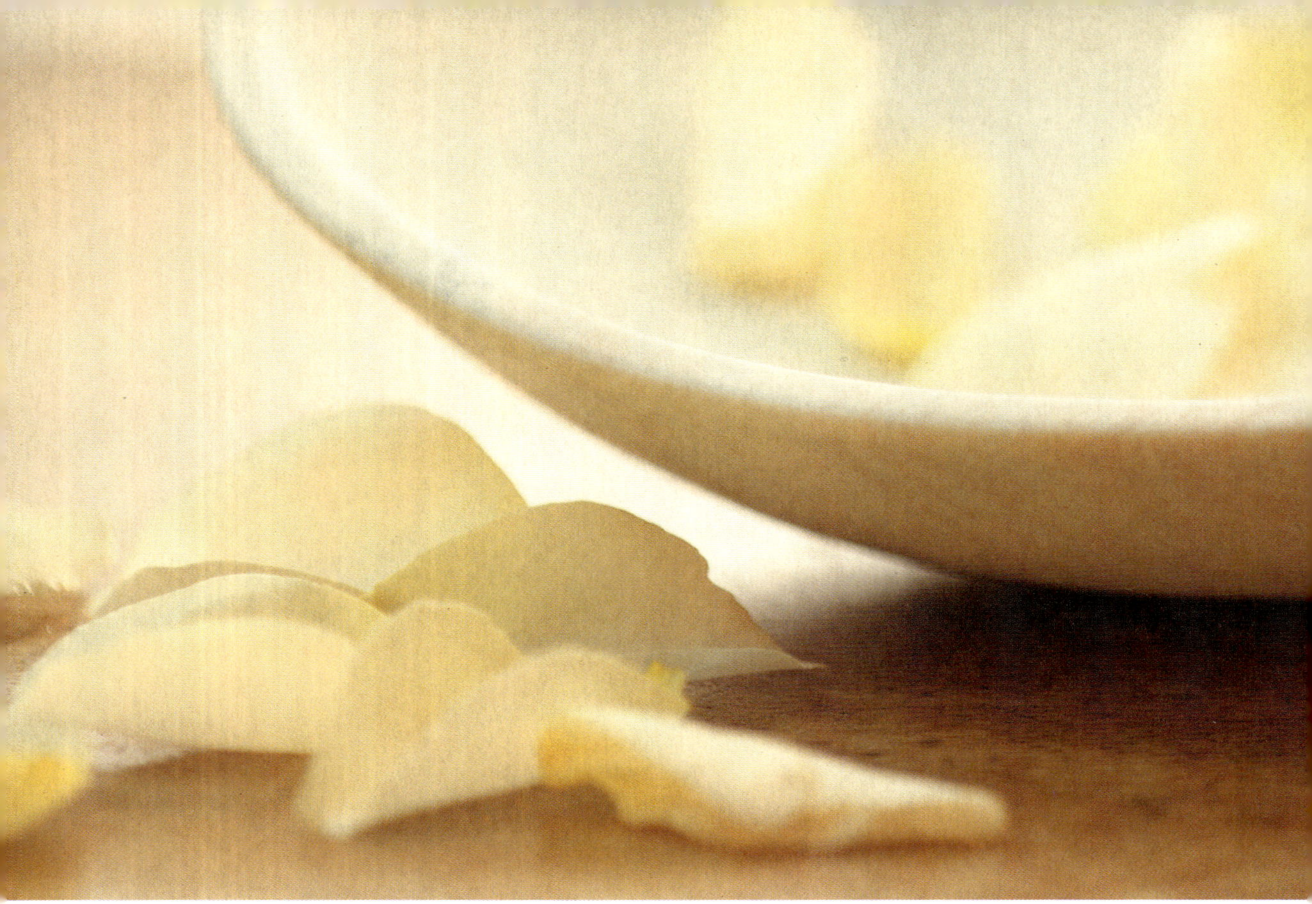

LA BEAUTÉ PAR

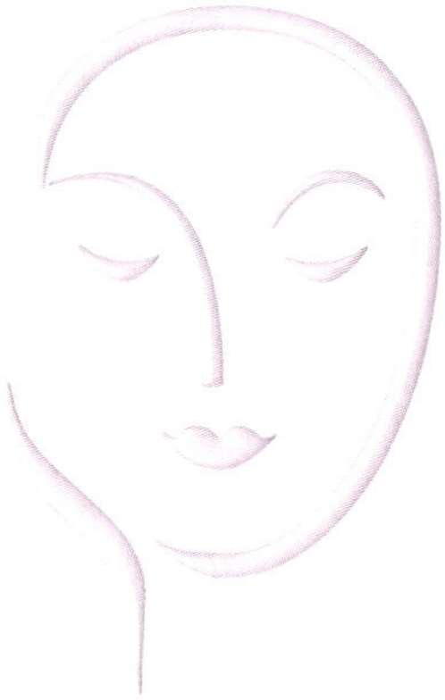

La vraie beauté ne provient pas d'un flacon ni d'un pot : elle vient de l'intérieur. Il n'y a simplement aucun substitut à un éclat sain qui provient du soin naturel que l'on prend de soi, avec une alimentation saine, une activité physique régulière, beaucoup de détente, de repos et d'activités ludiques. Par ailleurs, les traitements de beauté naturels et les soins corporels peuvent vous aider à être belle et à vous sentir en pleine forme.

Dans ce chapitre, vous trouverez des centaines de recettes simples, des conseils pratiques et

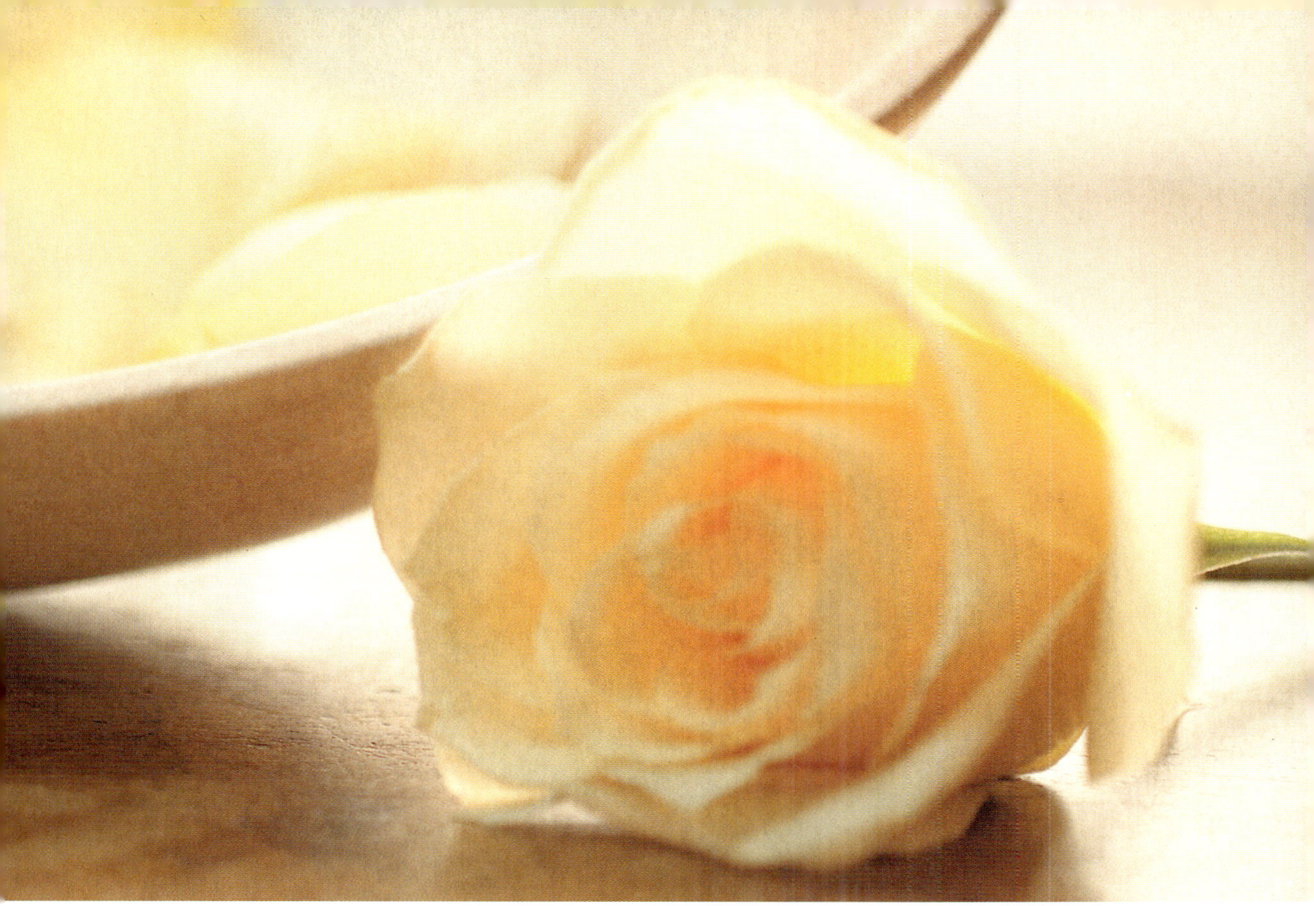

LES PLANTES

des remèdes nourrissants pour votre corps, de la tête aux pieds : peau, cheveux, yeux, lèvres, mains, coudes, genoux, ongles et pieds. Passer un peu de temps à préparer ces produits de beauté spéciaux, et à les employer, constitue en soi une façon merveilleuse de se détendre.

Les produits pour la peau sont faciles à faire, bon marché, et ils apportent à votre peau l'hydratation et les nutriments dont elle a besoin pour être éclatante. Les shampooings, les lotions et autres produits capillaires sont classés par types de cheveux : découvrez votre propre type et profitez des bienfaits parfumés que les plantes et les huiles essentielles vous apportent.

Ce chapitre se termine avec des recettes pour des bains divins. S'immerger dans un bain luxueux, c'est faire une expérience fantastique, et un moyen sensationnel pour se dorloter. Selon les plantes et les huiles essentielles que vous choisirez et la température de l'eau que vous sélectionnerez, les bains sont magnifiquement variés. Ils peuvent en effet apaiser, désintoxiquer et apporter de l'énergie à votre corps et à votre esprit.

Pour une peau de velours

Les nutriments suivants sont indispensables à une peau saine. Beaucoup d'entre eux sont des antioxydants qui neutralisent les radicaux libres qui endommagent la peau et provoquent son vieillissement. N'oubliez pas qu'il faut boire au moins huit verres d'eau quotidiennement et réduire votre consommation d'alcool et de caféine.

288

Vitamine A

La vitamine A aide à reconstruire les tissus et elle réduit la production excessive de sébum (huile). Le bêta carotène, élément qui se trouve dans la peau et qui est utilisé par le corps pour produire de la vitamine A est un antioxydant. Les aliments riches en vitamine A et en bêta carotène comprennent les fruits et les légumes jaunes et orange, et les légumes verts à feuilles comme les choux verts et les choux frisés. Prenez un supplément de 4 000 UI de vitamine A quotidiennement. ***Attention*** : en cas de grossesse ou si vous désirez un enfant, ne prenez pas plus de 4 000 UI par jour ; des doses plus élevées peuvent augmenter le risque de défauts de naissance.

289

Vitamine C

Cet antioxydant puissant qui renforce le système immunitaire est également utilisé pour fabriquer le collagène, composant du tissu conjonctif de notre corps. Les agrumes, les poivrons rouges et verts et les brocolis en sont riches. Supplémentez quotidiennement votre alimentation avec un comprimé de 250 à 500 mg de vitamine C.

290

Vitamine E

La vitamine E fait la chasse aux radicaux libres dans votre corps. Augmentez votre ration de vitamine E en consommant quotidiennement des fruits à coque, des graines, des avocats et de l'huile d'olive vierge extra. Il est difficile d'ingérer suffisamment de cet antioxydant puissant sans supplémenter son alimentation ; prenez-en une gélule de 400 UI quotidiennement.

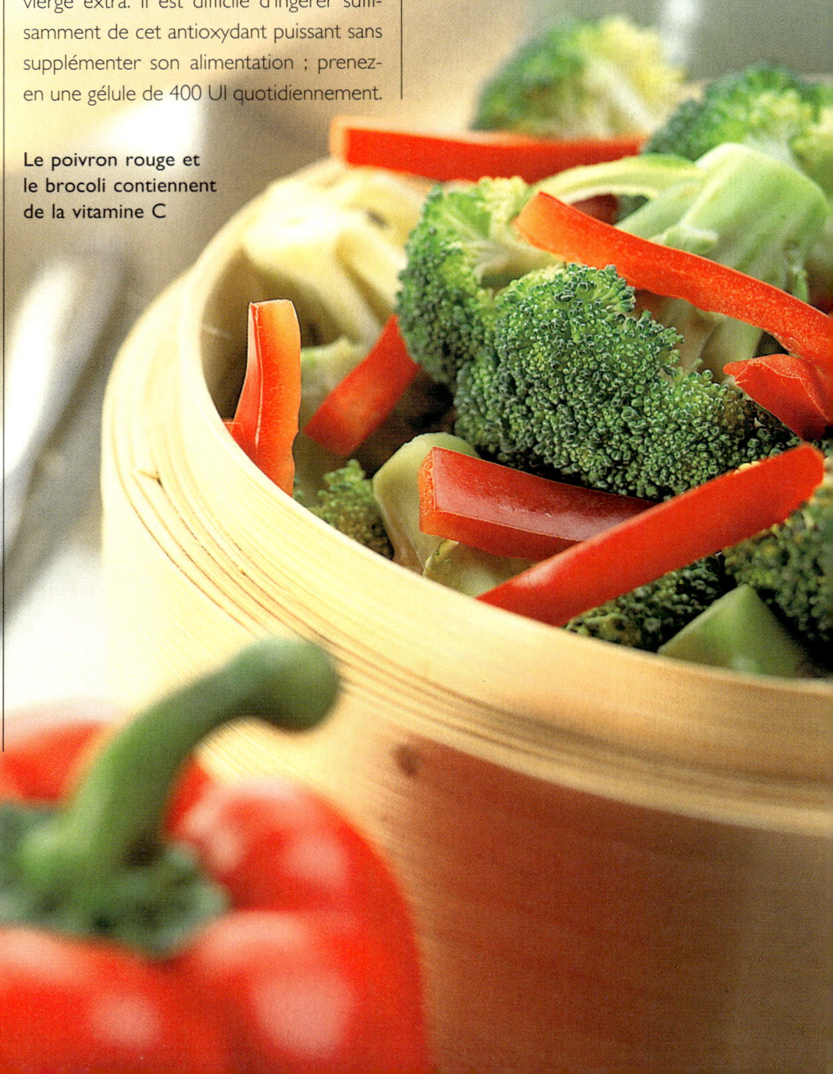

Le poivron rouge et le brocoli contiennent de la vitamine C

291

Acides gras oméga 3

Ces « bonnes » graisses combattent les inflammations cutanées et augmentent l'élasticité et la lubrification de vos tissus corporels. On trouve les acides gras oméga 3 dans les poissons d'eaux froides, comme le saumon, ou dans l'huile de lin ou les graines de lin moulues. Un moyen facile de supplémenter son alimentation consiste à prendre quotidiennement une cuiller à soupe d'huile de lin.

Bases pour les soins du visage

Quel que soit votre type de peau – normale, sèche ou grasse – instaurez une routine afin de donner à votre teint un éclat frais et resplendissant de santé. Chaque jour nettoyez, tonifiez et hydratez votre peau de manière adéquate et une fois par semaine ou par mois offrez-lui un soin complet.

292
Lotions démaquillantes

Tout le monde devrait se nettoyer le visage au moins une fois par jour (deux si nécessaire) avec de l'eau chaude et un lait démaquillant adapté à son type de peau. En général les savons sont trop durs pour la peau du visage : ils la dépouillent de ses huiles naturelles qui fixent l'humidité, ce qui la rend sèche. Des ingrédients doux comme les plantes, le lait, le yaourt et la glycérine végétale nettoient la peau sans la rendre sèche.

293
Lotions astringentes et toniques

Utilisez des lotions astringentes et toniques après vous être nettoyé le visage, afin d'aider à restaurer un pH sain et équilibré à votre peau. Les astringents fonctionnent mieux sur les peaux à tendance grasse, ou abîmées : ils enlèvent l'excès de gras et resserrent temporairement les pores dilatés. Les astringents naturels comprennent l'hamamélis, la menthe poivrée, l'achillée millefeuille et la sauge. Les lotions toniques sont plus douces car elles sont à base d'ingrédients apaisants comme l'eau de rose, l'*Aloe vera*, la camomille et la lavande.

294
Lotions hydratantes

Hydratez votre peau immédiatement après lui avoir appliqué un tonique, pendant que votre visage est encore humide. L'eau aide en effet la peau à rester dodue et humide. Choisissez un lait hydratant adapté à votre type de peau. Les peaux sèches répondent bien aux hydratants tels le beurre de cacao qui contient de riches huiles végétales. Les peaux grasses tirent profit, quant à elles, d'hydratants plus légers comme l'*Aloe vera*. Si vous ajoutez de la vitamine E et de l'extrait de pépin de pamplemousse à vos préparations maison, vous empêcherez également la croissance bactérienne.

295
Exfoliants

Les exfoliants pour le visage enlèvent les cellules mortes qui se sont accumulées et qui donnent à la peau un air terne et pelé. Les plus simples sont fabriqués avec des graines et des fruits à coque finement moulus, comme les flocons d'avoine, la farine de maïs, les amandes et les noix. Utilisez quotidiennement un exfoliant doux pour le visage si vous avez la peau grasse ou normale, et deux fois par semaine si elle est sèche. Les exfoliants aux enzymes sont à base de papaïne, enzyme tirée de la papaye, qui dissout les protéines. Gardez-les jusqu'à 15 mn sur la peau, puis rincez-vous à l'eau chaude. Les exfoliants aux enzymes peuvent s'utiliser une ou deux fois par semaine, quel que soit votre type de peau.

296
Sauna facial

Des fumigations qui nettoient le visage en profondeur donnent au teint l'éclat de la santé. La vapeur chaude dilate les pores, fait sortir les impuretés et hydrate la peau. Des plantes et des huiles essentielles augmentent les bienfaits de ce nettoyage. Pour que votre peau reste dans une condition optimale, faites un sauna facial tous les quinze jours, et une fois par semaine si vous avez la peau grasse ou des imperfections.

297
Masques faciaux

En seulement 15 mn, un masque facial resserre les pores, stimule la circulation ou hydrate la peau en profondeur. Utilisez des masques à l'argile pour nettoyer et resserrer les pores, et des masques riches en huiles végétales naturelles pour l'hydratation. Les plantes et les huiles essentielles apportent quantité de bienfaits nourrissants pour la peau. Offrez-vous le plaisir d'un masque facial adapté à votre type de peau, au moins une fois par semaine.

298
Sommeil réparateur

Les peaux ternes et les cernes sous les yeux sont les signes évidents d'un manque de sommeil. Pour que votre peau soit resplendissante, essayez de dormir au moins sept à huit heures par nuit.

299
L'éclat de la lavande

Si vous vous nettoyez le visage à fond avant d'aller vous coucher, vous n'aurez pas besoin de le laver au savon le matin suivant. À la place, trempez un gant dans une cuvette d'eau chaude dans laquelle vous aurez versé quelques gouttes d'huile essentielle de lavande. Essorez-le puis gardez-le sur votre visage pendant quelques secondes. Répétez l'opération dix fois chaque matin, et éveillez-vous à un rayonnement de santé.

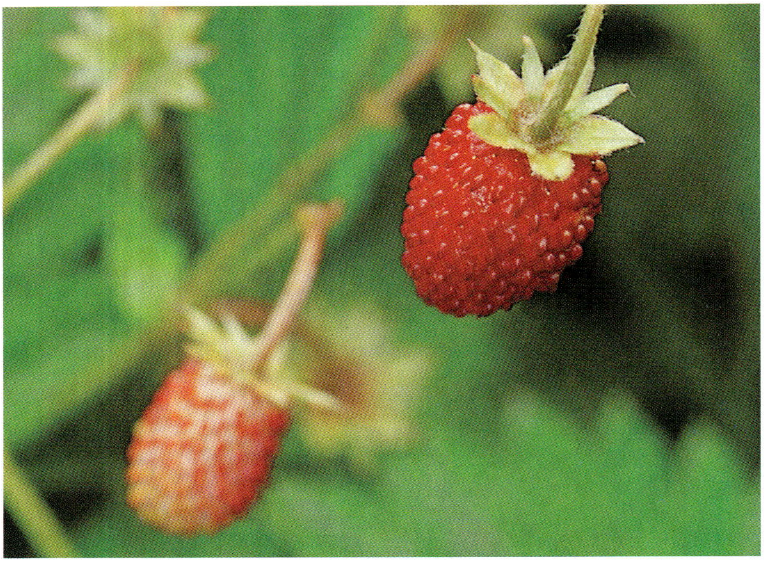

Les framboises sont excellentes pour nettoyer la peau

Soins aux peaux normales

Une peau normale est nette, sa texture est fine, et elle contient juste la bonne quantité d'humidité naturelle. Utilisez une lotion démaquillante, un tonique et un lait hydratant doux chaque jour, et offrez-vous des traitements exfoliants et des soins complets réguliers afin que votre peau continue à être éclatante.

300

Lait démaquillant au yaourt

Le yaourt et les fraises sont des démaquillants doux, et la lavande apaise la peau.

1 fraise fraîche

1 cuiller à soupe de yaourt nature entier

1 goutte d'huile essentielle de lavande

Écrasez la fraise et incorporez-en le jus (environ une cuiller à café) au yaourt. Ajoutez l'huile essentielle de lavande et mélangez le tout. Humectez votre visage à l'eau chaude, puis faites pénétrer délicatement la préparation au yaourt en massant pendant une minute. Rincez-vous bien à l'eau chaude.

301

Lotion démaquillante aux plantes

Cette lotion douce peut s'utiliser sur la plupart des types de peaux. L'hamamélis est un astringent doux ; l'eau de rose, la fleur de sureau, le souci (*Calendula*) et la camomille apaisent et nettoient la peau. La glycérine végétale l'adoucit et l'hydrate.

6 cl d'extrait d'hamamélis distillé

6 cl d'eau de rose

1 cuiller à café de fleurs de sureau séchées

1 cuiller à café de souci séché

1 cuiller à café de camomille séchée

6 cl de glycérine végétale

Faites tremper les plantes une semaine dans l'hamamélis et l'eau de rose dans un bocal fermé. Passez, puis versez dans un flacon propre ; incorporez ensuite la glycérine et secouez bien. Pour utiliser la lotion, mouillez-vous la peau à l'eau chaude, puis faites-la pénétrer délicatement en massant. Rincez-vous à l'eau tiède.

302

Lotion démaquillante à l'aromathérapie

L'eau de rose et l'*Aloe vera* sont des démaquillants doux. La glycérine végétale adoucit la peau et la lavande équilibre la production d'huile.

6 cl d'eau de rose

6 cl de glycérine végétale

6 cl de gel d'Aloe vera

10 gouttes d'huile essentielle de lavande

Mélangez les ingrédients dans un flacon et secouez-le énergiquement. Pour utiliser ce démaquillant, humectez-vous la peau à l'eau chaude, puis faites pénétrer délicatement la lotion en massant. Rincez-vous à l'eau chaude.

303

Lait démaquillant aux plantes

Un lait hydratant aux plantes fait avec du lait entier, du souci, de la camomille et des pétales de roses, nettoie une peau normale sans la dessécher.

25 cl de lait entier

1 cuiller à soupe de souci séché

1 cuiller à soupe de camomille séchée

1 c. à soupe de pétales de roses séchés

Mélangez les ingrédients dans un bocal en verre. Laissez macérer toute une nuit au réfrigérateur. Passez, versez dans un flacon et gardez une semaine au maximum au réfrigérateur. Pour nettoyer votre peau, mouillez-la à l'eau chaude, plongez un disque cosmétique dans le lait et essuyez-vous délicatement le visage avec. Répétez l'opération jusqu'à ce que votre peau soit propre. Rincez-vous à l'eau chaude, appliquez un tonique, puis terminez avec une lotion hydratante.

304
Lotion tonique aux plantes

Cette lotion tonique contient des huiles bienfaisantes qui apaisent et guérissent ; elle est excellente pour les peaux normales. L'hamamélis est un astringent léger.

25 cl d'hamamélis distillé
1 cuiller à café de camomille séchée
1 cuiller à café de souci séché
1 c. à café de feuilles de consoude séchées
1 cuiller à café de fleurs de sureau séchées
1 cuiller à café de pétales de roses séchés

Mélangez l'hamamélis avec les plantes séchées dans un bocal en verre. Mettez le couvercle et laissez macérer pendant deux semaines dans un endroit chaud et sombre. Secouez chaque jour délicatement le bocal pour empêcher les plantes de se déposer. Passez, puis versez dans un flacon propre. Pour utiliser ce tonique appliquez-le sur votre peau avec un disque de coton cosmétique après vous être nettoyé le visage. Vous pouvez aussi l'utiliser comme rafraîchissant instantané.

305
Lotion tonique simple

Pour faire un tonique simple pour peau normale, incorporez 10 gouttes d'huile essentielle de lavande à une cuiller à café d'hamamélis distillé, dans un flacon de 12,5 cl. Secouez vigoureusement pour que les ingrédients se mélangent, puis finissez de remplir le flacon avec de l'eau distillée. Imbibez une boule de coton avec ce tonique puis passez-la délicatement sur votre peau.

306
Lait hydratant simple

Pour faire un lait hydratant simple pour le visage, ajoutez dix gouttes d'huile essentielle de lavande à 3 cl d'huile de jojoba, dans un petit flacon compte-gouttes en verre, puis secouez bien. Après vous être démaquillé le visage et avoir appliqué un tonique, faites-en pénétrer quelques gouttes dans votre peau en la massant.

307
Huile hydratante à l'aromathérapie

Le jojoba est hydratant ; la lavande et le géranium sont apaisants.

3 cl d'huile de jojoba
7 gouttes d'huile essentielle de lavande
3 gouttes d'huile essentielle de géranium

Mélangez les ingrédients dans un petit flacon compte-gouttes en verre. Après avoir nettoyé votre visage, sur la peau encore humide, faites-en pénétrez quelques gouttes en vous massant.

308
Crème hydratante aux agrumes et à la lavande

Cette crème riche est excellente quand il fait très froid ou très sec. La lavande apaise et le pamplemousse rafraîchit. L'huile de pépins de raisins est un antioxydant et l'*Aloe* guérit. Le jojoba et la cire d'abeille hydratent. La vitamine E permet de conserver la crème.

2 c. à soupe d'huile de pépins de raisin
2 cuillers à soupe d'huile de jojoba
1 cuiller à soupe de cire d'abeille râpée
1 gélule de 400 UI d'huile de vitamine E
6 cl de jus d'Aloe vera
3 gtes d'extrait de pépins de pamplemousse
5 gouttes d'huile essentielle de lavande
5 gtes d'huile essentielle de pamplemousse

Les huiles essentielles sont bénéfiques à tous les types de peaux.

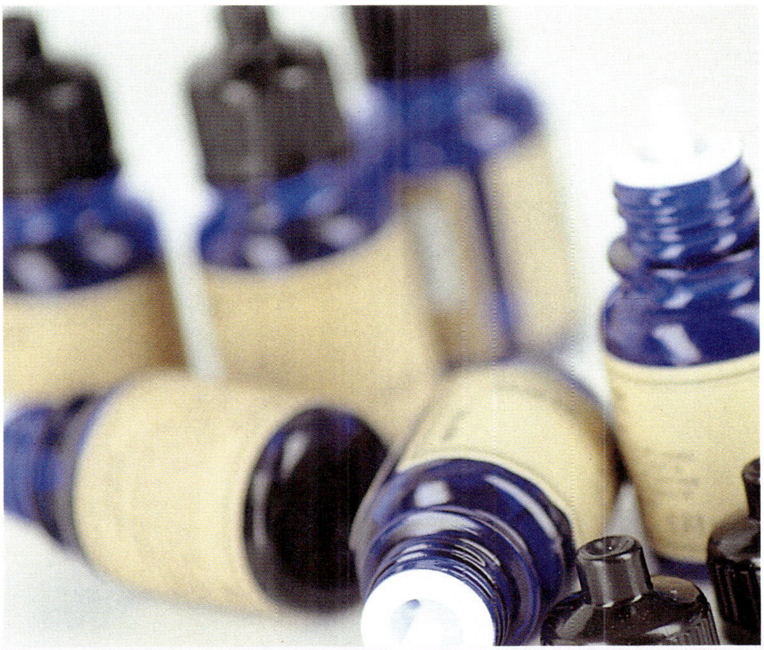

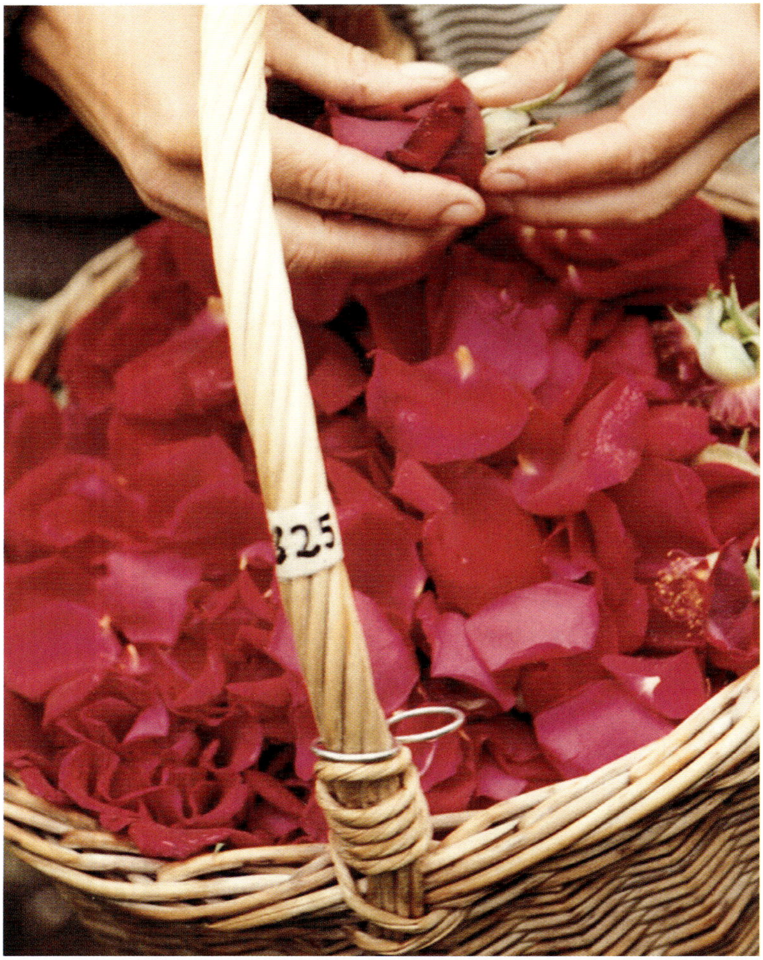

Les pétales de rose sont apaisants pour la peau

Faites réchauffer à feu doux les huiles de pépins de raisin, de jojoba et la cire d'abeille, jusqu'à ce que cette dernière soit fondue. Incorporez le contenu de la gélule. Faites réchauffer le jus d'*Aloe vera* à feu doux, puis retirez. Lorsque les liquides sont tièdes, versez lentement l'*Aloe* dans l'huile, en battant régulièrement au fouet (à main ou électrique, sur la position la plus basse) jusqu'à ce que la préparation soit froide, épaisse et lisse. Incorporez l'extrait de pépins de pamplemousse et les huiles essentielles. Transvasez à la cuiller dans un bocal propre et ne mettez le couvercle que quand la préparation est froide. Stockez dans un endroit frais. Utilisez cette crème avec modération.

309
Exfoliant simple pour le visage

Mélangez deux portions de flocons d'avoine et une portion d'amandes en poudre, les deux finement moulus. Mélangez deux cuillers à café de cet exfoliant avec suffisamment d'eau chaude pour obtenir une pâte, puis massez délicatement votre peau humide. Rincez-vous le visage à l'eau chaude, puis passez-vous une lotion tonique et un lait hydratant.

310
Fumigation faciale

Le souci, la camomille, les pétales de rose et la lavande font une vapeur délicatement parfumée pour les peaux normales.

2,5 l d'eau
2 cuillers à soupe de souci séché
2 cuillers à soupe de camomille séchée
2 c. à soupe de pétales de rose séchés
2 cuillers à soupe de lavande séchée

Dans une grande marmite couverte portez l'eau et les plantes à ébullition. Retirez du feu, puis laissez infuser les plantes pendant 5 mn. Placez ensuite le récipient sur une table, enlevez le couvercle et placez votre visage au-dessus de la vapeur sous une serviette formant une tente. Restez sous la tente pendant 10 mn, en faisant bien attention à ne pas vous brûler. Pour terminer, rincez-vous le visage à l'eau chaude et appliquez une lotion tonique, ou faites un masque facial à la place.

311
Exfoliant au miel et au yaourt

Cet exfoliant peut être utilisé sur tous les types de peaux. Le yaourt contient de l'acide lactique qui rend la peau lisse ; le miel est hydratant et apaisant ; les amandes et l'avoine finement moulues exfolient tout en douceur, et l'huile essentielle de lavande est équilibrante pour tous les types de peau.

1 c. à café d'amandes finement moulues
2 cuillers à café d'avoine finement moulue
1 cuiller à soupe de yaourt nature maigre
1 cuiller à café de miel
1 goutte d'huile essentielle de lavande

Mélangez les ingrédients. Pour utilisation, humectez votre peau à l'eau chaude, puis faites délicatement pénétrer l'exfoliant en massant votre peau humide. Rincez-vous le visage à l'eau chaude, puis passez-vous une lotion tonique et un lait hydratant.

312
Traitement au gant chaud et aux huiles essentielles

Lorsque vous n'avez pas le temps de vous faire une fumigation faciale, essayez ce traitement nettoyant rapide. Commencez par vous laver la peau comme d'habitude, puis ajoutez deux gouttes d'huile essentielle de géranium dans une cuvette d'eau chaude. Trempez-y un gant de toilette, essorez-le et appliquez-le 2 mn sur votre visage.

313
Sauna facial rapide

Versez un litre d'eau bouillante sur un sachet d'infusion de camomille et un autre de menthe poivrée dans un grand saladier résistant à la chaleur. Laissez macérer sans couvrir pendant 2 mn, puis placez votre visage au-dessus de la vapeur sous une serviette formant une tente. Restez sous la tente 10 mn, en faisant bien attention à ne pas vous brûler avec la vapeur.

314
Bain de vapeur à l'aromathérapie

Versez 2 litres d'eau bouillante dans un grand saladier résistant à la chaleur. Ajoutez 2 gouttes d'huile essentielle de lavande et placez votre visage au-dessus de la vapeur sous une serviette formant une tente. Respirez profondément et restez sous la serviette pendant 10 mn. Pour terminer rincez-vous le visage avec de l'eau tiède, puis appliquez une lotion hydratante.

315
Masque à l'aromathérapie

Le yaourt rend la peau lisse, l'argile cosmétique en extrait les impuretés, et les huiles essentielles de lavande et de géranium permettent à la peau de rester saine et le teint éclatant.

2 cuillers à café de yaourt nature entier
1/2 cuiller à café d'argile cosmétique
2 gouttes d'huile essentielle de lavande
1 goutte d'huile essentielle de géranium

Mélangez bien tous les ingrédients. Étalez le masque régulièrement sur la peau propre. Enlevez-le après 15 mn avec un gant humide et chaud.

316
Masque au miel et à la lavande

Le miel est un hydratant excellent pour tous les types de peaux. Il fixe l'humidité dans la peau, sans que celle-ci donne l'impression d'être grasse. L'huile essentielle de lavande est équilibrante pour tous les types de peaux.

1 cuiller à soupe de miel brut
3 gouttes d'huile essentielle de lavande

Mélangez les ingrédients. Humectez-vous le visage et le cou à l'eau chaude. Étalez régulièrement la préparation et gardez-la pendant 15 mn, puis rincez-vous à l'eau chaude.

Soins aux peaux sèches

Les peaux sèches ont besoin d'humidité et il faut les protéger contre le chauffage, l'air conditionné, le froid et le vent Évitez les produits durs. Utilisez de l'eau tiède pour vous nettoyer. Les démaquillants, les lotions toniques et hydratantes riches aident la peau à rester souple ; des exfoliants doux rendent lisses les peaux sèches.

317
De l'eau pure

Buvez au moins 2 litres d'eau par jour afin d'apporter à votre peau l'humidité dont elle a besoin pour rester en bonne santé. Pour que l'eau soit plus rafraîchissante ajoutez-y des rondelles de citron ou d'orange et un brin de menthe fraîche.

318
Encore plus d'huile

La peau sèche apparaît souvent chez les personnes qui ne mangent pas assez d'acides gras essentiels. Incluez des graisses saines, comme l'huile d'olive vierge extra, les avocats et les noix à votre alimentation quotidienne, et prenez une cuiller à soupe d'huile de lin chaque jour comme supplément.

319
Démaquillant crémeux simple

La crème est apaisante et l'huile essentielle de bois de santal est hydratante. Le lait démaquillant aux plantes (*voir n° 303*) est également un bon démaquillant quotidien pour les peaux sèches.

1 cuiller à soupe de crème épaisse
1 goutte d'huile essentielle de bois de santal

Mélangez les ingrédients. Humectez-vous

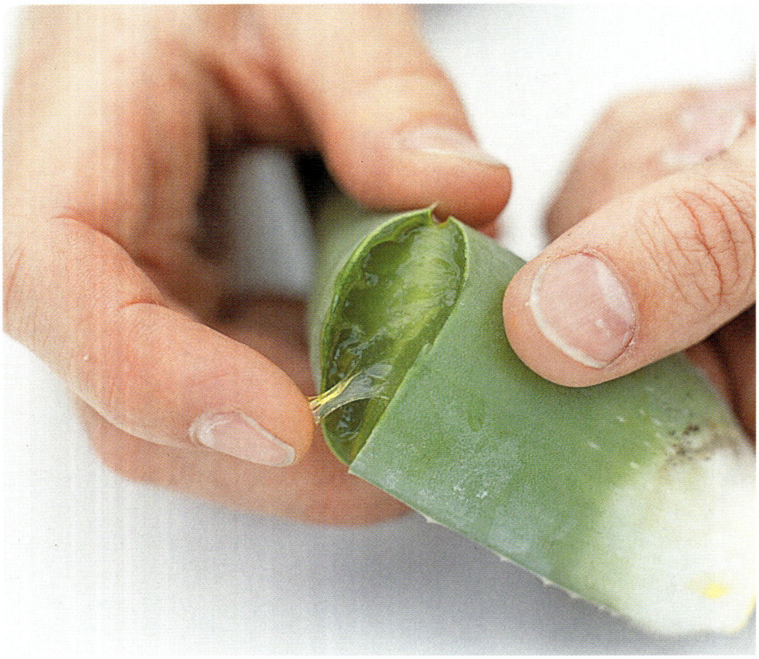

L'Aloe vera est apaisant et il cicatrise la peau

le visage à l'eau chaude, puis faites pénétrer ce démaquillant en vous massant la peau du bout des doigts pendant 1 mn. Rincez-vous à l'eau chaude.

320
Huile démaquillante

Cette huile douce est excellente pour se démaquiller. Les huiles de jojoba et de vitamine E hydratent, et l'huile d'amande nettoie la peau.

6 cl d'huile de jojoba
6 cl d'huile d'amande douce
1 gélule de 400 UI d'huile de vitamine E
10 gouttes d'huile essentielle de carotte

Mélangez les huiles dans un petit flacon en verre et secouez-le bien avant de l'utiliser. Appliquez l'huile démaquillante avec un disque de coton ; nettoyez-vous ensuite la peau avec le démaquillant de votre choix.

321
Lotion démaquillante à l'aromathérapie

Les huiles essentielles de palma rosa et de rose aident à nourrir les peaux sèches et à régénérer les peaux matures. La glycérine végétale permet à la peau de rester hydratée, et le gel d'*Aloe* est à la fois apaisant et réparateur.

6 cl d'eau de rose
6 cl de glycérine végétale
6 cl de gel d'Aloe vera
5 gouttes d'huile essentielle de palma rosa
2 gouttes d'huile essentielle de rose

Mélangez bien tous les ingrédients dans un flacon, puis secouez bien avant utilisation. Humectez votre visage à l'eau chaude, puis massez-vous avec un peu de la lotion. Rincez-vous à l'eau tiède.

322
Lotion tonique aux plantes

La camomille, le souci, la consoude et la rose apaisent les peaux sèches. L'hamamélis est réparateur et la glycérine végétale aide la peau à rester hydratée.

12,5 cl d'hamamélis distillé
12,5 cl d'eau de rose
2 cuillers à café de feuilles de consoude séchée
1 cuiller à café de camomille séchée
1 cuiller à café de souci séché
1 cuiller à café de pétales de rose séchés
1 cuiller à café de glycérine végétale

Mélangez les ingrédients dans un bocal de verre à fermeture hermétique. Faites macérer la préparation pendant deux semaines dans un endroit sombre et chaud. Secouez délicatement chaque jour le récipient afin que les plantes ne se déposent pas. Passez, puis versez dans un flacon propre. Pour utilisation, imbibez un disque de coton avec ce tonique, puis passez-le délicatement sur votre peau.

323
Lotion tonique à l'aromathérapie

L'hamamélis guérit et le bois de santal hydrate. L'eau de rose apaise les peaux sèches et la glycérine végétale permet à la peau de rester hydratée.

1 cuiller à café d'hamamélis distillé
20 gouttes d'huile essentielle de bois de santal
1 cuiller à soupe de glycérine végétale
25 cl d'eau de rose

Mélangez l'huile essentielle de santal et l'hamamélis dans un flacon, puis secouez-le bien. Incorporez la glycérine végétale et l'eau de rose, puis secouez à nouveau. Imbibez un disque de coton avec ce tonique, puis passez-le délicatement sur votre peau.

324
Exfoliant aux plantes

Les amandes et l'avoine nourrissent les peaux sèches et les débarrassent de leurs cellules mortes. Les pétales de rose, le souci et la consoude apaisent et réparent.

200 g de flocons d'avoine
75 g d'amandes
2 cuillers à soupe de souci séché
2 c. à soupe de pétales de roses séchés
2 c. à soupe de feuilles de consoude séchées
1/2 cuiller à café d'huile d'amande douce

Séparément, moulez finement les flocons d'avoine, les amandes et les plantes au moulin à café ou dans un mixeur. Ensuite, mélangez-les bien et stockez-les dans un récipient fermé dans un endroit frais et sec. Pour l'utilisation, mélangez une cuiller à café bombée des grains exfoliants avec une demi-cuiller à café d'huile d'amande douce et suffisamment d'eau chaude pour faire une pâte que vous ferez pénétrer délicatement dans la peau en la massant, puis rincez-vous bien à l'eau chaude. Utilisez cet exfoliant une ou deux fois par semaine.

325
Huile hydratante à l'aromathérapie

Les huiles essentielles de jojoba et de bois de santal hydratent les peaux sèches. L'huile essentielle de palma rosa équilibre la production de sébum dans la peau.

3 cl d'huile de jojoba
7 gouttes d'huile essentielle de bois de santal
3 gouttes d'huile essentielle de palma rosa

Mélangez bien les ingrédients dans un petit flacon compte-gouttes. Après avoir nettoyé votre peau et pendant qu'elle est encore humide, faites-y pénétrer plusieurs gouttes de cette huile, en la massant du bout des doigts.

326
Crème hydratante à la rose

Le jojoba et la cire d'abeille hydratent, la rose apaise et répare, et l'huile d'amande douce nettoie. La vitamine E et le pamplemousse conservent cette crème.

2 cuillers à soupe d'huile de jojoba
2 cuillers à soupe d'huile d'amande douce
1 cuiller à soupe de cire d'abeille râpée
1 gélule de 400 UI d'huile de vitamine E
60 ml d'eau de rose
5 gouttes d'huile essentielle de rose
3 gtes d'extrait de pépins de pamplemousse

Réchauffez à feu doux dans une marmite les huiles de jojoba et d'amande avec la cire d'abeille, jusqu'à ce que cette dernière soit fondue. Incorporez le contenu de la gélule. Faites chauffer l'eau de rose à feu doux. Lorsque les liquides sont tièdes, versez délicatement l'eau de rose dans l'huile en battant régulièrement jusqu'à ce que le mélange soit froid, épais et lisse. Incorporez l'huile essentielle de rose et l'extrait de pépins de pamplemousse. Transvasez dans un bocal propre avec une cuiller et attendez le refroidissement complet avant de mettre le couvercle. Rangez dans un endroit frais. Appliquez cette crème très riche avec modération.

327
Masque à l'avocat

Réduisez en purée un quart d'avocat mûr, mélangez-le avec une cuiller à café de yaourt nature entier, jusqu'à obtention d'une pâte. Appliquez sur votre peau propre, et gardez 15 mn. Enlevez avec un gant humide chaud. Utilisez une fois par semaine.

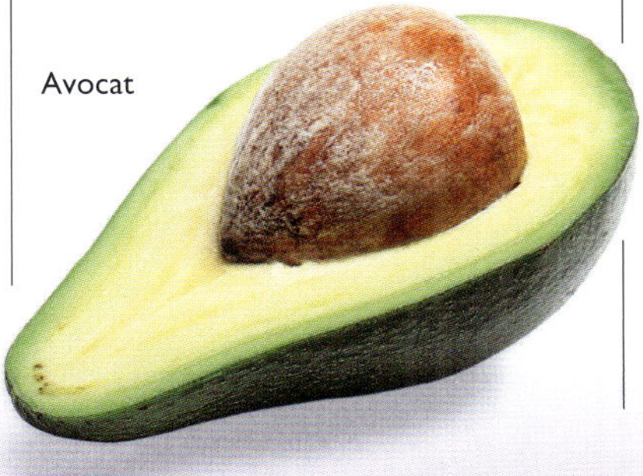

Avocat

328
Masque à l'aromathérapie

Le yaourt et le jojoba hydratent et les huiles essentielles de bois de santal et de rose calment l'irritation et nourrissent la peau.

2 cuillers à café de yaourt nature entier
1/2 cuiller à café d'huile de jojoba
1/2 cuiller à café d'argile cosmétique
2 gtes d'huile essentielle de bois de santal
1 goutte d'huile essentielle de rose

Mélangez les ingrédients et appliquez-les sur votre peau propre. Enlevez-les après 15 mn avec un gant humide et chaud.

329
Sauna facial

La camomille, les pétales de rose, les fleurs de sureau et la consoude, créent une vapeur bénéfique pour les peaux sèches. L'huile d'amande hydrate.

2,5 l d'eau
2 cuillers à soupe de camomille séchée
2 cuillers à soupe de pétales de roses séchés
2 cuillers à soupe de fleurs de sureau séchées
2 c. à soupe de feuilles de consoude séchées
1 cuiller à café d'huile d'amande douce

Portez l'eau et les plantes à ébullition dans un grand récipient couvert. Laissez infuser pendant 5 mn puis incorporez l'huile d'amande. Placez ensuite le récipient sur une table, enlevez le couvercle et placez votre visage au-dessus de la vapeur sous une serviette formant une tente. Restez sous la tente 10 mn, en faisant bien attention à ne pas vous brûler avec la vapeur. Rincez-vous le visage à l'eau chaude puis appliquez un tonique ou un masque si vous le souhaitez.

Soins aux peaux grasses

Les peaux grasses ont besoin d'un nettoyage minutieux. Évitez les astringents durs qui laissent la peau trop sèche. Ceux aux plantes permettent de maîtriser l'aspect huileux, et ils resserrent temporairement les pores. Les exfoliants aux plantes, les fumigations et les masques sont recommandés pour le nettoyage en profondeur des peaux grasses et l'on peut les utiliser deux fois par semaine.

Yaourt, lavande et menthe poivrée

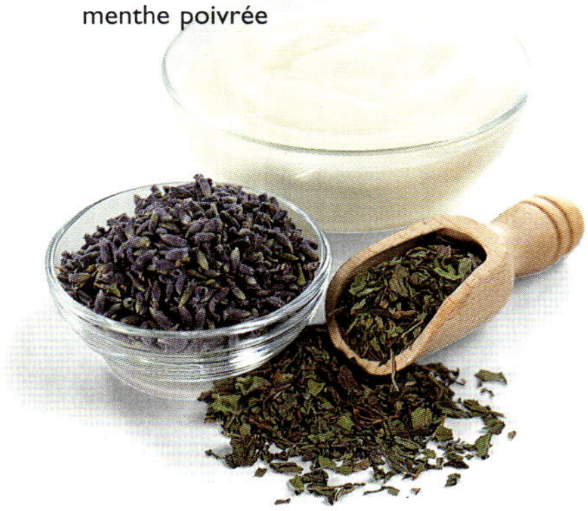

330
Lait démaquillant aux plantes

Ce démaquillant à la lavande et à la menthe poivrée nettoie la peau grasse en profondeur, sans la dessécher.

12,5 cl de yaourt nature maigre
12,5 cl d'eau
2 cuillers à soupe de lavande séchée
1 cuiller à soupe de menthe poivrée séchée

Mélangez les ingrédients dans un flacon en verre d'une contenance de 50 cl et laissez macérer toute une nuit au réfrigérateur. Passez, remettez dans le flacon, et gardez au réfrigérateur une semaine au maximum. Pour nettoyer votre visage, commencez par humecter votre peau à l'eau chaude. Trempez un disque de coton dans le lait démaquillant, puis passez-le délicatement sur votre visage. Répétez l'opération jusqu'à ce que votre peau soit propre. Rincez-vous à l'eau chaude, appliquez un tonique puis terminez par un lait hydratant.

331
Lait démaquillant simple au yaourt

Le yaourt, le jus de citron et l'huile essentielle de romarin font un démaquillant simple et rapide pour les peaux grasses.

1 cuiller à soupe de yaourt nature maigre
1 cuiller à café de jus de citron
1 goutte d'huile essentielle de romarin

Mélangez les ingrédients, humectez votre visage à l'eau chaude, puis appliquez-y le lait démaquillant du bout des doigts. Massez-vous pendant 1 mn, puis rincez-vous à l'eau chaude.

332
Lotion démaquillante à l'aromathérapie

Ce démaquillant doux rafraîchit les peaux grasses. L'hamamélis est légèrement desséchant et le citron et le pamplemousse sont des astringents parfumés. L'*Aloe* est un tonique apaisant.

6 cl d'hamamélis distillé
6 cl de glycérine végétale
6 cl de gel d'Aloe vera
1 cuiller à soupe de vinaigre de cidre
5 gouttes d'huile essentielle de pamplemousse
2 gouttes d'huile essentielle de citron

Mélangez les ingrédients dans un flacon, et secouez bien. Humectez votre visage à l'eau chaude, puis massez-le délicatement avec la lotion. Rincez-vous à l'eau tiède.

333
Lotion astringente à l'aromathérapie

L'hamamélis et le genièvre sont des astringents légers qui réduisent l'excès de graisse de la peau. La lavande aide à normaliser sa production graisseuse.

25 cl d'hamamélis distillé
10 gouttes d'huile essentielle de genièvre
10 gouttes d'huile essentielle de lavande

Mélangez les ingrédients dans un flacon et secouez bien. Pour l'utilisation, trempez un disque de coton dans l'astringent puis passez-le délicatement sur votre peau.

334
Pour rafraîchir rapidement la peau

Versez votre lotion tonique ou astringente dans un petit vaporisateur que vous pourrez avoir sur vous pour vaporiser votre visage tout au long de la journée.

335
Lotion astringente aux plantes

L'hamamélis, l'achillée mille-feuille et la sauge sont des astringents légers. La menthe poivrée rafraîchit et est antibactérienne. Les feuilles de consoude cicatrisent les éruptions cutanées.

25 cl d'hamamélis distillé
2 cuillers à café d'achillée mille-feuille séchée
2 cuillers à café de sauge séchée
1 cuiller à café de menthe poivrée séchée
1 cuiller à café de feuilles de consoude séchées

Mélangez les ingrédients dans un bocal en verre à fermeture hermétique. Laissez macérer la préparation pendant deux semaines, dans un endroit chaud et sombre. Secouez délicatement le bocal tous les jours, afin que les plantes ne se déposent pas. Passez, puis versez dans un flacon propre. Pour utilisation, imbibez un disque de coton avec l'astringent et passez-le doucement sur votre visage.

336
Gel à l'*Aloe vera*

Après vous être nettoyé la peau et avoir passé une lotion tonique, étalez une couche de gel rafraîchissant d'*Aloe vera* pour vous hydrater.

337
Huile hydratante à l'aromathérapie

Les huiles essentielles de cyprès et de pamplemousse sont des astringents doux, qui aident à réguler la production de sébum de la peau.

3 cl d'huile de jojoba
5 gouttes d'huile essentielle de cyprès
5 gouttes d'huile essentielle de pamplemousse

Mélangez les ingrédients dans un petit flacon compte-gouttes en verre. Après vous être nettoyé, faites pénétrer 2 ou 3 gouttes de cette huile en massant délicatement du bout des doigts votre peau humectée.

338
Sauna facial au persil frais et au citron

Les peaux grasses ou à problèmes peuvent être nettoyées en profondeur et vivifiées avec une fumigation faciale faite avec du persil frais, de la menthe poivrée et du citron.

2,5 l d'eau
20 g de persil frais haché
10 g (2 cuillers à soupe) de menthe poivrée hachée
1/2 citron en rondelles

Faites bouillir l'eau avec le persil, la menthe poivrée et le citron dans un récipient couvert. Retirez du feu, puis laissez infuser 5 mn. Placez ensuite le récipient sur une table, enlevez le couvercle et placez votre visage au-dessus de la vapeur sous une serviette formant une tente. Restez sous la tente pendant 10 mn, en faisant bien attention à ne pas vous brûler avec la vapeur. Terminez en vous nettoyant le visage avec un exfoliant et de l'eau chaude ou en appliquant un masque qui nettoie en profondeur.

339
Sauna facial

Un mélange de romarin, de lavande, d'achillée mille-feuille et de menthe poivrée, donne une vapeur rafraîchissante et nettoyante pour les peaux grasses.

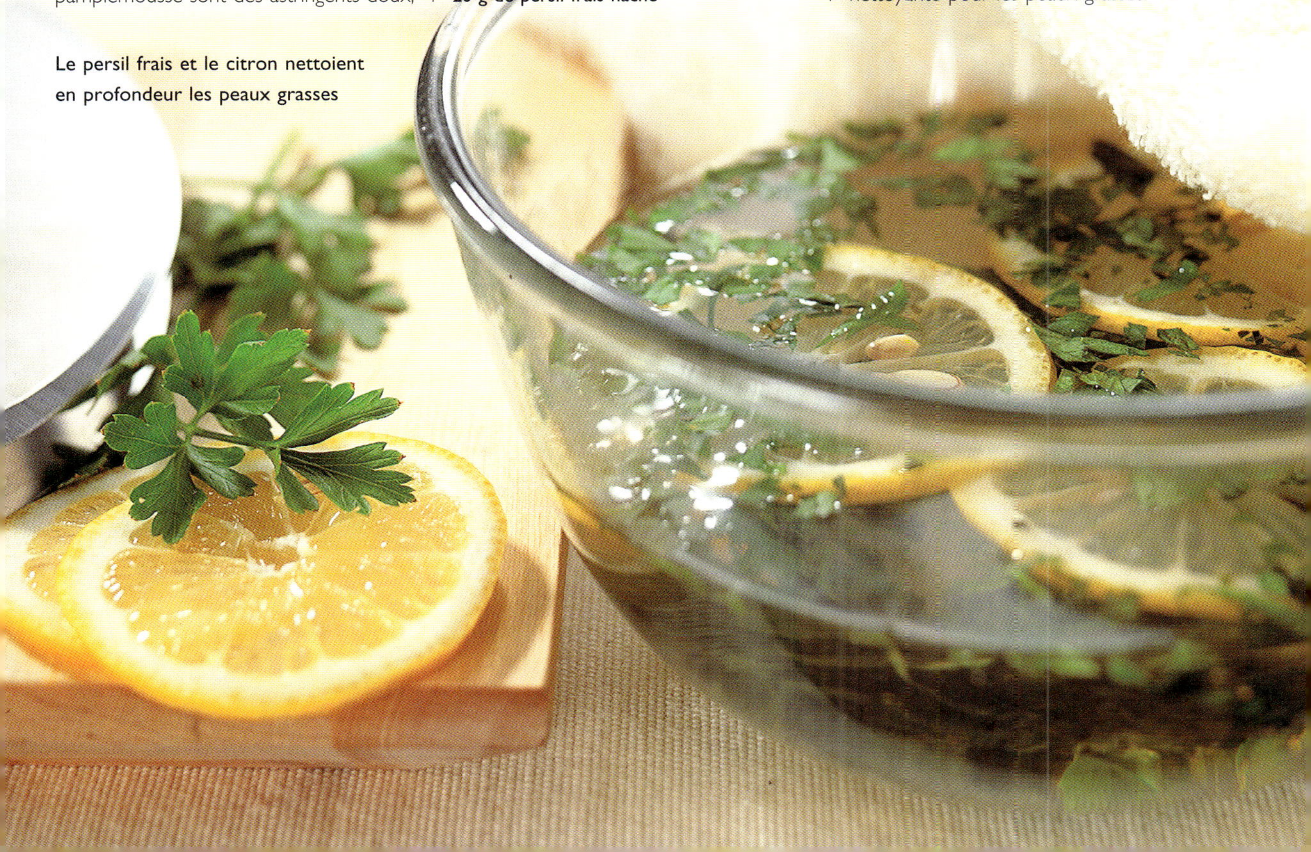

Le persil frais et le citron nettoient en profondeur les peaux grasses

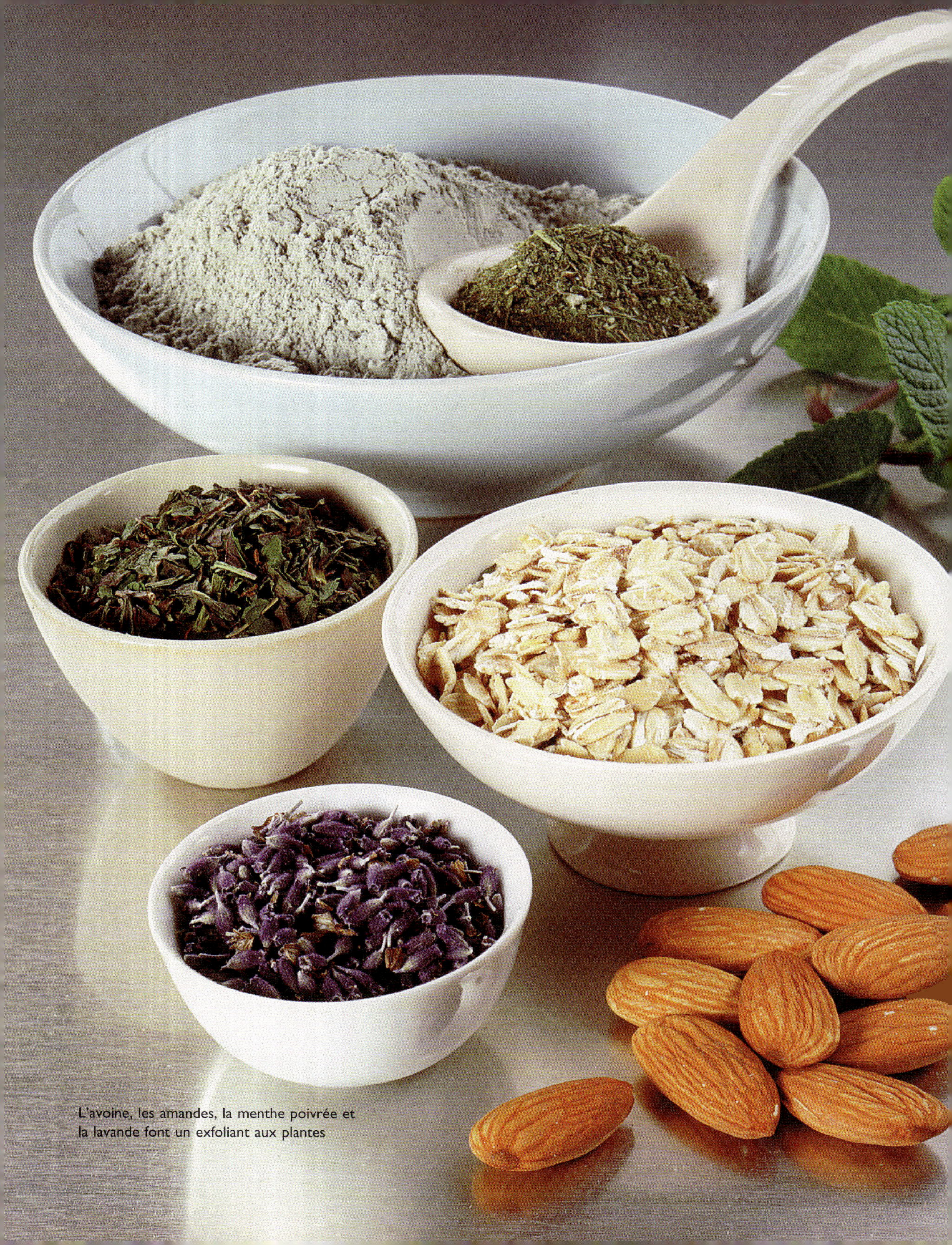

L'avoine, les amandes, la menthe poivrée et
la lavande font un exfoliant aux plantes

2,5 cl d'eau
2 cuillers à soupe de romarin séché
2 cuillers à soupe de lavande séchée
2 cuillers à soupe d'achillée mille feuille séchée
1 cuiller à soupe de menthe poivrée séchée

Portez l'eau et les plantes à ébullition dans un grand récipient couvert. Retirez du feu et laissez macérer les plantes pendant 5 mn. Placez ensuite le récipient sur une table, enlevez le couvercle et placez votre visage au-dessus de la vapeur sous une serviette formant une tente. Restez sous la tente pendant 10 mn, en faisant bien attention à ne pas vous brûler avec la vapeur. Terminez en vous rinçant le visage à l'eau chaude ; appliquez un tonique ou un masque facial nettoyant en profondeur si vous le souhaitez.

340

Exfoliant aux plantes

Appliquez cet exfoliant quotidiennement pour nettoyer les pores bouchés et lisser la texture de votre peau. L'argile cosmétique absorbe l'excès de sébum produit par la peau, tandis que l'avoine finement moulue et les amandes l'exfolient délicatement. La lavande, la menthe poivrée et la consoude ont des propriétés antibactériennes et astringentes. L'huile essentielle de lavande aidera aussi à équilibrer la production de sébum.

200 g de flocons d'avoine
75 g d'amandes
2 cuillers à soupe de lavande séchée
1 cuiller à soupe de menthe poivrée séchée
1 cuiller à soupe de feuille de consoude séchée
60 g d'argile cosmétique
(Pour la fabrication et l'utilisation, voir ci-dessous)

341

Pour enlever facilement les points noirs

Pour retirer facilement les points noirs de votre visage, massez-vous la peau avec une petite quantité d'huile de jojoba, avant de vous offrir un Sauna facial (*voir n° 338*). L'huile de jojoba ramollit les déchets et le sébum durci, (huile), qui bouchent les pores.

342

Masque facial à l'aromathérapie

Le concombre nettoie et rafraîchit les peaux grasses, et l'argile cosmétique absorbe l'excès de sébum. Les huiles essentielles de genièvre et de lavande purifient et aident à normaliser la production de sébum.

2 cuillers à café de yaourt nature maigre
1 cuiller à soupe de pulpe de concombre finement hachée
2 cuillers à café d'argile cosmétique
2 gouttes d'huile essentielle de lavande
1 goutte d'huile essentielle de genièvre

Mélangez à fond les ingrédients jusqu'à obtention d'une pâte. Nettoyez-vous le visage puis étalez-y le masque à l'aromathérapie. Détendez-vous pendant 15 mn, puis enlevez la pâte avec un gant de toilette humide et chaud.

FABRICATION ET UTILISATION D'UN EXFOLIANT AUX PLANTES

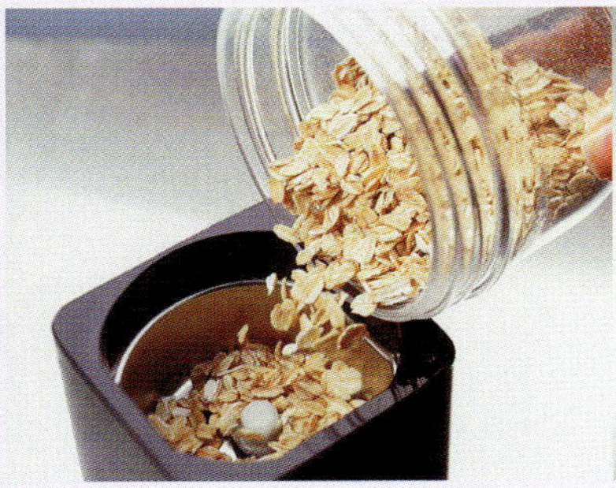

1 Moulez séparément les flocons d'avoine, les amandes et l'ensemble des plantes sèches dans un moulin à café ou un mixeur. Mélangez ensuite minutieusement ces trois ingrédients pour en faire un mélange nettoyant.

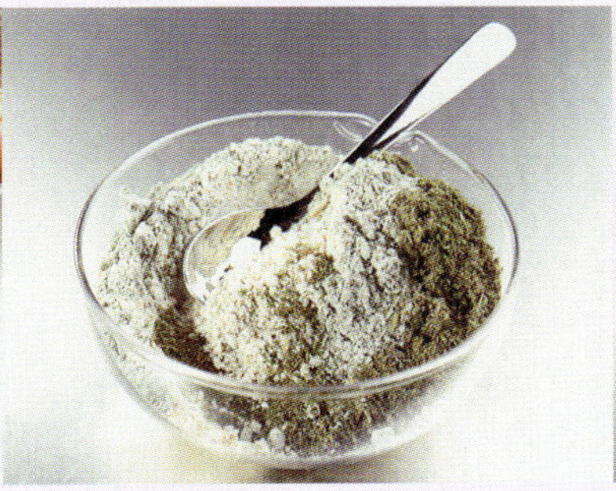

2 Incorporez l'argile cosmétique à la préparation et mélangez à nouveau. Placez ensuite l'exfoliant aux plantes, ainsi obtenu, dans un récipient couvert et gardez-le dans un endroit frais et sec.

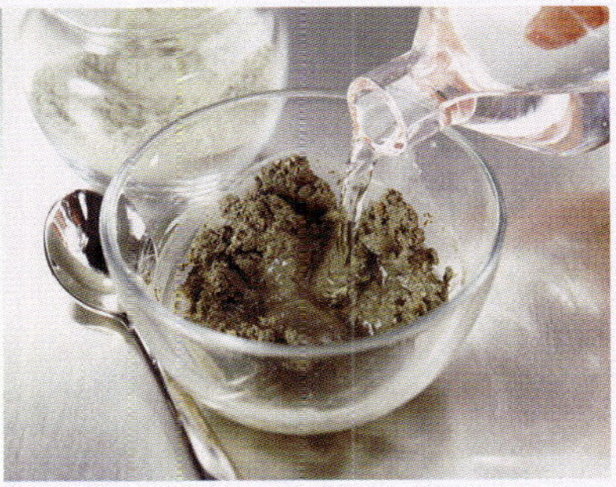

3 Pour l'utilisation, mélangez une cuiller à café bombée de l'exfoliant avec suffisamment d'eau chaude pour obtenir une pâte. Faites délicatement pénétrer cette préparation sur votre visage en le massant, puis rincez-vous bien à l'eau chaude.

Soins aux peaux sensibles

Les peaux sensibles requièrent un toucher particulièrement doux. N'utilisez que les produits naturels les plus purs, nettoyez votre peau à l'eau tiède, et appliquez-lui des lotions toniques et hydratantes pour la protéger des éléments. Les plantes et les huiles essentielles aux propriétés anti-inflammatoires aident à calmer l'irritation et les rougeurs caractéristiques des peaux sensibles.

343
Lotion démaquillante à l'eau de rose et à la glycérine

Les peaux sèches et sensibles tireront particulièrement profit de cette lotion démaquillante douce. L'eau de rose est un nettoyant doux ; la glycérine végétale aide la peau à fixer son humidité, et l'huile essentielle de rose est apaisante.

12,5 cl d'eau de rose
12,5 de glycérine végétale
2 gouttes d'huile essentielle de rose

Mélangez les ingrédients dans un flacon et secouez-le bien. Humectez votre peau avec de l'eau chaude, puis massez-vous du bout des doigts avec la lotion. Rincez-vous ensuite à l'eau chaude.

344
Lotion tonique à l'aromathérapie

Les huiles essentielles de lavande et de rose sont des toniques doux pour les peaux sensibles, et elles aident à calmer l'irritation cutanée. L'hamamélis est un astringent léger, et l'eau de rose nettoie.

1 cuiller à café d'hamamélis distillé
5 gouttes d'huile essentielle de lavande
5 gouttes d'huile essentielle de rose
25 cl d'eau de rose

Mélangez l'hamamélis et les huiles essentielles dans un flacon, puis secouez-le bien. Incorporez l'eau de rose puis secouez à nouveau. Imbibez un disque de coton avec le tonique, puis passez-le délicatement sur votre visage.

Les huiles hydratantes protègent les peaux sensibles

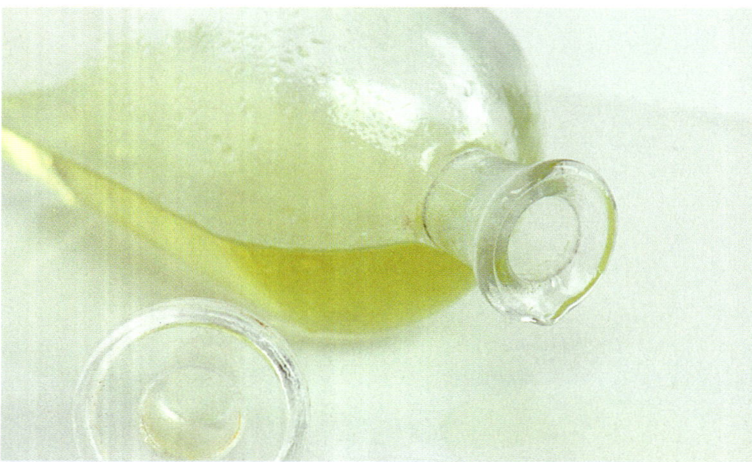

345
Exfoliant crémeux pour peaux sèches et délicates

Ajouter de la crème à un exfoliant facial le rend particulièrement riche et doux pour les peaux sèches et délicates. L'huile essentielle de rose lui donne un arôme délicat.

50 g de flocons d'avoine
2 cuillers à soupe d'amandes
1 goutte d'huile essentielle de rose
1 cuiller à soupe de crème épaisse

Moulez finement et séparément les flocons d'avoine et les amandes dans un moulin à café propre ou un mixeur. Mélangez-les ensuite, puis placez-les dans un récipient couvert. Vous pouvez ajouter une goutte d'huile essentielle de rose pour parfumer le mélange. Pour l'utilisation, mélangez une cuiller à soupe de préparation exfoliante avec une cuiller à soupe de crème épaisse. Humectez-vous le visage à l'eau chaude, puis faites pénétrer la crème en vous massant délicatement du bout des doigts. Rincez-vous bien, à l'eau chaude.

346
Huile hydratante

Les huiles essentielles de camomille et de néroli apaisent les peaux, même les plus sensibles.

3 cl d'huile de jojoba
3 gouttes d'huile essentielle de camomille
3 gouttes d'huile essentielle de néroli

Mélangez les ingrédients dans un petit flacon (un compte-gouttes en verre est parfait pour l'huile essentielle). Après vous être nettoyé, faites pénétrer du bout des doigts quelques gouttes de cette huile hydratante sur votre peau humide.

347
Crème à la camomille

Les huiles essentielles de camomille et de rose se combinent pour faire une crème douce et calmante pour les peaux sensibles. L'huile de pépins de raisins a une action antioxydante, et l'eau de rose a des propriétés apaisantes. La vitamine E et l'extrait de pépins de pamplemousse sont ajoutés pour empêcher le développement des bactéries et préserver la crème.

2 cuillers à soupe d'huile de pépins de raisin
2 cuillers à soupe d'huile de jojoba
1 cuiller à soupe de cire d'abeille râpée
1 gélule de 400 UI d'huile de vitamine E
6 cl d'eau de rose
5 gouttes d'huile essentielle de camomille
5 gouttes d'huile essentielle de rose
3 gouttes d'extrait de pépins de pamplemousse

Faites chauffer à feu doux les huiles de pépins de raisin et de jojoba avec la cire d'abeille, jusqu'à ce que la cire fonde. Enlevez du feu, puis incorporez le contenu de la gélule de vitamine E. Faites chauffer l'eau de rose à feu doux et retirez du feu. Quand les deux liquides sont tièdes, versez lentement l'eau de rose dans l'huile, en battant régulièrement au fouet manuel ou électrique à la vitesse la plus faible jusqu'à ce qu'ils soient froids, épais et lisses. Incorporez les huiles essentielles de camomille et de rose, puis l'extrait de pépins de pamplemousse. Transvasez à la cuiller la crème de camomille dans un bocal propre et laissez-la refroidir complètement avant de mettre le couvercle. Rangez dans un endroit frais. Appliquez cette crème avec modération après vous être nettoyé la peau et l'avoir tonifiée.

348
Masque facial à l'aromathérapie

Le yaourt, le miel et l'avoine peuvent apaiser une irritation cutanée. L'huile essentielle de camomille est anti-inflammatoire et source de guérison pour les peaux sensibles.

2 cuillers à café de flocons d'avoine
2 cuillers à café de yaourt nature entier
1/2 cuiller à café de miel
1 goutte d'huile essentielle de camomille

Moulez les flocons d'avoine en poudre fine avec un mixeur ou un moulin à café propre. Combinez tous les ingrédients et mélangez bien. Étalez le masque sur la peau propre, puis retirez-le après 15 mn avec un gant de toilette humide et chaud.

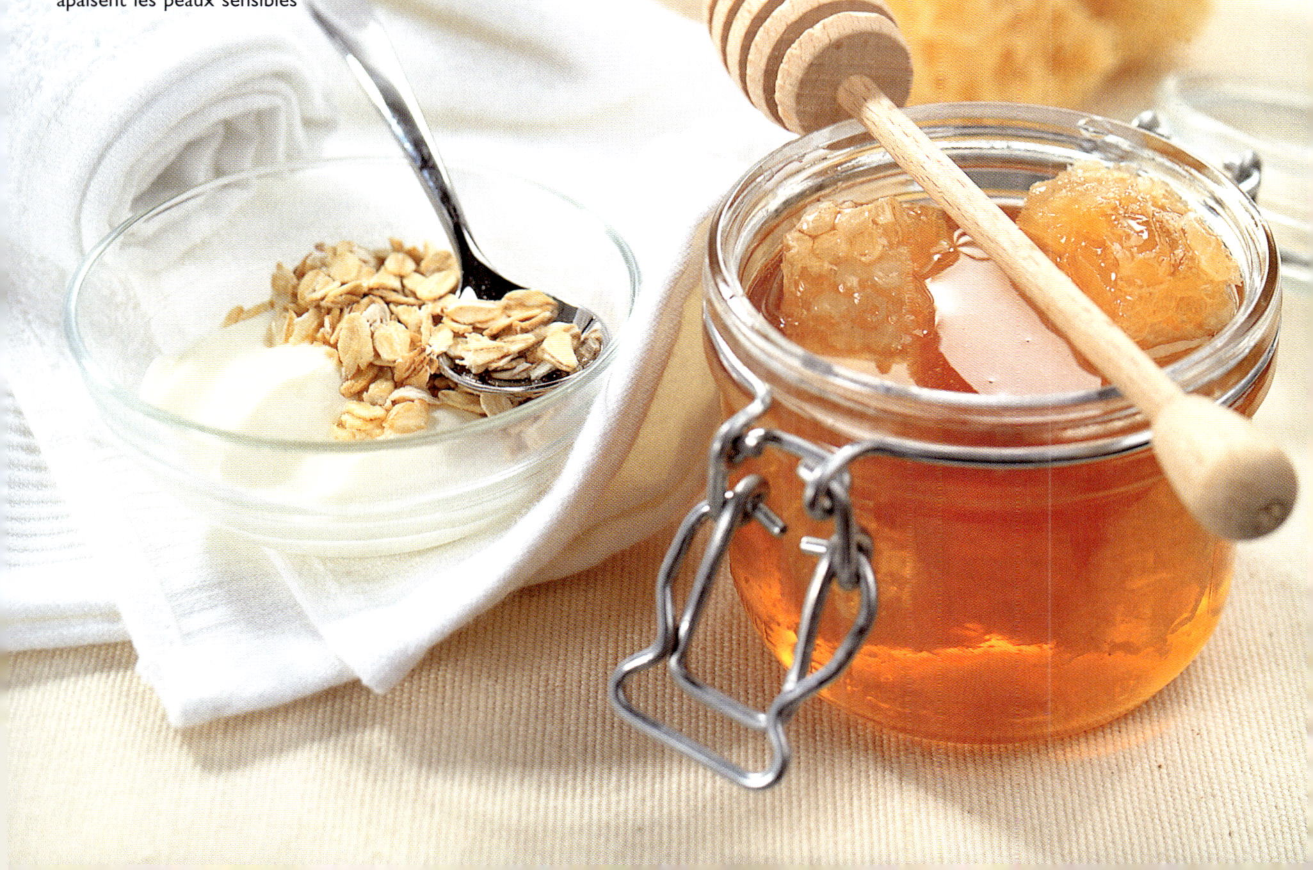

Le miel, le yaourt et l'avoine apaisent les peaux sensibles

Soins aux peaux matures

Les peaux matures tirent profit des traitements hydratants riches et des huiles essentielles qui régénèrent leurs cellules. Les exfoliants et les masques faciaux aident à nettoyer la peau en profondeur et stimulent la régénération. Les lotions démaquillantes, toniques et hydratantes citées sous peaux sèches (*voir pages 67-69*) sont également appropriées pour les soins aux peaux matures.

349
Un sommeil régulier

Allez vous coucher à la même heure tous les soirs et essayez de dormir au moins huit heures par nuit. Ceci favorise en effet le sommeil paradoxal, pendant lequel le corps répare et régénère les tissus. Évitez la caféine ou l'alcool avant d'aller dormir, car ils peuvent perturber le cycle du sommeil.

350
Faites de l'exercice

Une activité physique rigoureuse est autant bénéfique pour votre teint que pour votre tonicité musculaire. L'exercice augmente la circulation et stimule le nettoyage de la peau par l'intermédiaire de la transpiration.

351
Huile hydratante à l'aromathérapie

Les huiles essentielles d'encens et de rose font un mélange excellent pour stimuler la régénération cellulaire.

3 cl d'huile de jojoba
7 gouttes d'huile essentielle d'encens
3 gouttes d'huile essentielle de rose

Mélangez les ingrédients dans un petit compte-gouttes en verre et secouez bien. Après vous être nettoyé la peau et pendant qu'elle est encore humide faites-y pénétrer délicatement du bout des doigts quelques gouttes de l'huile hydratante.

352
Crème démaquillante à la fleur d'oranger

Cette crème riche est adaptée aux peaux sèches et matures. Les huiles essentielles de néroli et de palma rosa régénèrent les peaux matures. La vitamine E et l'extrait de pépins de pamplemousse permettent de la conserver.

2 cuillers à soupe d'huile de jojoba
1 cuiller à soupe d'huile d'amande douce
1 cuiller à soupe d'huile de noix de coco
1 cuiller à soupe de cire d'abeille râpée
1 gélule de 400 UI d'huile de vitamine E
4 cuillers à soupe d'eau de rose
3 gouttes d'huile essentielle de néroli
3 gouttes d'huile essentielle de palma rosa
3 gouttes d'extrait de pépins de pamplemousse

Faites chauffer à feu doux les huiles de jojoba, d'amande et de noix de coco avec la cire d'abeille, jusqu'à ce que celle-ci soit fondue. Retirez du feu, ajoutez le contenu de la gélule de vitamine E. Faites chauffer l'eau de rose à feu doux puis retirez du feu. Lorsque les deux liquides sont tièdes, versez lentement l'eau de rose dans l'huile en battant régulièrement au fouet manuel ou électrique à la vitesse la plus faible jusqu'à obtention d'une crème épaisse, lisse et froide. Incorporez les huiles essentielles et d'extrait de pépins de pamplemousse. Transvasez à la cuiller dans un bocal propre et attendez le refroidissement complet avant de mettre le couvercle. Rangez dans un endroit frais. Appliquez la crème sur votre peau avec modération, puis essuyez-la avec un disque de coton humide et rincez-la bien à l'eau chaude. Passez ensuite une lotion tonique.

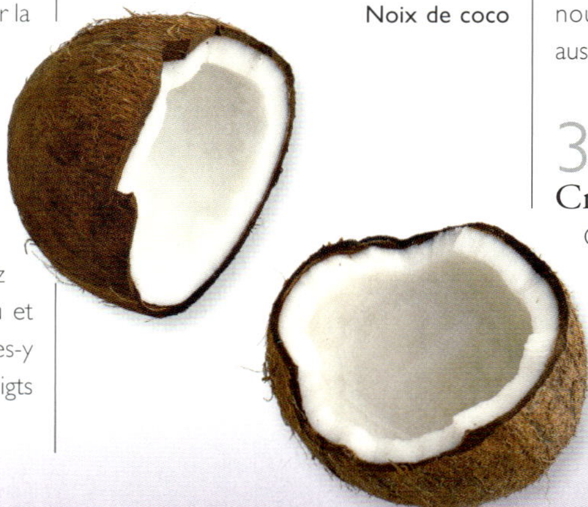

Noix de coco

353
Brumisateur à l'Aloe et à la lavande

Le jus d'*Aloe vera* et les huiles essentielles d'encens et de lavande aident au renouvellement cellulaire et font un merveilleux brumisateur parfumé.

1 cuiller à café d'hamamélis distillé
10 gouttes d'huile essentielle de lavande
10 gouttes d'huile essentielle d'encens
25 cl de jus d'Aloe vera

Mélangez l'hamamélis et les huiles dans un vaporisateur. Secouez vigoureusement. Incorporez le jus d'*Aloe vera* puis secouez à nouveau. Utilisez comme brumisateur aussi souvent que vous le désirez.

354
Crème revitalisante

Cette crème riche contient des huiles essentielles d'encens, de néroli et de bois de santal pour nourrir et régénérer les peaux matures et le teint. La vitamine E et l'extrait de pépins de pamplemousse sont incorporés à la crème pour servir de conservateurs et pour prévenir le développement bactérien. L'eau de rose est un démaquillant doux.

3 cuillers à soupe d'huile d'amande douce
1 cuiller à soupe d'huile de noix de coco
1 cuiller à soupe de cire d'abeille râpée
1 gélule de 400 UI d'huile de vitamine E
6 cl d'eau de rose
3 gouttes d'huile essentielle d'encens
3 gouttes d'huile essentielle de néroli
3 gouttes d'huile essentielle de bois de santal
3 gouttes d'extrait de pépins de pamplemousse

Faites chauffer à feu doux les huiles d'amande, de noix de coco et la cire d'abeille, jusqu'à ce que la cire soit fondue, puis retirez du feu. Ajoutez le contenu de la gélule de vitamine E. Faites chauffer l'eau de rose à feu doux et lorsque les deux liquides sont tièdes, battez-les régulièrement au fouet manuel ou électrique à la vitesse la plus faible, jusqu'à ce que la crème soit froide, épaisse et lisse. Incorporez les huiles essentielles d'encens, de néroli et de bois de santal et l'extrait de pépins de pamplemousse. Transvasez la crème à la cuiller dans un bocal propre et attendez le refroidissement complet avant de mettre le couvercle. Rangez dans un endroit frais. Appliquez cette crème avec modération après vous être nettoyé et tonifié la peau.

355
Lotion hydratante quotidienne

Pour que votre peau reste jeune, utilisez chaque jour une lotion hydratante. Une peau sèche se ride plus facilement qu'une peau moite, et une peau constamment sèche a plus de chances de développer des rides permanentes qu'une peau qui est bien hydratée.

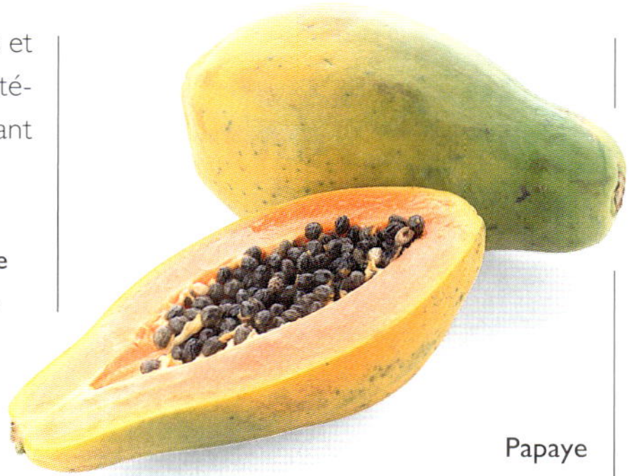

Papaye

356
Masque exfoliant à la papaye

La papaye contient des enzymes qui digèrent les protéines et qui débarrassent délicatement la peau des cellules mortes. L'encens et la consoude stimulent la production de nouvelles cellules cutanées, et le miel hydrate la peau.

2 cuillers à soupe de papaye écrasée
1 cuiller à café de miel
2 gouttes d'huile essentielle d'encens
1 cuiller à soupe ou plus de feuilles de consoude en poudre

Mélangez la papaye écrasée, le miel et l'huile essentielle d'encens. Ajoutez suffisamment de consoude pour faire un masque épais et facile à étaler, afin de nettoyer et d'hydrater votre peau. Gardez-le 15 mn, puis enlevez-le à l'eau chaude.

357
Pour renouveler la peau

Pour renouveler votre peau, appliquez le masque facial aux enzymes de papayes *(ci-dessus)*, tous les jours, pendant plusieurs jours d'affilée et gardez-le pendant 30 mn à chaque fois. Vous aurez la peau plus douce, plus lisse et plus fraîche après cette série intensive, mais douce, de traitements exfoliants.

358
Masque facial à l'aromathérapie

Le yaourt entier rend la peau lisse, le miel l'hydrate, et les amandes finement hachées exfolient délicatement les cellules mortes. Les huiles essentielles d'encens et de néroli stimulent le renouvellement et la régénération cellulaire.

1 cuiller à café d'amandes finement moulues
2 cuillers à café de yaourt nature entier
1/2 cuiller à café d'argile cosmétique
1/2 cuiller à café de miel
2 gouttes d'huile essentielle d'encens
1 goutte d'huile essentielle de néroli

Pour faire la farine d'amande, moulez les amandes mondées dans un mixeur ou un moulin à café propre. Mélangez à fond tous les ingrédients. Étalez le masque sur votre visage propre. Enlevez-le après 15 mn avec un gant chaud et humide.

359
Masque aux enzymes de fruits

Les oxacides des pommes et des fraises dépouillent la peau de ses cellules mortes.

30 g de pomme en cubes
2 fraises en tranches
2 cuillers à soupe de yaourt nature entier
1 cuiller à café de miel
2 cuillers à café d'argile cosmétique (ou plus si besoin est)

Mélangez les fruits, le yaourt et le miel jusqu'à obtention d'une crème lisse. Ajoutez-y suffisamment d'argile pour que le masque soit facile à étaler. Lavez-vous le visage et le cou à l'eau chaude, puis appliquez le masque. Détendez-vous 20 mn, puis retirez le masque avec de l'eau chaude et appliquez ensuite une lotion tonique et un lait hydratant.

Acné et imperfections

Nous avons toutes des défauts cutanés, mais l'acné ou de fréquentes éruptions demandent des soins particuliers. Votre corps a besoin d'aide pour se désintoxiquer : il faut boire au moins huit verres d'eau par jour et manger beaucoup d'aliments riches en fibres. Utilisez des traitements naturels pour nettoyer votre peau en profondeur et des plantes et des huiles essentielles antimicrobiennes pour cicatriser les imperfections.

360

Infusion pour une peau nette

Les racines de bardane et de pissenlit et les fleurs de trèfle des prés améliorent les fonctions hépatique, rénale et digestive, ce qui peut assainir la peau.

75 cl d'eau
2 cuillers à soupe de racines de bardane séchées
2 cuillers à soupe de racines de pissenlit séchées
2 cuillers à soupe de boutons de trèfle des prés séchées

Faites mijoter pendant 20 mn les racines de bardane et de pissenlit dans l'eau, dans un récipient couvert. Retirez du feu, puis incorporez les fleurs de trèfle des prés. Laissez macérer encore 10 mn. Passez et buvez-en jusqu'à trois tasses par jour.

361

Lotion démaquillante aux plantes

Le thym et la lavande sont des plantes antimicrobiennes, le souci et la consoude cicatrisent les imperfections. L'hamamélis et l'eau de rose sont des astringents doux qui enlèvent l'excès de sébum. La glycérine végétale apporte ses effets hydratants sans toutefois rendre la peau grasse.

1 cuiller à café de thym séché
1 cuiller à café de lavande séchée
1 cuiller à café de souci séché
1 cuiller à café de feuilles de consoude séchées
6 cl d'hamamélis distillé
6 cl d'eau de rose
2 cuillers à soupe de glycérine végétale

Dans un bocal en verre hermétiquement fermé faites macérer les plantes pendant une semaine dans l'hamamélis et l'eau de rose. Passez, puis versez le liquide dans un flacon propre et incorporez la glycérine végétale. Secouez bien. Pour utilisation humidifiez un disque cosmétique avec la lotion démaquillante et passez-le délicatement sur votre visage. Répétez l'opération si nécessaire, jusqu'à ce que votre peau soit nettoyée à fond.

Une infusion purifiante améliore les peaux abîmées

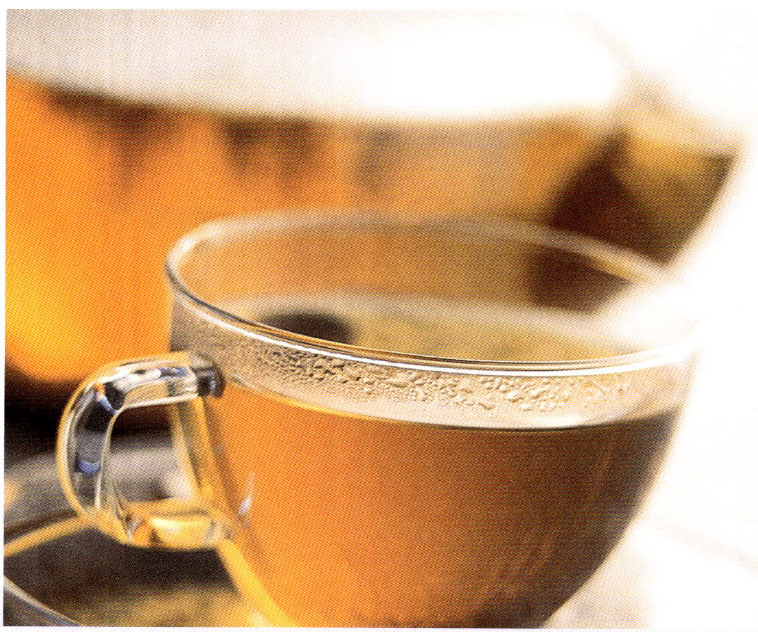

362

Lait démaquillant aux plantes

Un démaquillant doux au yaourt lisse les peaux abîmées. Le souci et le thym sont des antimicrobiens qui aident à débarrasser la peau des bactéries qui contribuent aux imperfections. La consoude favorise la cicatrisation.

12,5 cl de yaourt nature entier
12,5 cl d'eau
1 cuiller à soupe de souci séché
1 cuiller à soupe de thym séché
2 c. à soupe de feuilles de consoude séchées

Mélangez tous les ingrédients dans un bocal en verre hermétiquement fermé. Laissez macérer toute une nuit au réfrigérateur, puis passez et remettez dans le bocal. Gardez au réfrigérateur pendant une semaine au maximum. Pour vous nettoyer le visage, humectez-vous la peau à l'eau chaude, puis trempez un disque de coton dans le lait démaquillant et passez-le délicatement sur votre visage. Répétez l'opération jusqu'à ce que votre peau soit propre. Rincez-vous à l'eau chaude, appliquez une lotion tonique, puis un lait hydratant.

363
Lotion astringente aux plantes

L'hamamélis et l'achillée mille-feuille sont des astringents doux ; la menthe poivrée est rafraîchissante et antibactérienne, et la consoude cicatrise les éruptions cutanées.

25 cl d'hamamélis distillé
2 c. à soupe d'achillée mille-feuille séchée
1 cuiller à soupe de menthe poivrée séchée
1 c. à soupe de feuilles de consoude séchées

Mélangez les ingrédients dans un bocal en verre à fermeture hermétique. Laissez macérer pendant deux semaines. Passez, puis versez dans un flacon propre. Appliquez généreusement sur votre visage avec un disque de coton.

364
Traitement facial complet

Le yaourt adoucit et lisse les peaux à problèmes ; la consoude cicatrise les éruptions ; le miel hydrate, et l'argile cosmétique aide à extraire les impuretés de la peau.

1 cuiller à soupe de yaourt nature maigre
1 c. à soupe de feuilles de consoude séchées
1 cuiller à café de miel
1 cuiller à café d'argile cosmétique

Moulez la consoude en poudre au moulin à café. Mélangez les ingrédients jusqu'à obtention d'un masque facile à étaler sur votre visage fraîchement nettoyé, et détendez-vous pendant 15 mn. Enlevez-le avec un gant chaud et humide.

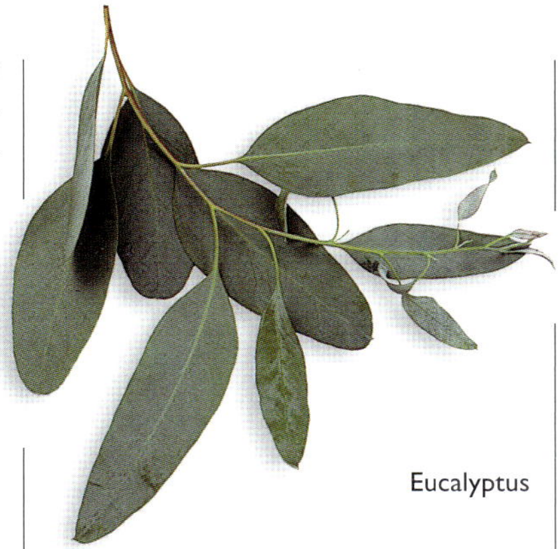

Eucalyptus

365
Masque facial à l'aromathérapie

Le yaourt rend la peau lisse, l'avoine apaise et exfolie délicatement, quant à l'argile cosmétique, elle nettoie les pores. Les huiles essentielles de lavande et d'eucalyptus combattent les bactéries qui contribuent aux éruptions.

1 cuiller à soupe de flocons d'avoine finement moulus
1 cuiller à soupe de yaourt nature maigre
1 cuiller à café d'argile cosmétique
2 gouttes d'huile essentielle de lavande
1 goutte d'huile essentielle d'eucalyptus

Moulez les flocons d'avoine en fine farine dans un mixeur ou un moulin à café. Mélangez bien tous les ingrédients. Étalez ce masque sur votre peau propre, puis enlevez-le après 15 mn avec un gant chaud et humide.

366
Pâte de nuit

Mélangez deux gouttes d'huile essentielle de tea tree, une demi-cuiller à café d'argile cosmétique et quelques gouttes d'eau (juste assez pour faire une pâte épaisse). Tamponnez cette préparation sur vos boutons et gardez-la toute une nuit pour les sécher et les cicatriser.

367
Comment traiter les boutons

Ne pressez pas vos boutons. Appliquez plutôt un gant propre chaud, puis froid dessus (1 mn chaud, 1 mn froid), plusieurs fois par jour. Cela guérit la peau en stimulant la circulation. Terminez en tamponnant de l'huile essentielle de tea tree.

368
Masque au miel

Le miel brut est excellent pour les peaux grasses et impures grâce à ses propriétés antibactériennes et sa capacité à hydrater la peau sans la rendre grasse. L'argile cosmétique absorbe l'excès de sébum de la peau et fait sortir les toxines. L'huile essentielle de lavande calme et apaise les inflammations cutanées et aide à cicatriser les boutons.

2 cuillers à soupe de miel brut
1 cuiller à café d'argile cosmétique
2 gouttes d'huile essentielle de lavande

Mélangez les ingrédients pour en faire une fine pâte (en ajoutant plus d'argile si nécessaire). Étalez-la sur votre peau propre et humectée, puis retirez-la après 15 mn, avec de l'eau chaude.

369
Traitement des boutons à l'aromathérapie

Tamponnez deux fois par jour directement sur les boutons une préparation faite avec la même quantité d'huiles essentielles de tea tree et de lavande. L'huile de tea tree combat les bactéries qui provoquent les éruptions. La lavande cicatrise les boutons tout en masquant l'odeur médicinale du tea tree.

Taches de vieillesse

Les taches brunes ou taches de vieillesse, qui apparaissent sur le visage, le cou et le dos des mains, sont provoquées par une exposition excessive au soleil. Pour les éviter, appliquez quotidiennement un écran solaire qui vous protégera à la fois contre les rayons UVA et UVB. Les écrans solaires contenant du dioxyde de titane micronisé ne provoquent pas d'irritations cutanées comme de nombreux écrans solaires chimiques. Pour éclaircir les taches déjà existantes, essayez les trucs suivants.

370

Masque aux fraises contre les taches de vieillesse

Un masque à la fraise et au yaourt est un traitement efficace et doux pour éclaircir les taches de rousseur et de vieillesse. L'huile essentielle d'encens stimule la peau et la régénère.

1 fraise fraîche
2 cuillers à café de yaourt nature entier
2 gouttes d'huile essentielle d'encens
1/2 cuiller à café d'argile cosmétique

Écrasez la fraise et mélangez son jus (environ une cuiller à café) avec le yaourt, l'huile essentielle d'encens et l'argile. Appliquez la préparation sur votre visage fraîchement lavé. Gardez ce masque une vingtaine de minutes, puis retirez-le avec un gant de toilette chaud et humide. Terminez par un lait hydratant. Pour des résultats optimaux, utilisez ce masque quotidiennement, en cas de peau grasse ou normale, et deux fois par semaine en cas de peau sèche.

371

Masque au yaourt pour les taches et vieillesse

Le yaourt a des effets décolorants doux et il peut aider à éclaircir les taches de vieillesse et les décolorations cutanées. Lavez-vous la peau à l'eau chaude, tamponnez-la ensuite jusqu'à ce qu'elle soit sèche, puis étalez-y une couche épaisse de yaourt nature entier. Gardez une trentaine de minutes, puis rincez-vous à l'eau chaude. Il faut appliquer ce masque quotidiennement pendant au moins deux mois pour remarquer une différence. Même si vos taches ne disparaissent pas complètement, votre peau sera nettement plus lisse et plus douce.

372

Pour estomper les taches de vieillesse

Peignez quotidiennement vos taches avec du jus de citron non dilué (avec un pinceau d'artiste à poils souples). Le citron est un puissant agent décolorant. Vous devriez voir la différence au bout de trois mois.

373

Pour décolorer une peau pigmentée

Pour les taches de vieillesse foncées et rebelles, essayez une crème à l'hydroquinone. C'est une façon naturelle et sans danger de blanchir les taches gênantes. Vous devriez constater une différence en trois mois.

Un masque à la fraise et au yaourt éclaircit les taches de vieillesse

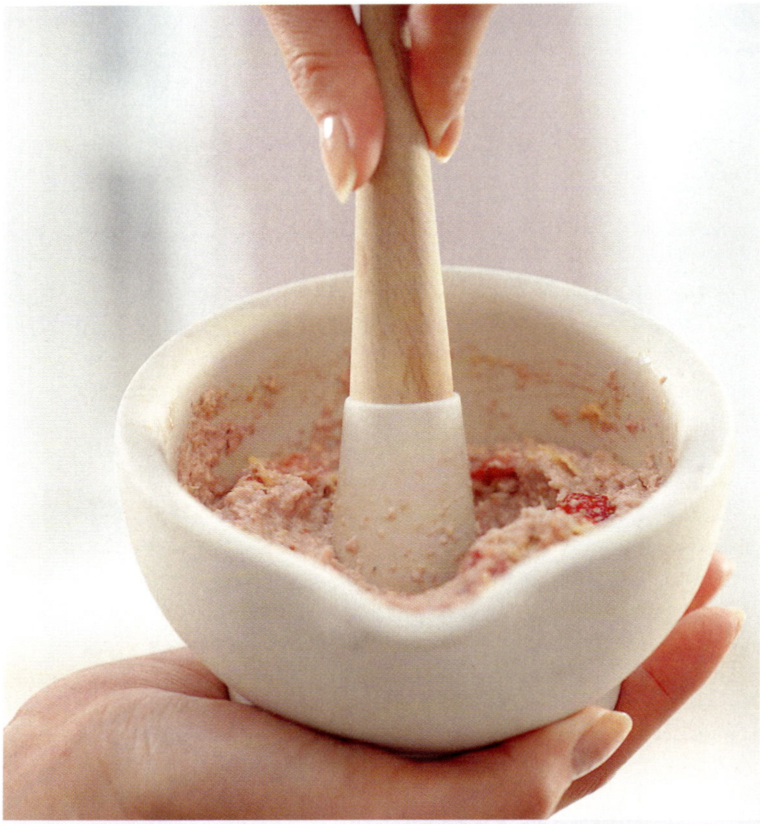

Coups de soleil

Passer au soleil une heure tôt le matin ou en fin d'après midi, est sain pour le corps et l'esprit, mais une exposition trop longue peut vous endommager la peau. Lorsque les rayons du soleil sont très forts, entre 10 heures et 16 heures, passez-vous un écran solaire et portez des vêtements protecteurs. Les remèdes suivants peuvent réduire la douleur due aux coups de soleil et accélérer la cicatrisation.

374

Brumisation faciale

L'hamamélis, l'*Aloe vera*, la lavande et l'eau de rose font une lotion rafraîchissante et cicatrisante pour une peau brûlée.

1 cuiller à café d'hamamélis distillé

20 gouttes d'huile essentielle de lavande

6 cl d'eau de rose

18 cl de jus d'Aloe vera

Mélangez l'hamamélis et la lavande dans un vaporisateur et secouez énergiquement. Incorporez l'eau de rose et l'*Aloe vera*, puis secouez à nouveau. Rangez au réfrigérateur puis vaporisez-vous aussi souvent que désiré.

375

Masque au yaourt

Le yaourt et l'huile essentielle de lavande calment les peaux brûlées.

1 cuiller à soupe de yaourt nature entier

1 goutte d'huile essentielle de lavande

Mélangez les ingrédients en une pâte que vous étalerez sur votre peau. Rincez-vous à l'eau tiède au bout de 15 mn.

376

Pour rafraîchir la peau

Mélangez une goutte d'huile essentielle de lavande avec une cuiller à soupe de gel d'*Aloe vera*. Étalez délicatement sur votre coup de soleil.

377

Masque au miel

Le miel hydrate ; l'*Aloe vera* rafraîchit et cicatrise la peu brûlée. L'huile essentielle de lavande cicatrise les brûlures et favorise la production de cellules cutanées saines.

2 cuillers à café de miel brut

2 cuillers à café de gel d'Aloe vera

2 gouttes d'huile essentielle de lavande

Mélangez les ingrédients. Humectez-vous le visage à l'eau froide, puis appliquez le masque et gardez-le 20 mn. Rincez-vous à l'eau tiède.

378

Pour apaiser les paupières

Fermez vos paupières brûlées puis recouvrez-les pendant 15 mn de rondelles de concombre ou de sachets de thé refroidis.

379

Bain au bicarbonate

La façon la plus rapide de rafraîchir un coup de soleil est de s'immerger dans un bain d'eau tiède. Le bicarbonate de sodium et l'huile essentielle de lavande font sortir la chaleur et calment l'inflammation.

250 g de bicarbonate de sodium

10 gouttes d'huile essentielle de lavande

Incorporez les ingrédients à un bain d'eau tiède, et remuez pour les faire dissoudre. Immergez-vous 20 mn au maximum. Évitez le savon qui irrite les peaux brûlées, sensibles. Tamponnez-vous délicatement pour vous sécher, puis appliquez une lotion corporelle apaisante pour fixer l'humidité.

380

Bain pour guérir

Les antioxydants puissants du thé vert aident à neutraliser l'endommagement des cellules. La camomille et le souci apaisent et guérissent la peau.

2,5 l d'eau

10 g de thé vert sec

10 g de camomille sechée

10 g de souci séché

Portez l'eau et les plantes à ébullition dans un récipient couvert. Retirez du feu et laissez macérer jusqu'à refroidissement. Passez et ajoutez cette infusion à un bain tiède. Immergez-vous quotidiennement 20 mn, jusqu'à cicatrisation.

381

Thé vert pour cicatriser

Buvez quotidiennement 75 cl de thé vert pour vous fournir davantage d'antioxydants qui aideront votre peau brûlée à se cicatriser.

382

Spray rafraîchissant

Le thé vert, le jus d'*aloe* et l'huile essentielle de lavande rafraîchissent les coups de soleil et favorisent la cicatrisation de la peau.

6 cl de thé vert infusé

6 cl de jus d'Aloe vera

1/4 de cuiller à café d'huile essentielle de lavande

Mélangez les ingrédients dans un vaporisateur et secouez bien. Vaporisez sur votre coup de soleil puis rangez au réfrigérateur. Utilisez dans les 15 jours.

Soins des yeux

Accordez-vous quelques courtes coupures pendant la journée pour vous détendre les yeux, soit en pratiquant des exercices de relaxation, soit avec des compresses fraîches aux plantes. Les yeux vieillissent plus rapidement que le reste du visage parce que la peau qui est dessous est fine et dépourvue de glandes sébacées. Traitez la peau autour de vos yeux avec délicatesse. Utilisez un lait hydratant léger afin que votre peau reste lisse.

383

Rafraîchir des yeux fatigués

Si vos yeux sont irrités par la pollution, la poussière ou des allergies, ou si vous avez besoin d'une coupure après un travail sur votre ordinateur ou de précision, essayez cet exercice de routine de 10 mn. Au-dessus d'un lavabo, éclaboussez-vous les yeux plusieurs fois avec de l'eau froide. Placez un gant de toilette chaud sur vos paupières closes en appuyant doucement du bout des doigts. Alternez les éclaboussures d'eau froide et le gant chaud, en terminant par l'eau froide. Tapotez-vous les yeux avec une serviette douillette pour les sécher. Terminez l'opération en vous allongeant sur le dos, les pieds légèrement surélevés. Placez une rondelle de concombre glacé sur chacun de vos yeux fermés, puis reposez-vous au moins 5 mn.

384

Poches sous les yeux

Une compresse froide à la camomille est excellente pour apaiser des yeux fatigués, et soulager les boursouflures.

1 c. à soupe bombée de camomille séchée
25 cl d'eau bouillante

Versez l'eau sur la camomille. Couvrez et laissez infuser pendant 20 mn. Passez et mettez au réfrigérateur. Pour utilisation, trempez deux disques de coton dans le thé froid, allongez-vous et appliquez-les pendant 10 mn sur vos paupières closes.

385

Pour les boursouflures

Lorsque la fatigue ou les allergies vous boursouflent les yeux, placez des sachets de thé noir, humides et froids, sur vos paupières fermées, pendant 10 mn. Le thé noir contient des tanins qui réduisent les tissus enflés.

386

Relaxation apaisante pour les yeux

Cet exercice apaise les yeux fatigués et aide également à détendre tout votre corps. Pratiquez-le n'importe quand. Asseyez-vous confortablement les pieds à plat sur le sol. Frottez-vous les mains vigoureusement jusqu'à ce qu'elles soient chaudes. Fermez-les yeux et placez les mains dessus, les doigts pointant vers le haut. Ajustez les paumes de façon à être dans le noir complet. Inspirez profondément et rythmiquement pendant au moins une minute, en laissant l'obscurité velouteuse apaiser et rafraîchir vos yeux.

387

Rose rafraîchissante

Gardez une bouteille d'eau de rose au réfrigérateur. Diluez deux cuillers à soupe d'eau de rose glacée avec la même quantité d'eau froide. Trempez deux disques de coton dans cette préparation et appliquez-les sur vos paupières fermées.

388

Lotion tonique aux plantes

La camomille, le fenouil et la fleur de sureau rafraîchissent les yeux fatigués ou boursouflés.

50 cl d'eau bouillante
1 cuiller à soupe de camomille séchée
1 cuiller à soupe de graines de fenouil écrasées
1 cuiller à soupe de fleurs de sureau séchées

Versez l'eau sur les plantes, couvrez et laissez infuser jusqu'à refroidissement. Passez, puis mettez au réfrigérateur. Trempez un gant de toilette dans la préparation et essorez-le légèrement. Allongez-vous et placez le gant sur vos yeux, puis détendez-vous pendant 10 mn.

389

Huile à l'aromathérapie

Les huiles essentielles de camomille et de rose hydratent la zone sous les yeux.

5 gouttes d'huile essentielle de camomille
5 gouttes d'huile essentielle de rose
3 cl d'huile de jojoba

Mélangez les ingrédients puis versez-les dans un petit flacon compte-gouttes en verre. Nettoyez-vous le visage et appliquez deux gouttes du bout des doigts autour des yeux en tapotant doucement.

390

Soins aux sourcils

Après vous être épilé les sourcils, appliquez une lotion astringente, comme l'hamamélis, avec une boule de coton. Étalez une fine couche de miel avec vos doigts, puis rincez-la à l'eau chaude après quelques minutes.

Soins des lèvres

Vos lèvres étant dépourvues de glandes sébacées, il est important de les protéger des éléments, comme le soleil, le vent et le froid. Essayez ces baumes pour les lèvres faciles à faire.

391

Baume au miel

L'huile d'amande douce et la cire d'abeille créent une barrière contre le vent et le froid. Le miel aide les lèvres à fixer l'humidité.

4 cuillers à soupe d'huile d'amande douce
1 cuiller à soupe de cire d'abeille râpée
1 cuiller à café de miel

Faites chauffer à feu très doux l'huile d'amande et la cire d'abeille dans une petite casserole, jusqu'à ce que la cire soit fondue. Retirez du feu, incorporez le miel, puis remuez bien.

Versez dans un petit bocal en verre à ouverture large. Laissez refroidir, en remuant de temps en temps pour empêcher les ingrédients de se séparer. Rangez dans un endroit frais. Appliquez-en une petite quantité sur vos lèvres, aussi souvent que nécessaire.

392

Baume à la menthe

Pour préparer un baume rafraîchissant pour les lèvres, suivez la recette du Baume au miel (*voir n° 391*), et incorporez-y, en remuant et après y avoir ajouté le miel, 10 gouttes d'huile essentielle de menthe poivrée.

Grâce au baume au miel, les lèvres restent lisses

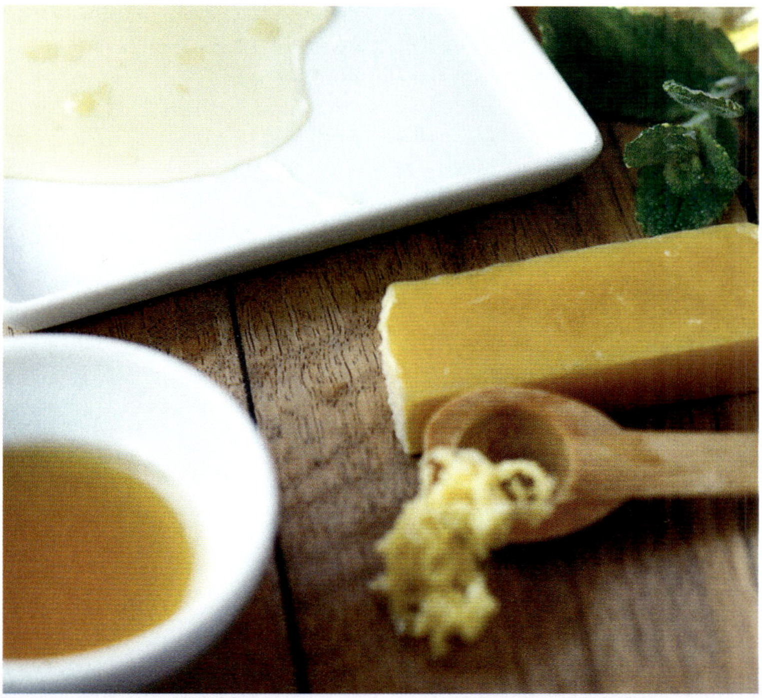

393

Baume au pamplemousse et à la lavande

Pour faire un baume sucré aux agrumes pour les lèvres, suivez la recette du Baume au miel (*voir n° 391*), et incorporez-y, en remuant et après y avoir ajouté le miel, 10 gouttes d'huile essentielle de pamplemousse et 5 de lavande.

394

Baume à la camomille et à la fleur d'oranger

Pour faire un baume apaisant au parfum de fleur d'oranger, suivez la recette du Baume au miel (*voir n° 391*), et incorporez-y, en remuant, et après y avoir ajouté le miel, 5 gouttes d'huile essentielle de camomille et 10 de néroli.

395

Baume à la rose

Pour faire un baume parfumé et délicat pour les peaux sensibles, suivez la recette du Baume au miel (*voir n° 391*), et incorporez-y, en remuant, et après y avoir ajouté le miel, 10 gouttes d'huile essentielle de rose.

396

Baume cicatrisant pour lèvres gercées

La vitamine E avec les huiles essentielles de tea tree et de lavande aide à apaiser et à cicatriser les lèvres sèches et gercées. Suivez la recette du Baume au miel (*voir n° 391*). Incorporez le contenu d'une gélule de 400 UI de vitamine E au miel et remuez bien. Ajoutez ensuite 10 gouttes d'huile essentielle de tea tree et 5 de lavande. Puis remuez à nouveau.

Dents et gencives

La vitamine C, la coenzyme Q10, le calcium, le magnésium, un brossage quotidien et le fil dentaire, sont indispensables pour des dents et des gencives saines. Pour vous nettoyer les dents, rien n'est plus efficace que le bicarbonate de sodium. Il polit les dents et les blanchit naturellement et en douceur. Les bains de bouche aux plantes sont rapides à faire, ils sont efficaces et ils rafraîchissent l'haleine en même temps.

397

Vitamine C

La vitamine C, antioxydante, réduit l'inflammation. Elle stimule le système immunitaire, aide à combattre les bactéries qui provoquent les infections, et elle guérit les gencives. Mangez des aliments riches en vitamine C, comme les agrumes et les légumes verts à feuilles (épinards et brocolis) et supplémentez votre régime alimentaire avec de 250 à 500 mg par jour.

398

Coenzyme Q10

La coenzyme Q10 est un antioxydant puissant qui réduit le nombre de radicaux libres qui endommagent les gencives. Votre corps en fabrique naturellement, mais de moins en moins avec l'âge. Envisagez de supplémenter votre régime avec 60 à 100 mg par jour.

399

Calcium

Une déficience en calcium peut affaiblir à la fois les dents et les os qui les tiennent en place. Augmentez votre consommation quotidienne en mangeant des légumes vert foncé, du tofu et des produits laitiers maigres, et en supplémentant quotidiennement votre régime avec 1 200 mg pris en deux fois.

400

Magnésium

Le magnésium fonctionne avec le calcium pour entretenir des dents et des os robustes. Mangez des aliments riches en magnésium, comme les fruits à coque, les graines, les légumineuses et les légumes vert foncé ; supplémentez votre régime quotidien avec une gélule de 400 mg.

401

Brossez-vous les dents et les gencives

Avec une brosse souple, brossez-vous délicatement les gencives de façon à extirper les particules alimentaires et les bactéries coincées à la racine de vos dents. Utilisez un dentifrice naturel. S'il vous est impossible de vous brosser les dents après chaque repas, rincez-vous au moins la bouche à l'eau pour évacuer les sucres et les particules alimentaires.

402

Fil dentaire tous les jours

Se passer quotidiennement du fil entre les dents est une habitude indispensable à prendre pour garder des gencives et des dents saines. Utilisez un morceau de fil neuf à chaque fois et guidez-le avec douceur entre vos dents et sur la gencive en dessous de chaque dent.

403

Poudre dentaire aux plantes

Le bicarbonate de sodium blanchit vos dents et rafraîchit votre haleine. Le sel de mer resserre les gencives. L'huile de menthe poivrée et le gingembre combattent les bactéries et apportent de la saveur.

2 cuillers à soupe de bicarbonate de sodium
1/2 c. à café de sel marin finement moulu
1/4 de cuiller à café de gingembre en poudre
3 gtes d'huile essentielle de menthe poivrée

Mélangez les ingrédients et placez-les dans un récipient hermétiquement fermé. Utilisez une demi-cuiller à café de cette poudre à chaque brossage.

La poudre dentaire aux plantes blanchit naturellement les dents

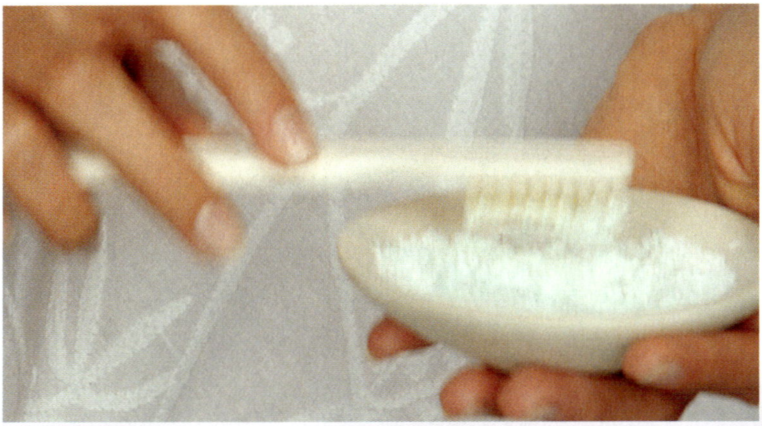

404
Brossez-vous la langue
Une accumulation bactérienne dans les crevasses de la langue peut provoquer une mauvaise haleine. Brossez-vous délicatement le bout de la langue à chaque fois que vous vous brossez les dents.

405
Pour rafraîchir l'haleine
Pour rafraîchir rapidement son haleine, mâchez quelques graines de fenouil ou un brin de persil.

406
Pour blanchir les dents
Mélangez une cuiller à café de bicarbonate de sodium et autant d'eau oxygénée à 3 %. Trempez votre brosse dans cette préparation et brossez-vous les dents pendant 3 mn, puis rincez-vous minutieusement. Terminez l'opération par un dentifrice normal ou par un bain de bouche aux plantes.

407
Des fraises pour blanchir
Pour éclaircir les taches et blanchir vos dents, écrasez une fraise fraîche et frottez-la sur vos dents. Rincez-vous ensuite à l'eau.

408
Bain de bouche quotidien
Se rincer vigoureusement la bouche une minute chaque jour peut empêcher la plaque dentaire de se développer, laquelle contribue à l'inflammation des gencives et aux caries. Cherchez des marques dont les ingrédients sont antiseptiques (huile essentielle de tea tree et myrrhe).

409
Bain de bouche à la menthe
L'huile essentielle de menthe poivrée permet d'éliminer les bactéries qui provoquent des odeurs, et l'*Aloe vera* apaise les gencives.

25 cl d'eau

1 cuiller à café de glycérine végétale

1 cuiller à café de jus d'Aloe vera

6 gouttes d'huile essentielle de menthe poivrée

Mélangez les ingrédients et placez la préparation dans un récipient fermé. Secouez bien et utilisez les jours suivants.

410
Bain de bouche aux plantes pour des gencives saines
La menthe poivrée et les graines d'anis rafraîchissent l'haleine. La myrrhe renforce les gencives et c'est, de plus, un antiseptique et un conservateur.

25 cl d'eau bouillante

2 cuillers à café de menthe poivrée séchée

1 cuiller à café de graines d'anis

1/2 c. à café de teinture de myrrhe

Versez l'eau bouillante sur la menthe et les graines d'anis. Couvrez et laissez infuser jusqu'à refroidissement. Passez, puis incorporez la myrrhe. Placez ce bain de bouche dans un flacon que vous secouerez bien avant utilisation.

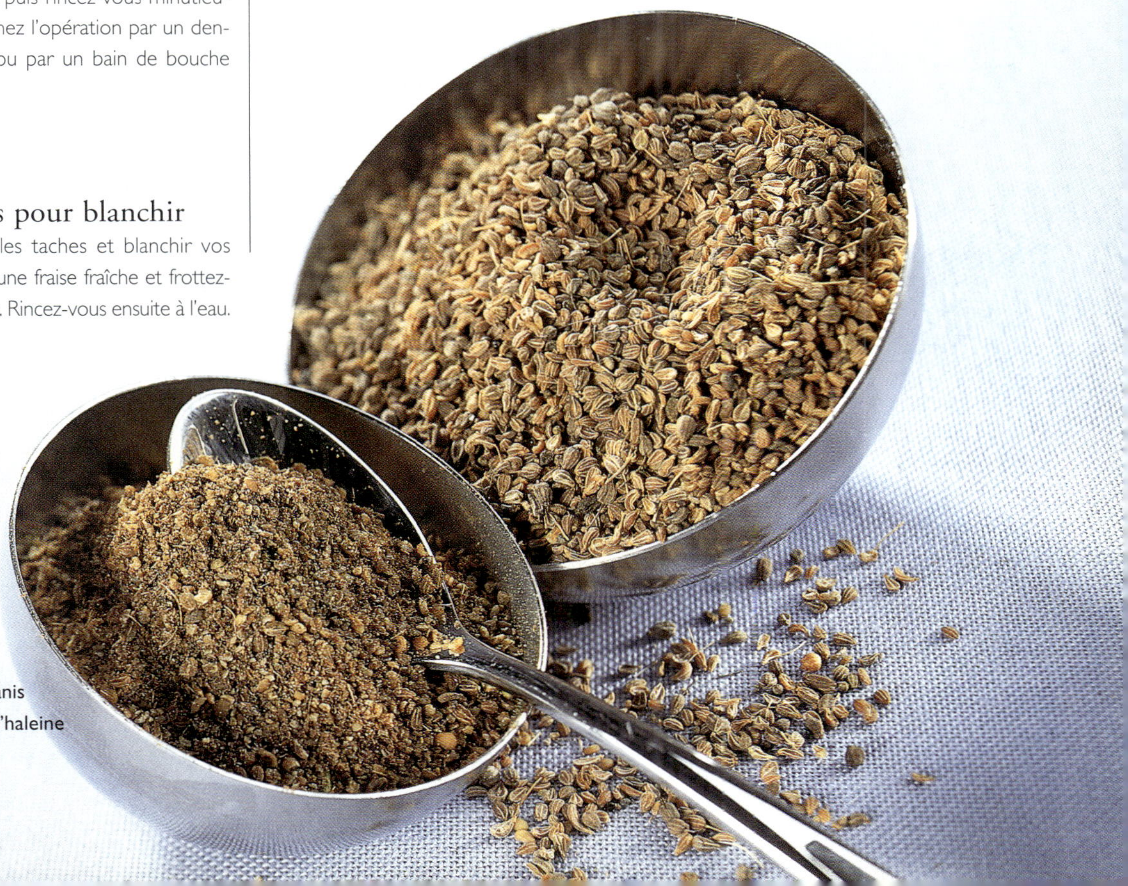

Les graines d'anis rafraîchissent l'haleine

Lotions et laits pour le corps

Si vous vous hydratez régulièrement le corps, votre peau restera souple et jeune. Les lotions hydratantes défendent la peau en créant une barrière qui la protège contre la perte d'humidité et des effets dévastateurs du vent, de la chaleur et d'un environnement sec.

411

Huile pour peaux matures

Le jojoba est un hydratant riche ; les huiles essentielles d'encens et de palma rosa stimulent la régénération cutanée.

60 cl d'huile de jojoba

15 gouttes d'huile essentielle d'encens

10 gouttes d'huile essentielle de palma rosa

Mélangez l'huile de jojoba et les huiles essentielles dans un petit flacon. Appliquez-en plusieurs gouttes pour hydrater votre peau après le bain ou la douche.

Encens

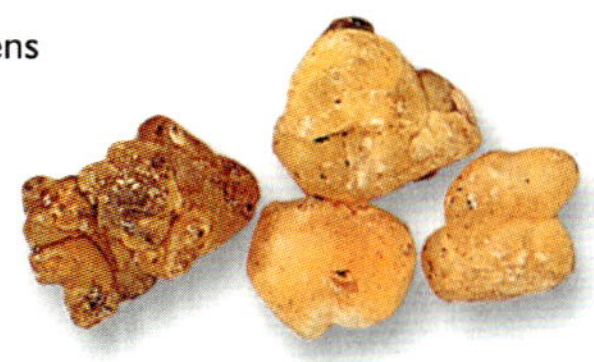

412

Huile à l'aromathérapie

L'association d'huile de jojoba et d'huiles essentielles de lavande et de pamplemousse forme une huile hydratante délicatement parfumée.

6 cl d'huile de jojoba

15 gouttes d'huile essentielle de lavande

10 gtes d'huile essentielle de pamplemousse

Mélangez les huiles essentielles et de jojoba dans un petit flacon. Après votre bain ou votre douche étalez-en quelques gouttes sur votre peau encore humide.

413

Lotion hydratante au bois de santal

Pour faire une lotion hydratante simple et parfumée, ajoutez quelques gouttes d'huile essentielle de bois de santal à une cuiller à soupe de lotion corporelle naturelle. Faites pénétrer, en massant, la préparation ainsi obtenue dans votre peau humide, immédiatement après votre douche ou votre bain.

414

Crème corporelle au bois de santal et à la rose

Les huiles essentielles de bois de santal et de rose hydratent et apaisent les peaux sèches, et ensemble, elles donnent une fragrance durable à cette crème corporelle riche. L'huile de noix de coco et la cire d'abeille sont des hydratants riches. L'huile de pépin de raisin a un effet antioxydant, qui aide à protéger la peau, et l'eau de rose est apaisante. La vitamine E et l'extrait de pépin de pamplemousse sont ajoutés pour conserver cette crème.

3 cuillers à soupe d'huile de pépins de raisin

1 cuiller à soupe d'huile de noix de coco

1 cuiller à soupe de cire d'abeille râpée

1 gélule de 400 UI d'huile de vitamine E

6 cl d'eau de rose

5 gouttes d'huile essentielle de bois de santal

5 gouttes d'huile essentielle de rose

3 gouttes d'extrait de pépins de pamplemousse

Mélangez les huiles de pépins de raisin et de noix de coco et la cire d'abeille dans une marmite et faites chauffer à feu doux jusqu'à ce que la cire soit fondue, puis retirez du feu. Incorporez le contenu de la gélule de vitamine E. Faites chauffer l'eau de rose à feu doux, puis retirez du feu. Lorsque les deux liquides sont tièdes, versez lentement l'eau de rose dans l'huile, en battant régulièrement au fouet à main ou électrique, à la vitesse la plus faible, jusqu'à obtention d'une préparation froide, épaisse et lisse. Ajoutez les huiles essentielles de bois de santal et de rose, ainsi que l'extrait de pépins de pamplemousse. Transvasez cette crème à la cuiller dans un bocal propre et laissez-la refroidir complètement avant de mettre le couvercle. Rangez dans un endroit frais. Appliquez la crème avec modération.

415

Crème corporelle à la fleur d'oranger

Cette riche crème à la fragrance de fleurs d'oranger est nourrissante pour le corps. Les huiles essentielles d'encens et de néroli régénèrent la peau. Suivez la recette pour la Crème corporelle au bois de santal et à la rose (*voir n° 414*), en remplaçant les huiles de bois de santal et de rose par 5 gouttes d'huile essentielle d'encens et 5 de néroli. Appliquez cette crème sur votre peau, avec modération.

416

Pour empêcher l'humidité de s'évaporer

Appliquez une huile corporelle ou un lait hydratant immédiatement après avoir pris une douche ou un bain – de préférence pendant que votre peau est encore mouillée – pour aider à empêcher l'humidité de s'évaporer de votre peau.

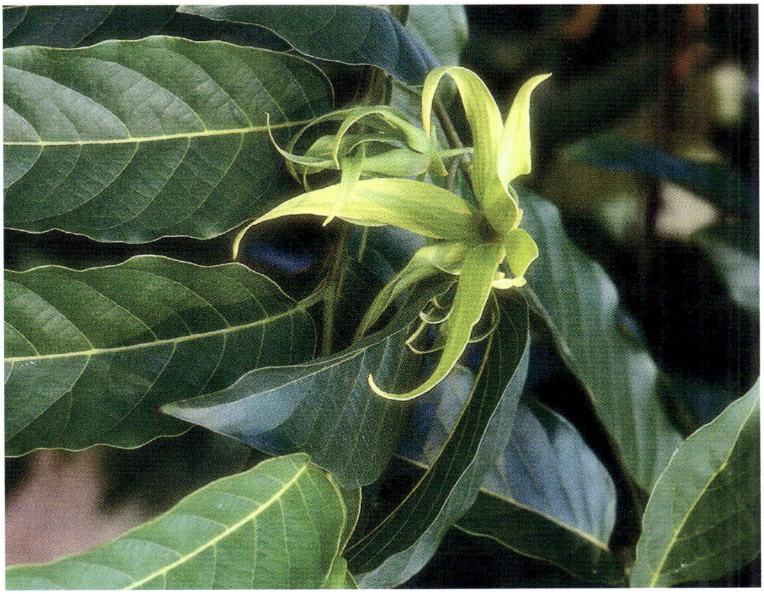

L'ylang ylang ajoute une touche de senteur exotique aux produits de soins pour le corps

Poudres pour le corps

Les poudres pour le corps sont excellentes pour absorber l'excès de transpiration et réduire l'irritation. La plupart des marques contiennent du talc, qui irrite les poumons car il est souvent contaminé par de l'amiante. Les alternatives naturelles et bon marché sont la farine de maïs, la marante et l'argile cosmétique blanche.

417

Poudre simple pour le corps

Pour faire une simple poudre pour le corps, parfumez une tasse de farine de maïs avec 10-30 gouttes d'huile essentielle de votre choix. Mélangez minutieusement du bout des doigts et utilisez immédiatement.

418

Poudre stimulante

Les huiles essentielles de lavande et de pamplemousse ont un parfum rafraîchissant, remontant, parfait pour les chaudes journées d'été. La marante (ou la farine de maïs) et l'argile absorbent l'excès de transpiration.

50 g de marante ou de farine de maïs
2 c. à soupe d'argile cosmétique blanche
7 gouttes d'huile essentielle de lavande
7 gtes d'huile essentielle de pamplemousse

Mélangez la marante (ou la farine de maïs) à l'argile cosmétique. Ajoutez les huiles essentielles goutte à goutte à la poudre en mélangeant du bout des doigts. Placez dans un récipient à fermeture hermétique. Laissez la préparation reposer pendant quelques jours avant de l'utiliser, afin que les huiles parfument complètement la poudre.

419

Poudre apaisante

La rose, la lavande et l'ylang ylang créent une poudre calmante au parfum floral. La marante (ou la farine de maïs) et l'argile permettent de maîtriser la transpiration.

2 c. à soupe de pétales de rose parfumés séchés
50 g de marante ou de farine de maïs
2 c. à soupe d'argile cosmétique blanche
8 gouttes d'huile essentielle de lavande
5 gouttes d'huile essentielle de rose
1 goutte d'huile essentielle d'ylang ylang

Réduisez les pétales de rose en poudre dans un moulin à café propre, mélangez-les avec la marante ou la farine de maïs, puis avec l'argile cosmétique. Incorporez les huiles goutte à goutte en les mélangeant minutieusement dans la poudre avec les doigts. Mettez dans un récipient à fermeture hermétique et laissez reposer pendant un jour ou deux avant utilisation, pour que les huiles essentielles aient complètement parfumé la poudre.

420

Poudre réconfortante

Pour avoir une bonne poudre pour l'automne et l'hiver, suivez la recette de la Poudre stimulante (*voir n° 418*) et remplacez les huiles essentielles citées par 12 gouttes d'huile essentielle de bois de santal, 3 de gingembre et une de patchouli.

421

Poudre calmante

Pour faire une poudre adoucissante et au parfum durable, pour le corps, suivez la recette de la Poudre stimulante (*voir n° 418*), en remplaçant les huiles essentielles citées par 10 gouttes d'huile essentielle de bois de santal, 3 de lavande et 3 de sauge sclarée.

Mains et ongles

Les mains, les cuticules et les ongles sont malmenés par les travaux quotidiens. Un temps froid et le soleil peuvent rendre les mains et les cuticules rugueuses et sèches. Utilisez quotidiennement une crème hydratante riche et offrez-vous une manucure naturelle une fois par semaine. Commencez par un bain aux plantes pour les mains, puis appliquez-leur ensuite un enveloppement régénérant, un masque ou un exfoliant et enfin, une huile pour les ongles ou une crème.

422

Hydratation des mains sèches

Pour adoucir et hydrater rapidement les mains sèches, ajoutez 5 gouttes d'huile essentielle de lavande et une cuiller à café d'huile d'amande douce dans une bassine d'eau chaude et trempez-y les mains pendant 10 mn. Terminez par une riche crème pour les mains pour fixer l'humidité.

423

Bains à la consoude pour mains rugueuses

Un traitement simple pour les peaux rugueuses ou gercées consiste à tremper les mains dans une infusion de consoude. La consoude contient de l'allantoïne, qui stimule la croissance de cellules neuves saines.

3 c. à soupe de racine de consoude séchée
75 cl d'eau

Faites mijoter la consoude et l'eau dans un récipient couvert pendant 10 mn, retirez du feu, puis laissez macérer jusqu'à ce que le liquide soit tiède. (Les feuilles de consoude séchées contiennent deux fois moins d'allantoïne : versez 75 cl d'eau bouillante sur 6 cuillers à soupe de feuilles sèches et laissez infuser jusqu'à ce que le liquide soit tiède). Passez, puis trempez les mains dans cette infusion tiède pendant environ 15 mn. Tapotez vos mains pour les sécher, puis appliquez une crème ou une huile hydratante.

424

Bain pour les mains

Ce bain nettoie et adoucit les mains, ce qui facilite le façonnage des ongles et des cuticules. L'huile d'amande douce hydrate, et la camomille, le souci et la lavande apaisent et guérissent.

50 cl d'eau
1 cuiller à soupe de souci séché
1 cuiller à soupe de camomille séchée
1 cuiller à soupe de lavande séchée
1 cuiller à café d'huile d'amande douce

Portez l'eau et les plantes à ébullition dans une marmite, couvrez, retirez du feu et laissez macérer pendant 10 mn. Passez dans un saladier et incorporez l'huile d'amande douce. Trempez les mains dans cette préparation pendant 10 mn. Nettoyez sous vos ongles et repoussez les cuticules pendant que vos mains sont encore humides, puis faites pénétrer une crème hydratante dans vos mains et vos ongles en les massant.

425

Exfoliant doux pour les mains

Les amandes et les flocons d'avoine font un exfoliant doux qui polit la peau sèche et qui laisse les mains douces et lisses.

1 cuiller à soupe d'amandes
1 cuiller à soupe de flocons d'avoine
1 cuiller à café d'huile d'amande douce

Moulez les amandes et les flocons d'avoine en une poudre grossière dans un moulin à café propre, puis mélangez-les à l'huile d'amande. Humectez vos mains à l'eau chaude, puis massez-vous avec cet exfoliant pendant quelques minutes. Rincez-vous bien à l'eau chaude puis tapotez-vous pour vous sécher.

426

Masque régénérant au yaourt pour les mains

Un mélange de miel, de citron, de flocons d'avoine et de yaourt, apaise et adoucit les mains. L'huile essentielle d'encens apporte ses propriétés régénératrices pour la peau.

1 cuiller à soupe de flocons d'avoine
1 cuiller à soupe de yaourt nature entier
1 cuiller à café d'huile d'amande douce
1 cuiller a café de jus de citron
2 gouttes d'huile essentielle d'encens

Moulez les flocons d'avoine en poudre grossière dans un moulin à café propre. Ajoutez le reste des ingrédients et mélangez. Appliquez ce masque sur le dos de vos mains lavées, encore humides. Détendez-vous 20 mn, puis rincez-vous à l'eau chaude, et appliquez une crème hydratante.

427

Masque apaisant pour les mains

Le miel et l'huile d'amande douce hydratent les mains sèches, alors que l'huile essentielle de lavande apaise la peau.

1 cuiller à café d'huile d'amande douce
1 cuiller à café de miel
2 gouttes d'huile essentielle de lavande

Mélangez les ingrédients et faites-les pénétrer en massant dans vos mains fraîchement lavées et encore humides. Détendez-vous pendant 15 mn, puis rincez-vous les mains à l'eau tiède et appliquez une lotion hydratante.

428

Enveloppement aux amandes et au miel

Les mains gercées sont un problème courant et douloureux en hiver. Essayez cet enveloppement apaisant pour restaurer l'humidité à vos mains sèches. Tous les ingrédients sont réputés pour leurs actions cicatrisantes et hydratantes.

1 cuiller à soupe d'amandes
1 cuiller à soupe de flocons d'avoine
1 cuiller à café de miel
1 cuiller à café d'huile d'amande douce
Babeurre ou yaourt nature entier

Moulez les amandes et les flocons d'avoine en poudre grossière dans un moulin à café. Mélangez le miel, l'huile d'amande, et suffisamment de babeurre ou de yaourt pour faire une pâte épaisse. Appliquez sur vos mains (ce sera plus facile si quelqu'un peut vous aider). Enfilez une paire de gants de coton épais trop grands, et gardez-les environ deux heures. Rincez-vous les mains à l'eau chaude, puis appliquez une crème hydratante.

429

Enveloppement à la consoude pour les mains

Cet enveloppement est salissant, mais il est excellent lorsque vos mains ont besoin d'un traitement intensif. L'avoine, le yaourt et le miel adoucissent et lissent les peaux endommagées. La consoude contient de l'allantoïne qui stimule la régénération cutanée, et la lavande apaise l'irritation.

2 cuillers à soupe de flocons d'avoine
2 c. à soupe de feuilles de consoude séchées
1 cuiller à soupe de yaourt nature entier
1 cuiller à soupe de miel
5 gouttes d'huile essentielle de lavande

Moulez les flocons d'avoine et la consoude en poudre dans un moulin à café propre. Ajoutez le reste des ingrédients et remuez la préparation jusqu'à obtention d'une pâte épaisse facile à étaler. Étalez sur vos mains (demandez à quelqu'un de vous aider). Enfilez une paire de gants trop grands en coton et gardez-les pendant au moins deux heures, puis rincez-vous les mains à l'eau chaude et appliquez une crème hydratante pour les mains.

430

Huile à l'aromathérapie pour les cuticules

L'huile de jojoba est hydratante, et la vitamine E, la lavande et l'encens aident à cicatriser les cuticules déchiquetées.

3 cl d'huile de jojoba
2 gélules de 400 UI d'huile de vitamine E
5 gouttes d'huile essentielle de lavande
5 gouttes d'huile essentielle d'encens

Mélangez les ingrédients dans un petit flacon et secouez vigoureusement. Faites pénétrer quelques gouttes d'huile dans vos ongles et vos cuticules en les massant, chaque soir avant de vous coucher.

431

Huile pour les cuticules

Les cuticules grossières répondent rapidement à un bain d'huile chaude. L'huile d'olive et les huiles essentielles de lavande et de citron aident à cicatriser et à lisser les cuticules.

6 cl d'huile d'olive vierge extra
5 gouttes d'huile essentielle de lavande
5 gouttes d'huile essentielle de citron

Faites chauffer l'huile d'olive de façon à ce que sa température reste confortable, et incorporez-y les huiles essentielles. Trempez le bout de vos doigts dans l'huile chaude pendant 10 mn. Cette préparation peut être réutilisée plusieurs fois ; stockez-la dans un endroit frais, et faites la réchauffer avant utilisation.

La consoude aide à cicatriser les peaux abîmées

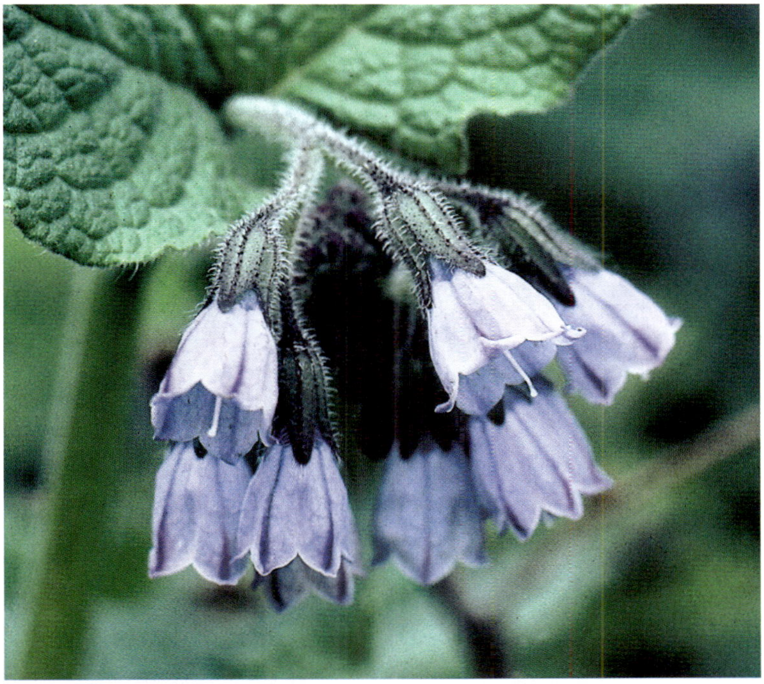

432
Huile nourrissante pour les ongles

Les ongles deviennent cassants et secs quand ils sont exposés à l'eau chaude, aux savons, aux vernis à ongle et aux dissolvants. Ce mélange les restaurera.

1 cuiller à café d'huile de jojoba
1 cuiller à café d'huile de noyaux d'abricot
1 cuiller à café d'huile d'amande douce
1 gélule de 400 UI d'huile de vitamine E

Combinez les ingrédients dans un petit flacon. Secouez pour bien les mélanger. Matin et soir faites pénétrer plusieurs gouttes de cette préparation sur vos ongles et vos cuticules en les massant. Polissez vos ongles avec un polissoir en peau de chamois pour en rehausser le brillant naturel.

433
Beurre riche pour les ongles

L'huile de jojoba, le beurre de cacao et la cire d'abeille sont des hydratants qui pénètrent profondément. L'huile essentielle de citron renforce les ongles cassants et l'huile essentielle de bois de santal hydrate les cuticules sèches.

2 cuillers à soupe d'huile de jojoba
1 cuiller à soupe de beurre de cacao
1 cuiller à soupe de cire d'abeille râpée
10 gtes d'huile essentielle de bois de santal
5 gouttes d'huile essentielle de citron

Mélangez l'huile de jojoba, le beurre de cacao et la cire d'abeille dans une petite marmite et faites réchauffer à feu doux jusqu'à ce que ces derniers soient fondus. Retirez la casserole du feu, incorporez les huiles essentielles de bois de santal et de citron. Versez la préparation dans un petit bocal en verre, puis laissez-la refroidir complètement avant de mettre le couvercle. Frottez chaque jour une petite quantité de ce beurre protecteur sur vos ongles.

434
Crème à l'aromathérapie pour les mains

L'huile de noix de coco et la cire d'abeille sont des hydratants riches. L'huile de pépins de raisin a une action antioxydante, tandis que les huiles essentielles de bois de santal et de rose cicatrisent les peaux sèches. La vitamine E et l'extrait de pépins de pamplemousse conservent la crème.

3 c. à soupe d'huile de pépins de raisin
1 cuiller à soupe d'huile de noix de coco
1 cuiller à soupe de cire d'abeille râpée
1 gélule de 400 UI d'huile de vitamine E
6 cl d'eau de rose
5 gouttes d'huile essentielle de rose
5 gtes d'huile essentielle de bois de santal
3 gtes d'extrait de pépins de pamplemousse

Mélangez les huiles de pépin de raisin et de noix de coco à la cire d'abeille dans une marmite et faites chauffer à feu doux jusqu'à ce que la cire soit fondue. Retirez du feu puis incorporez le contenu de la gélule de vitamine E. Faites réchauffer l'eau de rose à feu doux, puis retirez du feu. Lorsque les deux liquides sont tièdes, versez lentement l'eau de rose dans l'huile en battant régulièrement au fouet manuel ou électrique, à la vitesse la plus faible, jusqu'à obtention d'une pâte lisse, épaisse et froide. Incorporez l'extrait de pépin de pamplemousse et les huiles essentielles. Transvasez cette crème à la cuiller dans un bocal propre et attendez son refroidissement complet avant de mettre le couvercle. Rangez dans un endroit frais. Utilisez quotidiennement pour garder les mains douces et lisses.

Une crème à l'aromathérapie hydrate les mains

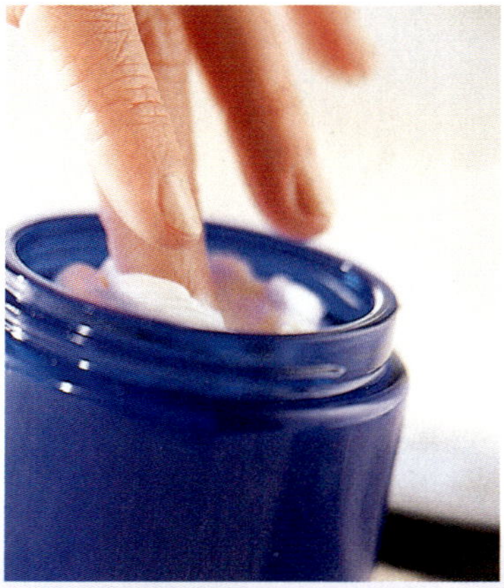

435
Crème cicatrisante

Cette crème est excellente pour les mains rugueuses, sèches et gercées. Les huiles de jojoba et de noix de coco et la cire d'abeille sont des hydratants. Le gel d'*aloe* et les huiles essentielles favorisent la guérison, la vitamine E et l'extrait de pépin de pamplemousse sont des conservateurs.

3 cuillers à soupe d'huile de jojoba
1 cuiller à soupe d'huile de noix de coco
1 cuiller à soupe de cire d'abeille râpée
1 gélule de 400 UI d'huile de vitamine E
6 cl de gel d'Aloe vera
5 gouttes d'huile essentielle de tea tree
5 gouttes d'huile essentielle de lavande
3 gtes d'extrait de pépins de pamplemousse

Dans une marmite, mélangez les huiles de jojoba et de noix de coco avec la cire d'abeille et faites chauffer à feu doux jusqu'à ce que la cire soit fondue. Retirez du feu et ajoutez le contenu de la gélule. Faites chauffer le gel d'*aloe* à feu doux et retirez du feu. Lorsque les deux préparations sont tièdes, versez lentement le gel dans l'huile en battant régulièrement au fouet à main ou électrique, à la vitesse la plus faible, jusqu'à obtention d'un appareil froid, épais et lisse. Incorporez les huiles essentielles et l'extrait de pépins de pamplemousse. Transvasez à la cuiller dans un bocal propre et attendez le refroidissement complet avant de mettre le couvercle. Rangez dans un endroit frais.

Soins des pieds

Les durillons, les cors et les pieds douloureux résultent souvent de chaussures non adaptées, il faut donc choisir des chaussures avec suffisamment de place pour les orteils, et qui supportent la voûte plantaire. Massez-vous les pieds tous les soirs avec une crème hydratante riche ; rafraîchissez-les et désodorisez-les avec des sprays rafraîchissants ; régénérez-les quand ils sont fatigués avec de merveilleux bains de pieds.

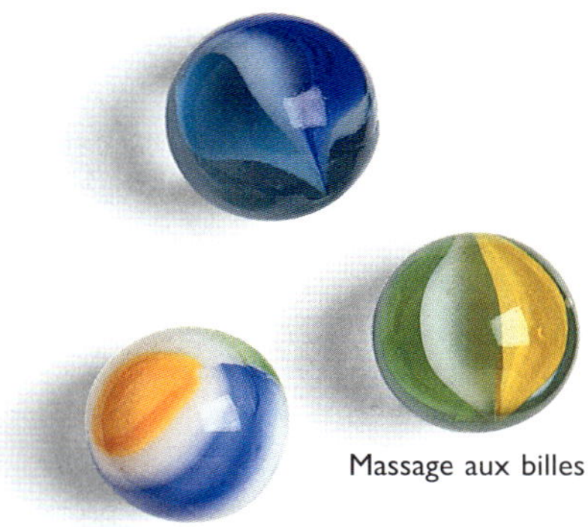

Massage aux billes

436
Bain de pieds relaxant pour pieds fatigués

La lavande est relaxante et le romarin stimule la circulation. Ajoutez 5 gouttes d'huile essentielle de lavande et 2 gouttes d'huile essentielle de romarin dans une bassine d'eau chaude et remuez avec les mains pour mélanger. À la fin d'une longue journée baignez vos pieds fatigués pendant 15 mn, puis terminez en les rinçant à l'eau froide.

437
Bain de pieds rafraîchissant

Pour faire un bain de pieds rafraîchissant par une chaude journée d'été, ajoutez 5 gouttes d'huile essentielle de lavande et 2 gouttes d'huile de menthe poivrée à une bassine d'eau froide. Remuez bien avec les mains pour mélanger et immergez les pieds pendant 15 mn.

438
Massage aux billes

Ajoutez une couche de billes au bain de pieds de votre choix et amusez-vous à faire rouler vos pieds dessus pendant qu'ils sont immergés.

439
Bain de pieds anti-odeurs

Les huiles essentielles de cyprès, de lavande et de patchouli combattent les bactéries qui provoquent les odeurs de pieds, et elles laissent une sensation de pieds propres et frais.

5 gouttes d'huile essentielle de lavande
3 gouttes d'huile essentielle de cyprès
2 gouttes d'huile essentielle de patchouli

Incorporez les huiles à une bassine d'eau chaude. Remuez l'eau avec les mains pour mélanger, puis immergez vos pieds pendant 15 mn.

440
Stimulez la circulation

Pour reposer et régénérer des pieds douloureux, allongez-vous sur le sol et placez vos pieds sur une chaise afin qu'ils soient plus hauts que votre tête. Détendez-vous dans cette position pendant 10 mn. Le fait d'être allongé les pieds plus hauts que la tête stimule la circulation et soulage la stagnation dans les jambes et dans les pieds.

441
Bain de pieds à l'aromathérapie

Le bicarbonate de sodium et le borate de sodium adoucissent les peaux rêches, et l'huile d'amande douce les hydrate. Les huiles de lavande et de pamplemousse nettoient et rafraîchissent les pieds.

125 g de bicarbonate de sodium
60 g de borate de sodium
5 gouttes d'huile essentielle de lavande
2 gtes d'huile essentielle de pamplemousse
1 cuiller à café d'huile d'amande douce

Mettez de l'eau chaude dans un baquet en plastique suffisamment grand pour que vos deux pieds y soient à l'aise. Ajoutez le bicarbonate de sodium et le borate de sodium et remuez pour le dissoudre. Mélangez les huiles de lavande et de pamplemousse avec l'huile d'amande douce et incorporez-les au bain. Trempez vos pieds pendant au moins 10 mn. Pendant qu'ils sont encore mouillés enlevez délicatement les durillons au moyen d'une pierre ponce ou d'une lime spéciale.

442
Exfoliant revigorant pour les pieds

La farine de maïs et le sel marin polissent les peaux rugueuses. L'huile essentielle de menthe poivrée rafraîchit et donne de l'énergie. L'huile d'amande douce hydrate.

45 g de farine de maïs très fine
1 cuiller à soupe de sel de mer
1 cuiller à café d'huile d'amande douce
3 gtes d'huile essentielle de menthe poivrée

Mélangez les ingrédients dans une petite cuvette en plastique et ajoutez suffisamment d'eau chaude pour faire une pâte épaisse. Asseyez-vous sur le bord de la baignoire et massez vos pieds propres et humides avec cet exfoliant, en faisant atten-

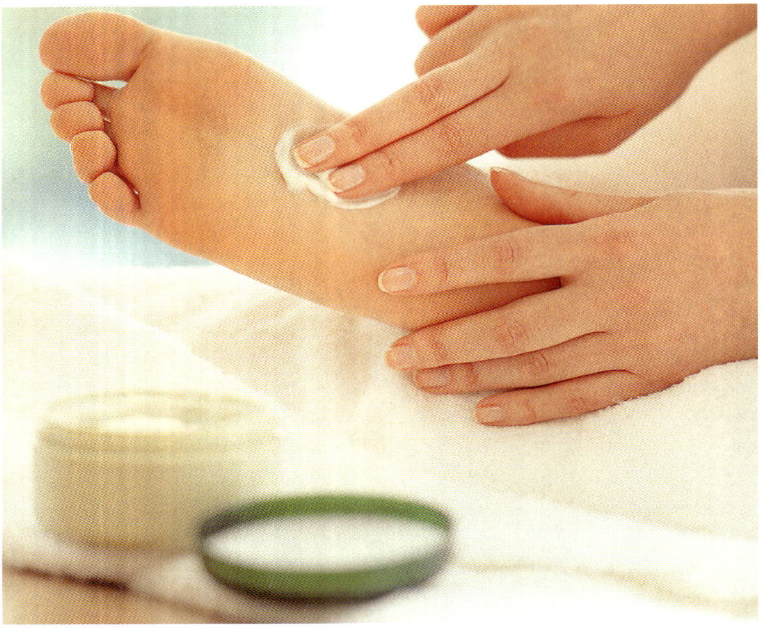

Une crème pour les pieds au citron et au patchouli ramollit les durillons

tion aux zones rugueuses à durillons. Rincez-vous bien à l'eau chaude savonneuse.

443

Crème pour les pieds au citron et au patchouli

L'huile essentielle de citron adoucit les durillons, alors que celle de patchouli cicatrise les peaux crevassées. Le beurre de cacao, quant à lui, est un excellent hydratant.

60 g de beurre de cacao

10 gouttes d'huile essentielle de citron

5 gouttes d'huile essentielle de patchouli

Mettez le beurre de cacao dans une petite casserole lourde et faites-le chauffer à feu doux jusqu'à ce qu'il soit fondu. Retirez du feu et incorporez les huiles essentielles de citron et de patchouli. Versez dans un bocal en verre et laissez refroidir. Le soir, avant d'aller vous coucher, faites pénétrer cette crème dans vos pieds en les massant. Pour éviter de tacher vos draps, enfilez une paire de chaussettes en coton.

444

Poudre à l'aromathérapie pour les pieds

La marante, la farine de maïs (Maïzena®) et l'argile absorbent l'excès de transpiration. Les huiles essentielles de cyprès, de lavande, et de patchouli préviennent les odeurs de pieds.

50 g de marante ou de farine de maïs

2 c. à soupe d'argile cosmétique blanche

10 gouttes d'huile essentielle de cyprès

10 gouttes d'huile essentielle de lavande

3 gouttes d'huile essentielle de patchouli

Mélangez la marante (ou la farine de maïs) avec l'argile cosmétique. Ajoutez les huiles essentielles goutte à goutte en les mélangeant à la poudre avec les doigts. Mettez dans un récipient couvert, puis laissez reposer pendant deux jours, le temps de permettre aux huiles de parfumer uniformément la préparation. Saupoudrez cette poudre sur vos pieds une ou deux fois par jour.

445

Spray rafraîchissant pour les pieds

L'extrait d'hamamélis et les huiles de lavande et de menthe poivrée font un spray rafraîchissant pour les pieds.

12,5 cl d'hamamélis distillé

15 gouttes d'huile essentielle de lavande

5 gtes d'huile essentielle de menthe poivrée

Mélangez les ingrédients dans un vaporisateur, puis secouez bien. Vaporisez généreusement sur vos pieds, aussi souvent que vous le désirez.

446

Spray à l'aromathérapie pour les pieds

La lavande, le cyprès et le patchouli ne font pas que rafraîchir les pieds : ils ont des propriétés antimicrobiennes puissantes, qui aident à éliminer les bactéries qui provoquent des odeurs. L'hamamélis est rafraîchissant et astringent.

12,5 cl d'hamamélis distillé

30 gouttes d'huile essentielle de lavande

10 gouttes d'huile essentielle de cyprès ou de patchouli

Mélangez l'hamamélis avec les huiles essentielles. Secouez bien, puis vaporisez deux fois par jour sur vos pieds.

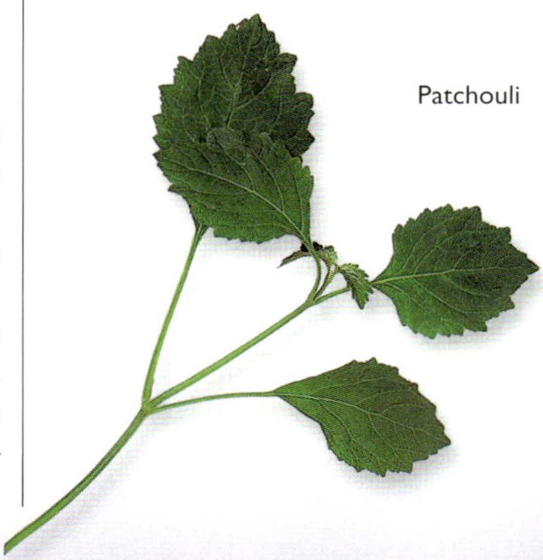

Patchouli

Coudes et genoux

La peau qui recouvre les coudes et les genoux est dépourvue de glandes sébacées et elle devient facilement rugueuse, écailleuse et foncée. Les laits hydratants habituels n'améliorent que faiblement l'apparence parcheminée de la peau, mais quelques sessions de traitements exfoliants spéciaux et des laits hydratants riches apporteront des résultats rapides.

447

Crème riche pour les coudes et les genoux

Cette crème riche est parfaite pour les zones très sèches du corps, comme les coudes et les genoux. L'huile d'avocat, l'huile de noix de coco et la cire d'abeille sont des hydratants. L'huile essentielle de patchouli aide à réparer les peaux crevassées, et l'huile essentielle de citron adoucit les peaux rugueuses. La vitamine E et l'extrait de pépins de pamplemousse sont ajoutés en tant que conservateurs et ils préviennent la croissance bactérienne.

2 cuillers à soupe d'huile d'avocat
2 cuillers à soupe d'huile de noix de coco
1 cuiller à soupe de cire d'abeille râpée
1 gélule de 400 UI d'huile de vitamine E
2 cuillers à soupe de jus de citron passé
2 cuillers à soupe d'eau filtrée
5 gouttes d'huile essentielle de patchouli
2 gouttes d'huile essentielle de citron
3 gouttes d'extrait de pépins de pamplemousse

Placez les huiles d'avocat et de noix de coco et la cire d'abeille dans une petite casserole et faites chauffer à feu doux jusqu'à ce que la cire d'abeille soit fondue. Retirez du feu. Ajoutez le contenu de la gélule de vitamine E. Faites chauffer le jus de citron et l'eau à feu doux, puis retirez du feu. Lorsque les deux préparations sont tièdes, versez lentement l'eau citronnée dans l'huile en battant régulièrement au fouet manuel ou électrique à la vitesse la plus faible, jusqu'à obtention d'un appareil froid, épais et lisse. Incorporez les huiles essentielles de patchouli et de citron ainsi que l'extrait de pépins de pamplemousse. Transférez à la cuiller la crème ainsi obtenue dans un bocal propre et laissez-la refroidir avant de mettre le couvercle. Rangez dans un endroit frais. Faites pénétrer une petite quantité de crème sur vos coudes et vos genoux en les massant, aussi souvent que vous voulez.

448

Traitement blanchissant pour les coudes ou les genoux

Ce traitement va aider à adoucir et à blanchir la peau de vos coudes et de vos genoux. Coupez un citron en deux et saupoudrez chaque moitié avec une cuiller à café de sucre. Frottez les moitiés de citron sur chaque coude ou genou pendant quelques minutes. Rincez bien votre peau, puis appliquez-y une crème hydratante riche (*voir n° 447*).

449

Traitement à l'avocat et au citron

Gardez vos épluchures d'avocats pour adoucir la peau rêche de vos coudes et de vos genoux. Coupez l'avocat en deux et enlevez la majeure partie de la chair, pour ne garder que la peau. Arrosez un peu de jus de citron à l'intérieur de cette « écorce », puis frottez-la sur chacun de vos coudes et de vos genoux pendant quelques minutes. Rincez-vous la peau à l'eau chaude.

450

Miel et citron pour lisser la peau

Le miel et l'huile d'amande douce sont d'excellents hydratants. Le jus de citron contient des acides de fruits naturels qui peuvent adoucir la peau écailleuse de vos coudes et de vos genoux.

2 cuillers à café d'huile d'amande douce
2 cuillers à café de miel
2 cuillers à café de jus de citron

Mélangez les ingrédients puis faites-les pénétrer dans vos coudes et vos genoux en les massant, pendant quelques minutes. Rincez-vous à l'eau chaude, puis appliquez un hydratant (*voir n° 447*). Répétez l'opération aussi souvent que vous voulez.

Le miel et le citron adoucissent les peaux rugueuses

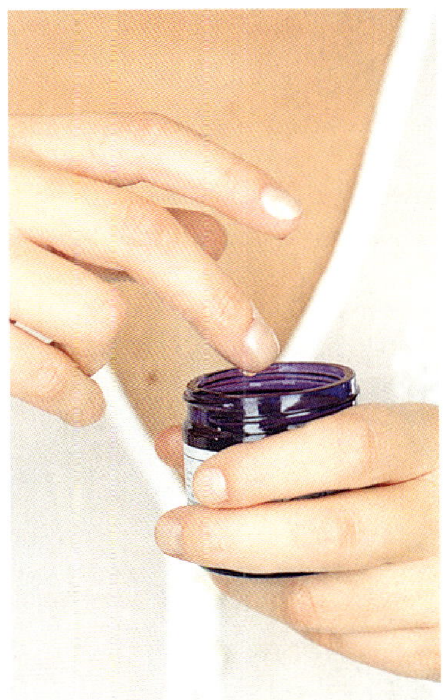

Déodorants naturels

Les odeurs corporelles se forment quand la sueur entre en contact avec les bactéries présentes sur la peau. Dans la plupart des cas, ces odeurs sont faciles à éliminer : prenez un bain ou une douche chaque jour, et utilisez un déodorant naturel pour maîtriser les bactéries.

451
Déodorant à l'aromathérapie

Les huiles essentielles de cyprès et de lavande avec l'extrait de pépins de pamplemousse, aident à endiguer la croissance des bactéries qui provoquent les odeurs. L'hamamélis a une action astringente.

6 cl d'hamamélis distillé
10 gtes d'extrait de pépins de pamplemousse
10 gouttes d'huile essentielle de cyprès
10 gouttes d'huile essentielle de lavande

Mélangez les ingrédients dans un petit vaporisateur et secouez-le bien avant de l'utiliser sous vos bras selon vos besoins.

452
Déodorant aux agrumes et à la lavande

Les huiles essentielles de lavande et de pamplemousse sont des déodorants naturels frais et légers. L'hamamélis est un astringent doux, et le pépin de pamplemousse est un antimicrobien qui combat les bactéries provoquant les odeurs corporelles.

6 cl d'hamamélis distillé
10 gtes d'extrait de pépins de pamplemousse
10 gouttes d'huile essentielle de lavande
10 gtes d'huile essentielle de pamplemousse

Mélangez les ingrédients dans un petit vaporisateur et secouez-le bien avant utilisation. Vaporisez sous vos bras quand nécessaire.

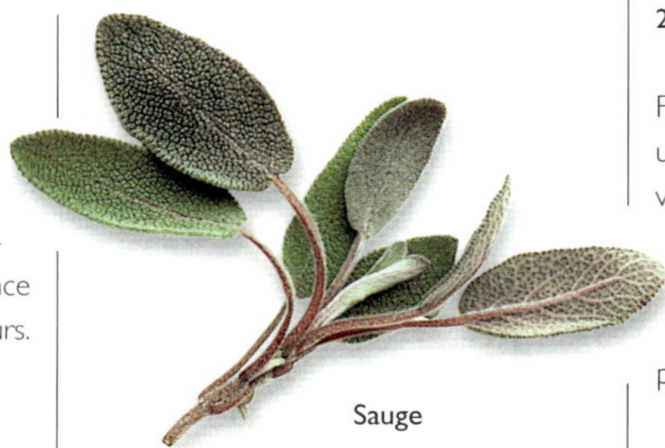

Sauge

453
Déodorant à la sauge

La sauge est un astringent puissant qui aide à réduire une transpiration excessive. L'hamamélis nettoie et rafraîchit, alors que l'extrait de pépins de pamplemousse combat les bactéries qui provoquent les odeurs. La sauge sclarée et le patchouli sont des déodorants efficaces.

6 cl d'hamamélis distillé
3 cl d'extrait de sauge (à base d'alcool)
10 gtes d'extrait de pépins de pamplemousse
10 gtes d'huile essentielle de sauge sclarée
5 gouttes d'huile essentielle de patchouli

Mélangez les ingrédients dans un petit vaporisateur et secouez-le bien avant de l'utiliser. Vaporisez sous vos bras quand nécessaire.

454
Déodorant doux aux plantes

Le thym, la sauge, la lavande et le zeste de citron font un déodorant rafraîchissant. Le vinaigre de cidre aide à combattre les bactéries qui provoquent les odeurs, et l'hamamélis est légèrement astringent.

2 cuillers à soupe de thym séché
2 cuillers à soupe de sauge séchée
2 cuillers à soupe de lavande séchée
1 cuiller à soupe de zeste de citron frais, haché
25 cl d'hamamélis distillé
2 cuillers à soupe de vinaigre de cidre

Faites macérer pendant une semaine dans un bocal fermé le thym, la sauge, la lavande, le zeste de citron et l'hamamélis. Passez le liquide et versez-le dans un vaporisateur propre. Ajoutez le vinaigre de cidre, puis secouez bien. Vaporisez sous vos bras, selon vos besoins.

455
Poudre déodorante pour le corps

La marante et l'argile cosmétique de cette poudre déodorante légère absorbent l'excès de transpiration de votre peau. Un mélange d'huiles essentielles de sauge sclarée, de lavande et de patchouli aide à neutraliser les bactéries qui provoquent les odeurs.

50 g de marante
2 cuillers à soupe d'argile cosmétique blanche
7 gouttes d'huile essentielle de lavande
5 gouttes d'huile essentielle de sauge sclarée
2 gouttes d'huile essentielle de patchouli

Mélangez la marante et l'argile cosmétique. Ajoutez goutte à goutte les huiles essentielles de lavande, de sauge sclarée et de patchouli dans la poudre en les mélangeant bien avec les doigts. Mettez la poudre dans un récipient à fermeture hermétique et laissez reposer pendant quelques jours avant d'utiliser, afin que les huiles essentielles aient complètement pénétré dans la poudre. Utilisez cette poudre aussi souvent que vous le souhaitez.

Après-rasage apaisants

Les épilations au rasoir ou à la cire sont les méthodes les plus communément employées pour enlever les poils. Bien que rapides et efficaces, les deux peuvent provoquer des irritations cutanées et des rougeurs. Une rapide douche chaude adoucit les poils et les rend plus faciles à enlever. L'application d'un après-rasage aux plantes aide à calmer l'inflammation et l'irritation.

456

Lotion corporelle après rasage aux plantes

La camomille, le souci, la lavande et la rose apaisent les inflammations cutanées et favorisent la guérison. L'hamamélis est un astringent doux et la glycérine végétale hydrate la peau.

2 cuillers à soupe de camomille séchée
2 cuillers à soupe de souci séché
12,5 cl d'hamamélis distillé
12,5 cl d'eau de rose
1 cuiller à café de glycérine végétale
10 gouttes d'huile essentielle de lavande
5 gouttes d'huile essentielle de rose

Dans un récipient couvert, faites macérer pendant deux semaines la camomille et le souci dans l'hamamélis et l'eau de rose. Passez, puis ajoutez la glycérine végétale et les huiles essentielles. Secouez bien et faites pénétrer dans votre peau après une épilation au rasoir ou à la cire, afin d'éviter une irritation cutanée.

457

Infusion de camomille contre l'irritation cutanée

L'infusion de camomille froide apaise rapidement les irritations cutanées provoquées par l'épilation au rasoir ou à la cire. La camomille contient de l'azulène, anti-inflammatoire puissant. Pour les petites zones de peau comme l'épilation du maillot ou de la lèvre supérieure, utilisez des sachets de camomille humides gelés. Pour les zones plus importantes, comme les jambes, préparez une infusion de camomille en versant 50 cl d'eau bouillante sur 4 cuillers à soupe de camomille séchée. Couvrez et laissez infuser jusqu'à refroidissement. Passez, puis gardez au réfrigérateur pendant une semaine au maximum. Après une épilation au rasoir ou à la cire, trempez un gant de toilette propre dans l'infusion froide, puis appliquez-le pendant une dizaine de minutes sur la zone irritée.

458

Spray apaisant à la lavande

Dans un vaporisateur d'une contenance de 25 cl, mélangez 30 gouttes d'huile essentielle de lavande et une cuiller à soupe d'hamamélis distillé. Secouez bien, puis remplissez le flacon avec de l'eau filtrée, et secouez à nouveau. Vaporisez généreusement sur la peau irritée, aussi souvent que désiré. Pour renforcer les propriétés rafraîchissantes, mettez au réfrigérateur.

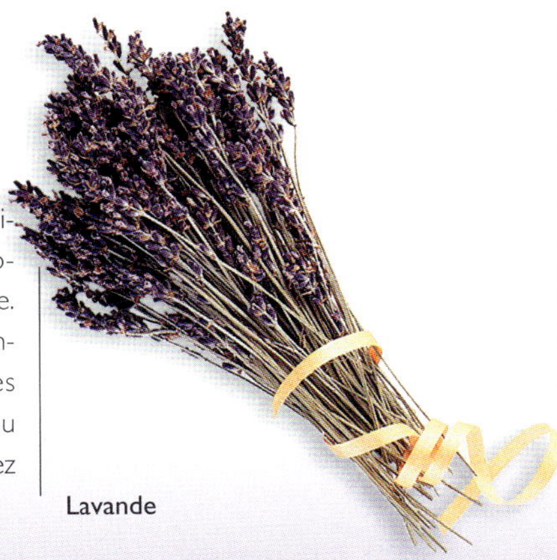

Lavande

459

Pour éviter le feu du rasoir

Le feu du rasoir tourmente de nombreux hommes, surtout ceux qui ont la peau sensible ou une barbe drue et épaisse. Si vous commencez par préparer votre peau, vous pouvez profiter d'un rasage de près et d'une peau lisse sans irritation. Tout d'abord adoucissez votre barbe avec des compresses chaudes. Faites tremper un gant de toilette dans une bassine d'eau chaude dans laquelle vous aurez ajouté une goutte d'huile essentielle de lavande. Essorez le gant et passez-le sur votre visage et votre cou, plusieurs fois de suite. Appliquez ensuite une fine couche d'huile hydratante (de jojoba ou de noix de coco) sur votre peau. Utilisez une crème riche après rasage, puis rincez-vous le visage à fond à l'eau chaude après vous être rasé.

460

Lotion après-rasage aux plantes pour les hommes

La consoude et le souci aident à apaiser l'irritation cutanée et les petites coupures provoquées par le rasage. L'hamamélis est un astringent léger et le bois de santal calme l'inflammation. La glycérine végétale aide à hydrater la peau.

2 cuillers à soupe de feuilles de consoude séchée
1 cuiller à soupe de souci séché
25 cl d'hamamélis distillé
1/2 cuiller à café de glycérine végétale
20 gouttes d'huile essentielle de bois de santal

Faites macérer la consoude et le souci dans l'hamamélis pendant deux semaines dans un récipient couvert. Passez, puis ajoutez la glycérine végétale et l'huile essentielle de bois de santal. Secouez bien et appliquez sur votre visage après le rasage.

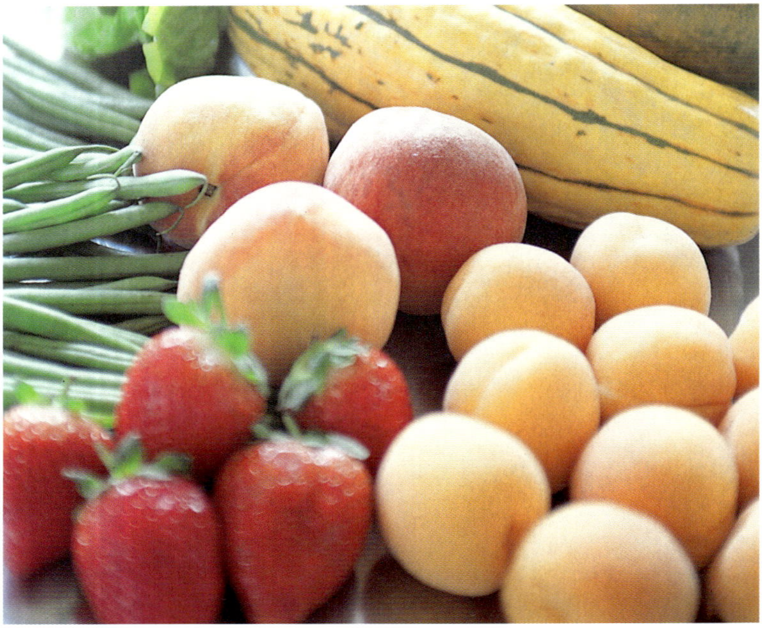

Les fruits et les légumes frais fournissent des nutriments indispensables à la beauté

Soins naturels aux cheveux

Une alimentation riche en nutriments donne des cheveux sains, forts et brillants. Protéines, matières grasses saines, vitamines A et B, et fer sont indispensables. Choisissez des produits capillaires adaptés à votre type de cheveux, et profitez des bienfaits parfumés que les plantes et les huiles essentielles ajoutent aux traitements naturels de soins aux cheveux.

461

Vitamine A

La vitamine A maintient le cuir chevelu sain, et elle aide à reconstruire les tissus. Les aliments riches en vitamine A et en bêta carotène (forme végétale de la vitamine A) comprennent les légumes verts à feuilles, les légumes et les fruits jaunes et orange. Les aliments les plus riches en bêta carotène comprennent les carottes et les patates douces. On peut supplémenter son alimentation quotidienne avec 4 000 UI de vitamine A. ***Attention*** : les femmes enceintes ou qui essaient de concevoir, ne doivent pas prendre plus de 4 000 UI, à cause du risque de défaut de naissance.

462

Vitamines du groupe B

Les vitamines du groupe B maintiennent les cheveux robustes et le cuir chevelu sain. Augmentez votre consommation de céréales complètes, de légumes vert foncé, de fruits à coque, de fruits de mer et de produits à base de soja. Prenez un supplément qui comprenne au moins 50 µg de vitamine B12 et de biotine, 400 µg d'acide folique et 50 mg des autres vitamines du groupe B.

463

Régime riche en fer

Une faible consommation de fer est la cause principale de la perte des cheveux chez les femmes non ménopausées. Les aliments riches en fer comprennent les légumes vert foncé, les fruits secs, les fruits à coque et les céréales complètes. ***Attention*** : pour les hommes, et les femmes ménopausées, il convient de consulter son médecin avant de prendre un supplément en fer, car un excès peut provoquer des maladies cardio-vasculaires.

464

Lavage et traitement

Pour nettoyer vos cheveux et votre cuir chevelu, commencez par les passer sous l'eau chaude, appliquez un peu de shampooing et massez-vous bien le cuir chevelu du bout des doigts, puis rincez-vous à l'eau chaude. Il est inutile de faire un second shampooing. Appliquez la lotion capillaire seulement sur la pointe de vos cheveux. Rincez abondamment à l'eau chaude.

465

Rinçage aux plantes

Un rinçage aux plantes enlève les résidus de shampooing, aide à restaurer un pH équilibré et sain au cuir chevelu, et rehausse la couleur naturelle de vos cheveux. Les rinçages du cuir chevelu peuvent aussi calmer les inflammations et les irritations provoquées par la chaleur et les traitements chimiques des cheveux. Appliquez un rinçage aux plantes avant ou après le traitement.

466
Massage du cuir chevelu
Un massage du cuir chevelu stimule la circulation sanguine, aide à se débarrasser des déchets qui peuvent boucher les follicules pileux, et à favoriser la pousse des cheveux. Chaque jour, passez quelques instants à vous masser le cuir chevelu avec une lotion aux huiles essentielles, soit avant de vous coucher, soit avant de vous faire un shampooing.

467
Traitement en profondeur
Pour maintenir vos cheveux en bon état, utilisez une fois par semaine un enveloppement pour un traitement en profondeur. Les huiles riches des enveloppements adoucissent les cheveux secs et endommagés. On peut aussi appliquer un enveloppement une fois par semaine pour restaurer le lustre de ses cheveux et les rendre faciles à coiffer.

Soins aux cheveux normaux

Pour garder des cheveux normaux sains et faciles à coiffer, lavez-vous chaque jour (ou aussi souvent que nécessaire) les cheveux avec un shampooing doux naturel. Évitez ceux avec du sodium laureth sulfate, qui peut irriter le cuir chevelu. Un rinçage aux plantes débarrasse des résidus de shampooing, adoucit les cheveux et apporte une brillance saine. Offrez de temps en temps à vos cheveux et à votre cuir chevelu un enveloppement pour un traitement en profondeur (*voir n° 490*).

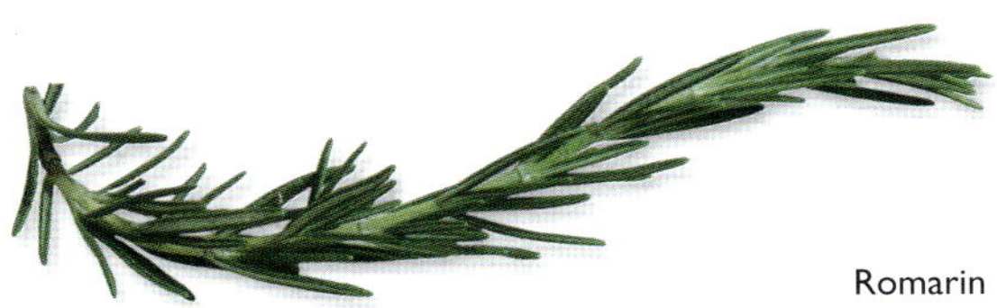

Romarin

468
Shampooing à l'aromathérapie
Les huiles essentielles de lavande et de romarin peuvent être utilisées dans un shampooing simple approprié à tous les types de cheveux.

6 cl de shampooing naturel non parfumé
6 cl d'eau de source
20 gouttes d'huile essentielle de lavande
10 gouttes d'huile essentielle de romarin

Mélangez bien les ingrédients dans un flacon propre et secouez énergiquement avant utilisation.

469
Protégez vos cheveux
Pour protéger vos cheveux des dommages provoqués par le soleil et le vent, utilisez une lotion capillaire qu'on laisse dans les cheveux, ou portez un chapeau si vous restez dehors pendant de longues périodes. Si vous aimez nager, mettez un bonnet. Shampooinez et traitez vos cheveux après un bain dans de l'eau chlorée ou salée. Évitez les sèche-cheveux chauds et les fers à friser. Si vous devez malgré tout utiliser un sèche-cheveux, mettez-le sur « tiède » et passez-vous une lotion capillaire à laisser sur les cheveux.

470
Shampooing aux plantes pour cheveux châtain foncé
La lavande, le romarin et les clous de girofle rehaussent la couleur des cheveux châtain foncé.

12,5 cl d'eau
1 cuiller à café de lavande séchée
1 cuiller à café de romarin séché
1/2 cuiller à café de clous de girofle entiers
2 cuillers à soupe de shampooing naturel non parfumé

Portez à ébullition l'eau avec les plantes dans une petite marmite couverte. Retirez du feu et laissez infuser pendant 30 mn. Passez, puis versez dans un flacon propre. Ajoutez le shampooing non parfumé et secouez bien. Utilisez dans la semaine. Vous pouvez le garder au réfrigérateur jusqu'à un mois.

471
Shampooing aux plantes pour cheveux blonds
Pour rehausser les cheveux blonds, suivez les instructions du Shampooing aux plantes pour cheveux châtain foncé (*voir n° 470*) en remplaçant les cuillers à café de lavande et de romarin par du souci et de la camomille, et les clous de girofle par du zeste de citron haché.

472
Shampooing aux plantes pour cheveux roux
Pour rehausser les cheveux roux, suivez les instructions du Shampooing aux plantes pour cheveux châtain foncé (*voir n° 470*) en remplaçant les ingrédients par de l'hibiscus et du souci, et les clous de girofle par de la cannelle en poudre.

473

Rinçage au vinaigre de plantes

Le vinaigre de cidre débarrasse les cheveux des résidus laissés par les produits coiffants et les shampooings, qui les rendent ternes. La lavande, la camomille et le romarin sont efficaces pour tous les types de cheveux.

1 cuiller à soupe de lavande séchée
1 cuiller à soupe de camomille séchée
1 cuiller à soupe de romarin séché
25 cl de vinaigre de cidre

Faites macérer pendant deux semaines la lavande, la camomille et le romarin dans le vinaigre de cidre, placés dans un bocal en verre fermé. Passez, puis versez dans un flacon. Ajoutez-en une cuiller à soupe à 25 cl d'eau puis versez cette préparation sur vos cheveux pour faire un rinçage final après votre shampooing.

474

Rinçage pour rehausser les cheveux châtain foncé

Le romarin, la sauge et la lavande rehaussent la couleur des cheveux foncés.

2 cuillers à soupe de romarin séché
2 cuillers à soupe de sauge séchée
2 cuillers à soupe de lavande séchée
50 cl d'eau
1 cuiller à soupe de vinaigre de cidre

Portez le romarin, la sauge, la lavande et l'eau à ébullition dans une marmite couverte. Retirez du feu et laissez infuser jusqu'à refroidissement. Passez, versez dans un récipient propre, puis ajoutez le vinaigre de cidre. Secouez bien. Versez 12,5 cl de ce rinçage sur vos cheveux, après le shampooing. Vous pouvez garder le reste de la préparation jusqu'à deux semaines au réfrigérateur.

475

Rinçage pour rehausser les cheveux blonds

Ensemble, la camomille, le souci et le citron rehaussent les cheveux blonds.

3 cuillers à soupe de camomille séchée
3 cuillers à soupe de souci séché
50 cl d'eau
1 cuiller à soupe de jus de citron

Portez la camomille, le souci et l'eau à ébullition dans une marmite couverte. Retirez du feu et laissez infuser jusqu'à refroidissement. Passez, versez dans un récipient propre, puis ajoutez le jus de citron. Secouez bien. Versez 12,5 cl de ce rinçage sur vos cheveux après le shampooing. Vous pouvez garder le reste au réfrigérateur pendant quinze jours.

476

Rinçage pour rehausser les cheveux roux

L'hibiscus et le souci rehaussent les cheveux roux.

3 cuillers à soupe d'hibiscus séché
3 cuillers à soupe de souci séché
50 cl d'eau
1 cuiller à soupe de vinaigre de cidre

Portez l'hibiscus, le souci et l'eau à ébullition dans une marmite couverte. Retirez du feu et laissez infuser jusqu'à refroidissement. Passez et versez dans un récipient propre, puis ajoutez le vinaigre de cidre. Secouez bien. Versez 12,5 cl de ce rinçage sur vos cheveux, après le shampooing. Vous pouvez garder le reste au réfrigérateur pendant quinze jours.

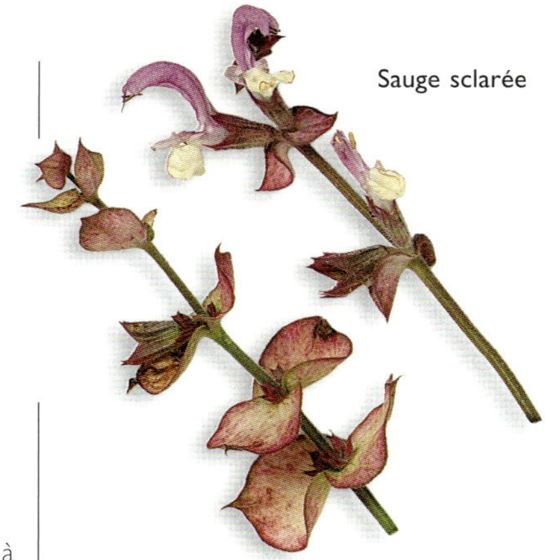

Sauge sclarée

477

Lotion capillaire parfumée pour les cheveux

La lavande, le bois de santal et la sauge sclarée font une lotion richement parfumée qui lisse les cheveux rebelles.

25 gouttes d'huile essentielle de lavande
25 gouttes d'huile essentielle de bois de santal
5 gouttes d'huile essentielle de sauge sclarée

Mélangez les ingrédients dans un petit flacon, secouez bien, et passez-en quelques gouttes sur vos cheveux.

478

Huile capillaire

Utilisez une huile pour préparer vos cheveux avant de les colorer afin de les protéger et de les aider à absorber la couleur plus uniformément.

479

Huile pour la brosse

Versez quelques gouttes de votre huile essentielle favorite sur votre brosse à cheveux pour parfumer vos cheveux et vous remonter le moral. Essayez différents parfums. Par exemple, la lavande atténue la tension, le romarin aiguise la focalisation mentale et le bois de santal favorise la détente.

Soins aux cheveux gras

Les cheveux gras ont besoin d'un shampooing qui les nettoie sans les dessécher. Ceux avec des détergents peuvent stimuler la production excessive de sébum ; et ceux à double action peuvent rendre les cheveux encore plus gras. Les rinçages au vinaigre sont excellents, tout comme les plantes légèrement astringentes et les huiles essentielles.

480
Shampooing aux plantes

L'achillée mille-feuille, la menthe poivrée et le zeste de citron rafraîchissent et nettoient en profondeur les cheveux et le cuir chevelu.

12,5 cl d'eau
1 cuiller à café d'achillée mille-feuille séchée
1 cuiller à café de menthe poivrée en poudre
1 cuiller à café de zeste de citron frais râpé
2 cuillers à soupe de shampooing naturel non parfumé

Portez l'eau, les plantes et le citron à ébullition dans une marmite couverte. Retirez du feu et laissez infuser pendant 30 mn. Passez et versez dans un flacon propre. Ajoutez le shampooing puis secouez bien. Utilisez en une semaine, ou en un mois si vous mettez la préparation au réfrigérateur

481
Shampooing à l'aromathérapie

Les huiles essentielles de genièvre et de cyprès font un shampooing nettoyant parfumé.

1 cuiller à soupe de vinaigre de cidre
20 gouttes d'huile essentielle de cyprès
10 gouttes d'huile essentielle de genièvre
6 cl de shampooing naturel
6 cl d'eau de source

Mélangez le vinaigre et les huiles essentielles, ajoutez le shampooing et l'eau puis secouez bien.

482
Rinçage aux plantes

L'achillée mille-feuille et la lavande sont des astringents légers qui aident à réduire l'aspect huileux.

2 cuillers à soupe d'achillée mille-feuille séchée
2 cuillers à soupe de lavande séchée
2 cuillers à soupe de menthe poivrée séchée
50 cl d'eau
2 cuillers à soupe de vinaigre de cidre

Portez les plantes et l'eau à ébullition dans une marmite couverte. Faites infuser jusqu'à refroidissement. Passez, versez dans un récipient propre, puis ajoutez le vinaigre. Secouez bien, puis versez 12,5 cl de ce rinçage sur vos cheveux après le shampooing. Vous pouvez garder ce produit jusqu'à deux semaines au réfrigérateur.

483
Rinçage au vinaigre de plantes

La menthe poivrée, la lavande et le genièvre font un rinçage rafraîchissant pour les cheveux gras.

1 cuiller à soupe de menthe poivrée séchée
1 cuiller à soupe de lavande séchée
1 cuiller à soupe de baies de genièvre écrasées
25 cl de vinaigre de cidre

Faites macérer les plantes et les baies dans le vinaigre pendant deux semaines dans un bocal en verre fermé. Passez et versez dans un flacon. Ajoutez-en une cuiller à soupe dans 25 cl d'eau, puis versez sur vos cheveux après votre shampooing, en rinçage final.

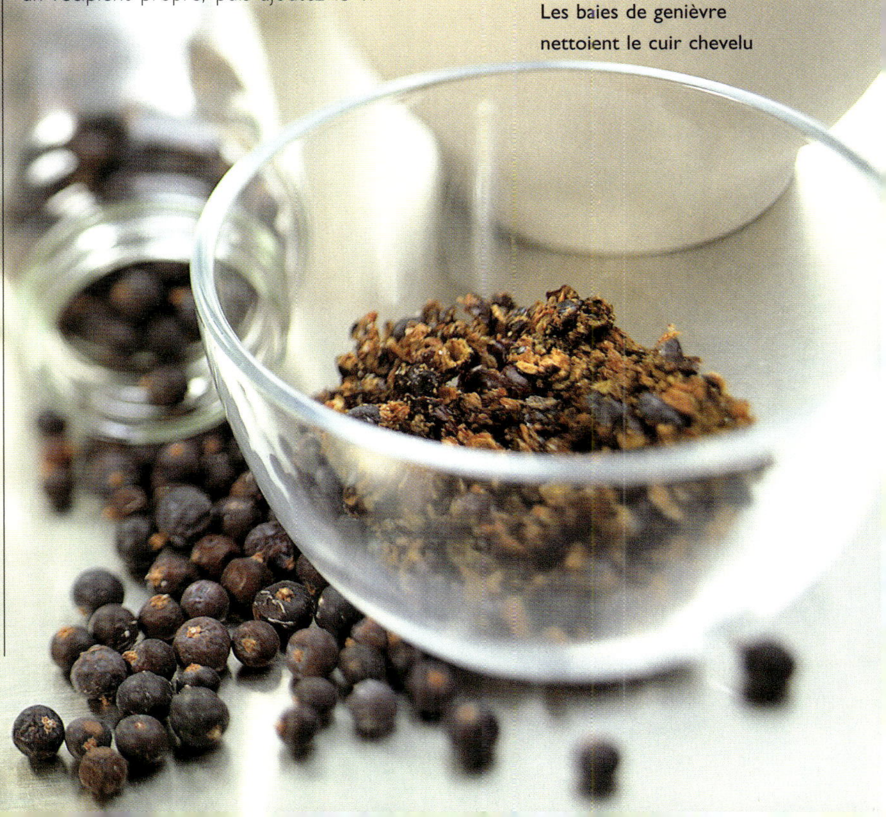

Les baies de genièvre nettoient le cuir chevelu

Soins aux cheveux secs

Les cheveux secs ne doivent pas être shampooinés quotidiennement ; il suffit de les passer sous une douche chaude les jours où vous ne les lavez pas. Utilisez un rinçage aux plantes et au vinaigre après le shampooing pour restaurer un pH sain et équilibré à votre cuir chevelu et apaiser les démangeaisons. Une fois par semaine, appliquez un enveloppement pour les traiter en profondeur et leur redonner leur brillance.

484
Shampooing aux plantes

La fleur de sureau, la racine de guimauve et les pétales de rose contribuent à adoucir et à traiter les cheveux secs.

12,5 cl d'eau

1 cuiller à café de fleurs de sureau séchées

1 cuiller à café de racine de guimauve séchée

1 cuiller à café de pétales de roses

2 cuillers à soupe de shampooing naturel non parfumé

Portez les fleurs de sureau, la racine de guimauve, les pétales de roses et l'eau à ébullition dans une petite marmite couverte. Retirez du feu et laissez infuser 30 mn. Passez et versez dans un flacon propre. Ajoutez le shampooing non parfumé à l'infusion, puis secouez bien. Utilisez ce shampooing en une semaine. Vous pouvez le garder jusqu'à un mois au réfrigérateur.

485
Shampooing à l'aromathérapie

Les huiles essentielles de bois de santal et de palma rosa mélangées à la glycérine végétale aident à hydrater les cheveux secs.

20 gouttes d'huile essentielle de bois de santal

10 gouttes d'huile essentielle de palma rosa

1 cuiller à soupe de glycérine végétale

6 cl de shampooing naturel non parfumé

6 cl d'eau de source

Mélangez les huiles essentielles de bois de santal et de palma rosa avec la glycérine végétale dans un flacon et secouez bien. Ajoutez le shampooing non parfumé et l'eau de source à cette préparation, puis secouez à nouveau. Utilisez ce shampooing en une semaine. Vous pouvez le garder jusqu'à un mois au réfrigérateur.

486
Rinçage aux plantes

Comme le shampooing aux plantes, les pétales de roses, la camomille et les racines de guimauve sont efficaces pour les cheveux secs.

2 cuillers à soupe de camomille séchée

2 cuillers à soupe de pétales de roses

2 cuillers à soupe de racines de guimauve séchée

50 cl d'eau

Portez la camomille, les pétales de roses, la racine de guimauve et l'eau à ébullition dans une marmite couverte. Retirez du feu et laissez infuser jusqu'à refroidissement. Passez, versez le liquide dans un récipient

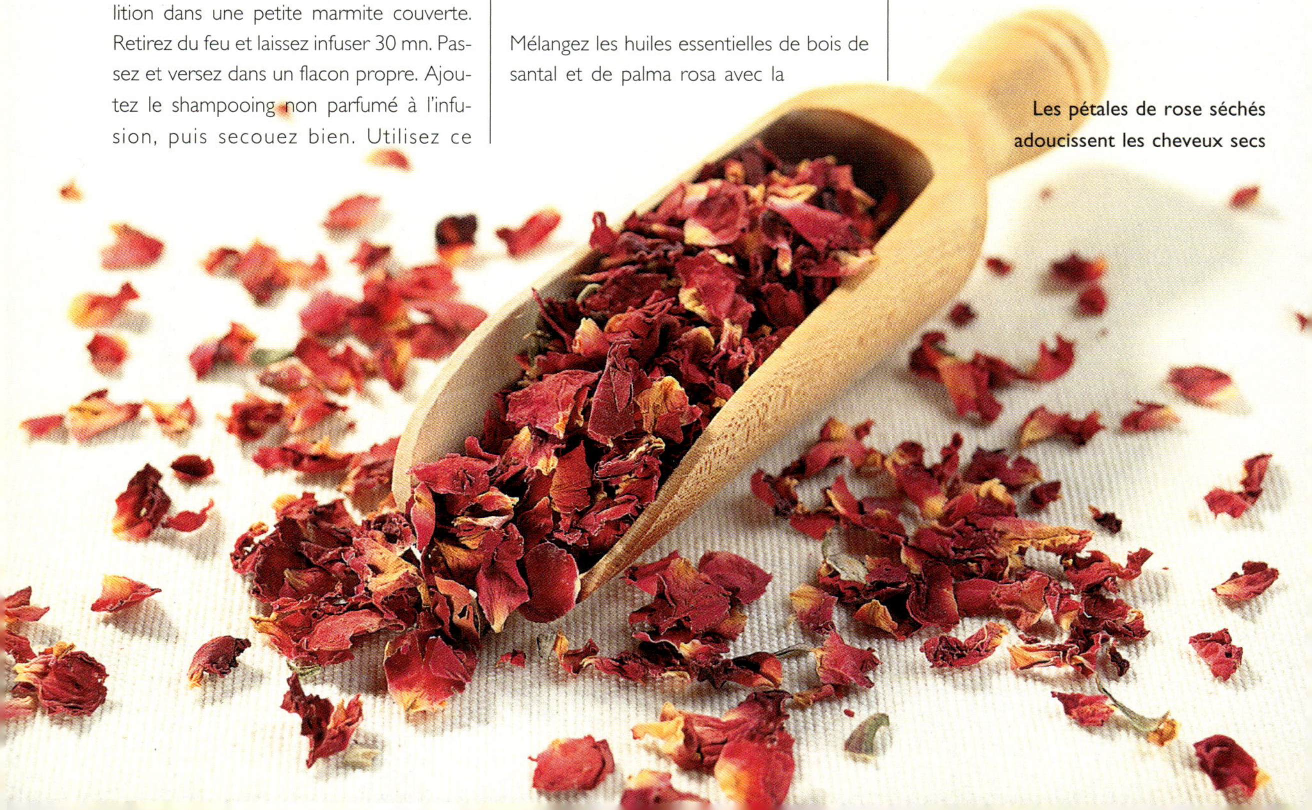

Les pétales de rose séchés adoucissent les cheveux secs

Guimauve

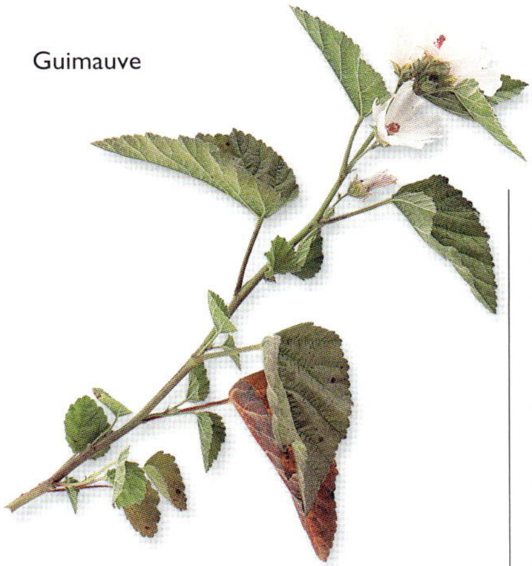

propre, puis secouez énergiquement. Versez 12,5 cl de ce rinçage dans vos cheveux après le shampooing. Vous pouvez garder le reste au réfrigérateur jusqu'à deux semaines.

487

Rinçage à la consoude pour guérir le cuir chevelu

Les traitements chimiques comme les permanentes et les colorations peuvent irriter et enflammer le cuir chevelu. Un rinçage aux plantes à base de consoude, d'orties et de romarin, est antiseptique, astringent et curatif.

2 cuillers à soupe d'orties séchées
2 cuillers à soupe de romarin séché
2 cuillers à soupe de feuilles de consoude séchées
50 cl d'eau
2 cuillers à soupe de vinaigre de cidre

Portez les plantes et l'eau à ébullition dans une marmite couverte. Retirez du feu et laissez infuser pendant une heure. Passez, puis ajoutez le vinaigre de cidre. Appliquez 12,5 cl ou plus sur votre cuir chevelu après le shampooing et le rinçage. Placez le reste de ce rinçage au réfrigérateur ; vous pouvez le garder jusqu'à deux semaines.

488

Rinçage au vinaigre de plantes

Le vinaigre de cidre aide à restaurer un pH équilibré et sain aux cheveux secs.

1 cuiller à soupe de camomille séchée
1 cuiller à soupe de pétales de rose séchés
1 cuiller à soupe de racine de guimauve
25 cl de vinaigre de cidre

Faites macérer les plantes dans le vinaigre de cidre, dans un bocal en verre fermé, pendant deux semaines. Passez, puis versez dans un flacon propre. Ajoutez une cuiller à soupe de ce rinçage dans 25 cl d'eau que vous vous verserez sur les cheveux en rinçage final, après votre shampooing.

489

Enveloppement hydratant à l'avocat pour les cheveux

Les huiles naturelles de l'avocat en font un traitement hydratant excellent pour les cheveux secs.

1 gros avocat bien mûr
1 cuiller à soupe de miel

Réduisez l'avocat en purée lisse, puis incorporez-y le miel. Mouillez-vous les cheveux avec de l'eau chaude, puis mettez-y la purée d'avocat en massant. Couvrez-vous la tête avec un bonnet de douche et gardez pendant 30 mn. Rincez-vous bien et faites un shampooing.

490

Traitement en profondeur aux huiles parfumées

Une fois par semaine, faites un traitement en profondeur à vos cheveux et à votre cuir chevelu pour combattre les dommages provoqués par le « surnettoyage », la chaleur et les traitements chimiques. L'huile essentielle de bois de santal aide à revitaliser les cheveux secs. Pour faire cette lotion capillaire, mélangez une cuiller à soupe d'huile de jojoba ou d'amande à 5 gouttes d'huile essentielle de bois de santal dans un petit récipient. (Si vous avez les cheveux longs, il vous faudra peut-être doubler les quantités). Mouillez-vous les cheveux avec de l'eau chaude, puis faites pénétrer le mélange d'huile dans votre cuir chevelu en le massant du bout des doigts. S'il a tendance à être gras, appliquez le traitement seulement sur les pointes de vos cheveux. Mettez un bonnet de douche et gardez ces huiles pendant 30 mn. Faites-vous ensuite un shampooing pour enlever les huiles, rincez-vous bien, puis appliquez une lotion capillaire si nécessaire.

491

Enveloppement traitant au miel pour les cheveux

Le miel, les jaunes d'œufs et l'huile d'amande douce font un traitement hydratant riche pour les cheveux abîmés. Ajoutez des huiles essentielles de romarin et de lavande aux propriétés calmantes pour le cuir chevelu.

2 cuillers à soupe de miel
1 cuiller à soupe d'huile d'amande douce
1 jaune d'œuf
3 gouttes d'huile essentielle de romarin
3 gouttes d'huile essentielle de lavande

Battez le miel, l'huile d'amande douce et le jaune d'œuf. Incorporez-y les huiles essentielles de romarin et de lavande. Mouillez-vous les cheveux à l'eau chaude, puis faites pénétrer cette préparation dans vos cheveux en les massant du bout des doigts. Couvrez-vous la tête avec un bonnet de douche en plastique et gardez pendant une trentaine de minutes. Rincez-vous les cheveux minutieusement à l'eau tiède, puis faites-vous un shampooing pour enlever cet appareil.

Chute des cheveux

La chute des cheveux est souvent provoquée par un dysfonctionnement de la glande thyroïde, une mauvaise assimilation des nutriments, un manque de nutriments essentiels ou un déséquilibre hormonal. Si vous perdez vos cheveux plus ou moins sévèrement, consultez votre médecin pour qu'il fasse un diagnostic et vous prescrive le traitement approprié.

492
Nourrissez vos cheveux avec des protéines et des minéraux

Les cheveux nouveaux ont besoin de protéines et de minéraux. Les bonnes sources de ces nutriments comprennent le tofu et le tempeh ; les poissons d'eau froide (saumon, thon, maquereau et sardine) et les œufs. Envisagez de supplémenter votre régime alimentaire avec des compléments à haute teneur vitaminique ingérés en plusieurs fois avec vos aliments.

493
Faites circuler votre sang

L'exercice aérobie pendant au moins 30 mn, trois à quatre fois par semaine, aide à améliorer la circulation sanguine partout dans votre corps. Pour augmenter le flux sanguin de votre cuir chevelu, terminez votre douche en vous rinçant le crâne à l'eau froide pendant une minute.

494
Contrôlez le stress

Le stress provoque le raidissement des muscles, ce qui peut inhiber la circulation sanguine dans votre cuir chevelu. Pratiquez la relaxation, des exercices de respiration profonde ou de yoga pour dissiper le stress, et prenez des vitamines du groupe B à haute teneur vitaminique pour aider votre corps à faire face au stress.

495
Massez-vous le cuir chevelu

Les huiles essentielles et le massage du cuir chevelu, en augmentant la circulation sanguine dans les follicules pileux, incitent vos cheveux à pousser. Ceci stimule la production de cheveux plus forts et plus sains.

Hamamélis et huiles essentielles

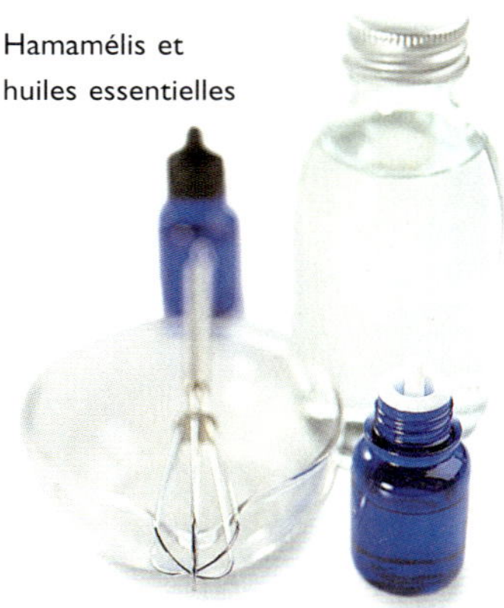

496
Massage stimulant du cuir chevelu

L'huile essentielle de romarin est utilisée depuis des siècles pour stimuler la circulation sanguine dans le cuir chevelu ; l'huile de lavande est apaisante et l'hamamélis est légèrement astringent.

3 gouttes d'huile essentielle de romarin
3 gouttes d'huile essentielle de lavande
1 cuiller à soupe d'hamamélis distillé

Mélangez les ingrédients et massez-vous vigoureusement cuir chevelu une fois par jour.

497
Aromathérapie pour faire pousser les cheveux

Un mélange d'huiles essentielles de romarin et de bois de cèdre favorise la pousse des cheveux. L'huile de jojoba et le gel d'*Aloe* maintiennent sains les follicules pileux.

1 cuiller à café d'huile de jojoba
15 gouttes d'huile essentielle de romarin
10 gtes d'huile essentielle de bois de cèdre
6 cl de gel d'Aloe vera

Mélangez l'huile de jojoba avec les huiles essentielles de romarin et de bois de cèdre. Incorporez le gel d'*Aloe vera*, puis mélangez bien. Versez dans un flacon. Chaque soir, avant d'aller vous coucher, massez-vous le cuir chevelu avec une cuiller à soupe de cette préparation.

498
Shampooing contre la chute des cheveux

Un shampooing avec un mélange d'huiles essentielles peut stimuler la pousse des cheveux. Les huiles essentielles de romarin, de thym et de lavande favorisent la pousse des cheveux.

25 cl de shampooing naturel non parfumé
30 gouttes d'huile essentielle de romarin
10 gouttes d'huile essentielle de thym
10 gouttes d'huile essentielle de lavande

Mélangez le shampooing avec les huiles essentielles de romarin, de thym et de lavande dans un flacon en plastique. Prenez-en une petite quantité pour masser votre cuir chevelu pendant le shampooing. Évitez les yeux. Gardez la préparation sur vos cheveux pendant 3 mn, puis rincez-vous abondamment.

Pellicules

Chacun d'entre nous perd quotidiennement des millions de cellules de son cuir chevelu, mais si de petites paillettes blanches et voyantes, saupoudrent vos épaules, il est possible que celui-ci abrite une population surabondante de champignons microscopiques. Un shampooing aux plantes, un rinçage et un traitement du cuir chevelu peuvent aider à éradiquer cette mycose, tout en améliorant la santé de votre cuir chevelu.

499

Shampooing antipelliculaire aux plantes

Les huiles essentielles d'eucalyptus, de lavande et de tea tree ont des propriétés antimicrobiennes et elles aident à nettoyer et à guérir le cuir chevelu.

1 cuiller à soupe de vinaigre de cidre
15 gouttes d'huile essentielle d'eucalyptus
15 gouttes d'huile essentielle de lavande
10 gouttes d'huile essentielle de tea tree
6 cl de shampooing doux naturel
6 cl d'eau

Mélangez le vinaigre de cidre avec les huiles essentielles d'eucalyptus, de lavande et de tea tree. Secouez bien. Ajoutez le shampooing naturel et l'eau, puis secouez à nouveau.

500

Shampooing simple à l'huile de tea tree

Pour fabriquer vous-même un shampooing simple pour combattre les pellicules, versez une giclée unique de shampooing doux naturel dans votre main et ajoutez-y quatre gouttes d'huile essentielle de tea tree. Le tea tree est en effet un antiseptique et un antifongique puissant. Mélangez bien, puis appliquez sur votre cuir chevelu en massant du bout des doigts. Gardez pendant 5 mn puis rincez-vous bien.

501

Rinçage antipelliculaire

Un mélange de plantes antimicrobiennes comme le thym, le romarin et la sauge, et d'huiles essentielles comme l'eucalyptus et la lavande, combat les micro-organismes qui provoquent les pellicules. Le vinaigre restaure un pH équilibré et sain au cuir chevelu.

1 cuiller à café de thym séché
1 cuiller à café de romarin séché
1 cuiller à café de sauge séchée
25 cl d'eau bouillante
6 cl de vinaigre de cidre
10 gouttes d'huile essentielle d'eucalyptus
10 gouttes d'huile essentielle de lavande

Versez l'eau bouillante sur les plantes sèches, couvrez et laissez refroidir à température ambiante, puis passez. Mélangez avec le vinaigre de cidre, ajoutez les huiles essentielles et secouez bien. Après avoir shampooiné et rincé vos cheveux, faites pénétrer environ 6 cl de cette préparation dans votre cuir chevelu en le massant. Mettez le reste au réfrigérateur, et utilisez-le dans le mois.

502

Traitement antiseptique du cuir chevelu

Des huiles essentielles antiseptiques comme l'eucalyptus, le romarin et la lavande peuvent aider à éliminer les mycoses qui provoquent les pellicules. L'hamamélis est un astringent léger.

12,5 cl d'hamamélis distillé
20 gouttes d'huile essentielle d'eucalyptus
20 gouttes d'huile essentielle de romarin
20 gouttes d'huile essentielle de lavande

Mélangez l'hamamélis avec les huiles essentielles d'eucalyptus, de romarin et de lavande. Chaque soir avant de vous mettre au lit faites pénétrer une cuiller à soupe environ de cette préparation dans votre cuir chevelu en le massant. Continuez ce traitement jusqu'à ce que les pellicules disparaissent.

503

Traitement de fond contre les pellicules

Une fois par semaine faites un traitement de fond à vos cheveux et à votre cuir chevelu pour réduire leur sécheresse. Les huiles essentielles d'eucalyptus, de romarin et de lavande aident à combattre les pellicules. L'huile de jojoba contribue à maintenir les follicules pileux et le cuir chevelu sains.

1 cuiller à soupe d'huile de jojoba
2 gouttes d'huile essentielle d'eucalyptus
3 gouttes d'huile essentielle de romarin
3 gouttes d'huile essentielle de lavande

Dans un petit récipient mélangez l'huile de jojoba avec les huiles essentielles d'eucalyptus, de romarin et de lavande. (Si vous avez les cheveux longs, il vous faudra peut-être doubler les quantités de cette recette). Mouillez-vous les cheveux à l'eau chaude, puis faites pénétrer la préparation aux huiles dans votre cuir chevelu, en le massant du bout des doigts. Mettez un bonnet de douche et gardez sur vos cheveux pendant 30 mn. Shampooinez-vous pour enlever ces huiles, rincez-vous bien, puis appliquez une lotion capillaire si nécessaire.

Bains aux plantes

Les bains aux plantes apportent au corps et à l'esprit leurs agréables bienfaits. Selon les plantes choisies, un bain peut vous détendre ou vous apporter un regain d'énergie, adoucir votre peau ou relâcher la tension musculaire et l'endolorissement. Les plantes relaxantes pour le bain comprennent la camomille, la lavande, la fleur de la passion et la rose. Celles qui donnent de l'énergie comprennent le citron, l'eucalyptus, le pamplemousse, la menthe poivrée et le thym.

504

Bain relaxant aux plantes

La camomille, la lavande et le tilleul peuvent aider à relâcher la tension physique ou émotionnelle. Mélangez 3 cuillers à soupe de camomille, de lavande et de tilleul séchés, placez-les dans une double couche de gaze que vous attacherez avec un ruban et que vous plongerez dans la baignoire pendant qu'elle se remplira. Immergez-vous pendant 20 mn. Pour rehausser l'effet relaxant du bain, buvez à petites gorgées une tasse de camomille ou de tilleul pendant votre bain.

Les bains aux plantes apportent de nombreux bienfaits à la santé

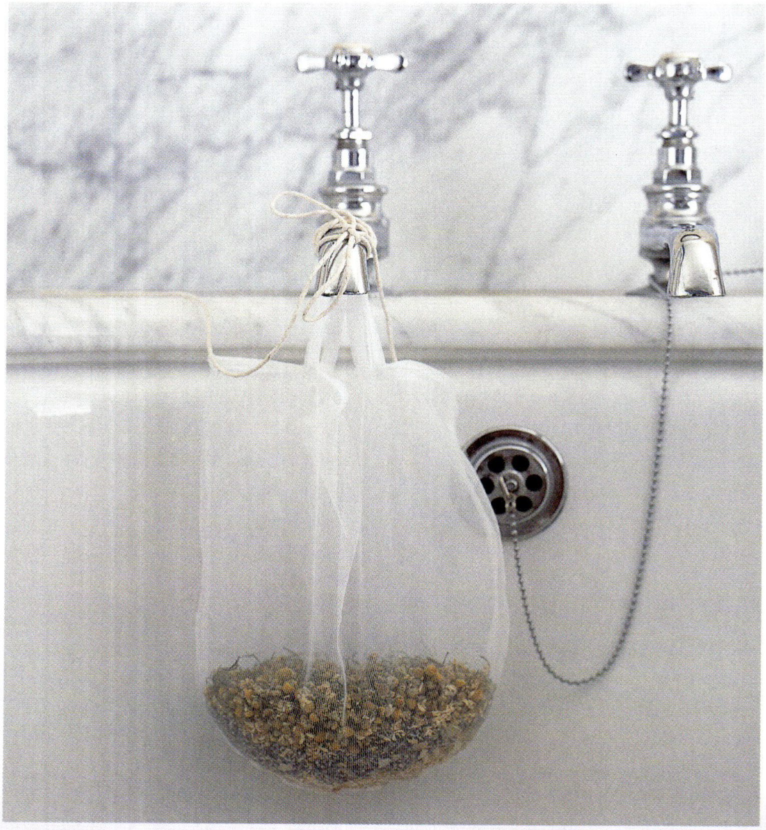

505

Bain stimulant aux plantes

Pour faire un bain rafraîchissant et énergétique, mélangez 3 cuillers à soupe de menthe poivrée, de romarin et de lavande séchés. Placez-les dans une double couche de gaze, que vous attacherez avec un ruban, puis plongerez dans la baignoire en train de se remplir.

506

Bain pour peaux sèches

La consoude et la racine de guimauve aident à adoucir les peaux sèches. La camomille et les pétales de rose apportent un parfum apaisant pour la peau. Mélangez deux cuillers à soupe de feuilles de consoude, de racine de guimauve, de pétales de roses et de camomille. Placez-les dans une double couche de gaze que vous attacherez avec un ruban et plongerez dans la baignoire en train de se remplir.

507

Lotion corporelle aux plantes

Immergez-vous dans un bain chaud pendant 20 mn afin d'augmenter l'humidité de votre peau. Tapotez-vous légèrement la peau jusqu'à la sécher, puis appliquez immédiatement une lotion corporelle riche, aux plantes, afin de fixer l'humidité.

508

Bain pour muscles endoloris

Le romarin, la marjolaine et la lavande vous aideront à détendre vos muscles douloureux. Mélangez 3 cuillers à soupe de romarin, de marjolaine et de lavande séchés. Placez-les dans une double couche de gaze que vous attacherez avec un ruban et plongerez dans la baignoire en train de se remplir.

Bains à l'aromathérapie

Lors d'un bain chaud, les vapeurs des huiles essentielles sont inhalées et les huiles sont absorbées par la peau. Choisissez une fragrance qui vous plaît, parce que son parfum évoque pour vous des souvenirs et des émotions précis.

509

Bain réconfortant

Ensemble, les huiles essentielles de pamplemousse et de lavande créent un mélange délicatement parfumé et réconfortant. Le lait entier ou la vodka empêcheront l'irritation cutanée.

4 gouttes d'huile essentielle de pamplemousse
5 gouttes d'huile essentielle de lavande
1 cuiller à soupe de lait entier ou de vodka

Mélangez les huiles essentielles avec le lait ou la vodka. Incorporez cette préparation à votre bain d'eau chaude en remuant avec la main.

510

Bain sensuel

Pour obtenir un mélange parfumé qui subsiste sur la peau, suivez la recette du Bain réconfortant (voir *n° 509*), en substituant les huiles essentielles indiquées par les suivantes : 4 gouttes d'huile de bois de santal, 2 gouttes de rose et 2 gouttes de sauge sclarée, plus une goutte d'ylang ylang.

511

Bain apaisant

Pour préparer un bain apaisant et calmant qui vous aidera à équilibrer vos émotions, suivez la recette du Bain réconfortant (voir *n° 509*) en substituant les huiles essentielles indiquées par les suivantes : 3 gouttes d'huile de rose, 3 gouttes de néroli et une goutte de camomille.

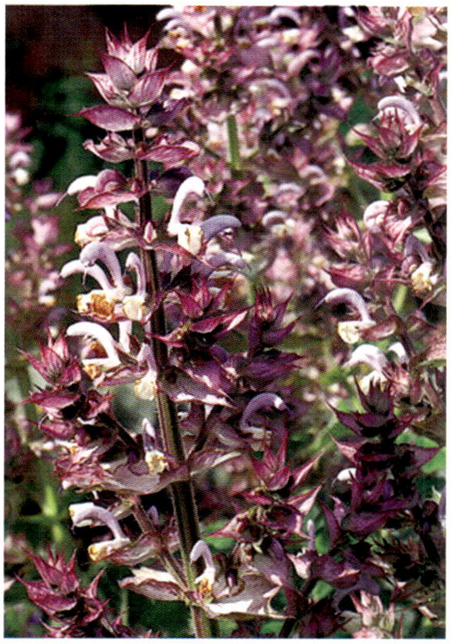

La sauge sclarée a des propriétés relaxantes

512

Bain relaxant

Pour obtenir un bain merveilleusement relaxant et parfumé, suivez la recette du Bain réconfortant (voir *n° 509*) en substituant les huiles essentielles indiquées par les suivantes : 4 gouttes d'huile de lavande et 2 gouttes de sauge sclarée et de bois de santal.

513

Bain énergisant

Pour prendre un bain énergisant et rafraîchissant, suivez la recette du Bain réconfortant (voir *n° 509*) en substituant les huiles essentielles indiquées par les suivantes : 5 gouttes d'huile de lavande, 2 gouttes de romarin et 2 gouttes de menthe poivrée.

514

Bain pour faire de beaux rêves

Pour prendre un bain profondément relaxant juste avant d'aller au lit, suivez la recette du Bain réconfortant (voir *n° 509*) en substituant les huiles essentielles indiquées par les suivantes : 4 gouttes d'huile de vétiver, 2 gouttes de sauge sclarée et d'ylang ylang.

515

Bain pour après l'exercice

Pour préparer un bain qui soulage la raideur musculaire ou l'endolorissement dû au surmenage, suivez la recette pour le Bain réconfortant (voir *n° 509*) en substituant les huiles essentielles indiquées par les suivantes : 4 gouttes d'huile d'eucalyptus, de marjolaine et de lavande.

516

Bain pour s'éclaircir l'esprit

Pour prendre un bain qui vous remettra les idées en place après une longue journée de travail, suivez la recette du Bain réconfortant (*voir n° 509*) en substituant les huiles essentielles indiquées par les suivantes : 5 gouttes d'huile de lavande et 2 gouttes de menthe poivrée et de basilic.

517

Bain pour la méditation

Pour préparer un bain qui associe le calme de la méditation à des sentiments d'amour et de compassion, suivez la recette du Bain réconfortant (*voir n° 509*) en substituant les huiles essentielles indiquées par les suivantes : 4 gouttes d'huile de bois de santal et 2 gouttes d'encens et de roses.

Sels de bain

Ajouter des minéraux à un bain reproduit les eaux thérapeutiques que l'on trouve dans les sources minérales naturelles. Les bains aux sels minéraux relaxent le corps et l'esprit, stimulent une purification douce, apaisent les muscles fatigués et endoloris, et adoucissent la peau.

518

Sels de bain terrestres et marins

Les sels d'Epsom et le sel de mer sont purifiants. Le bicarbonate et le borate de sodium vous laissent la peau douce et lisse.

60 g de sels d'Epsom
110 g de sel de mer
60 g de bicarbonate de sodium
60 g de borate de sodium

Mélangez les ingrédients. Remplissez la baignoire d'eau chaude et ajoutez-y de 4 à 8 cuillerées à soupe de sels de bain. Remuez bien l'eau pour qu'ils se dissolvent.

519

Sels pour faire baisser la tension

Ce bain extrêmement relaxant apaise les muscles tendus et raides. Le magnésium contenu dans les sels d'Epsom aide à détendre les muscles et le système nerveux. La marjolaine a des propriétés sédatives et elle apaise les douleurs et la raideur musculaires. La lavande atténue à la fois la tension physique et émotionnelle.

125 g de sels d'Epsom
125 g de bicarbonate de sodium
5 gouttes d'huile essentielle de marjolaine
5 gouttes d'huile essentielle de lavande

Mélangez les ingrédients et ajoutez-les à l'eau juste avant d'entrer dans la baignoire. Remuez l'eau avec les mains pour faire dissoudre les sels. Restez dans l'eau pendant 20 à 30 mn.

520

Sels de bain relaxants

Le bois de santal, la lavande et la sauge sclarée font un mélange richement parfumé et relaxant pour le bain.

225 g de sel de mer
125 g de bicarbonate de sodium
30 gouttes d'huile essentielle de bois de santal
10 gouttes d'huile essentielle de lavande
10 gouttes d'huile essentielle de sauge sclarée

Combinez le sel et le bicarbonate de sodium, ajoutez-y les huiles et mélangez bien. Placez la préparation dans un récipient fermé. Dissolvez-en de 4 à 8 cuillerées à soupe quand la baignoire est remplie d'eau chaude.

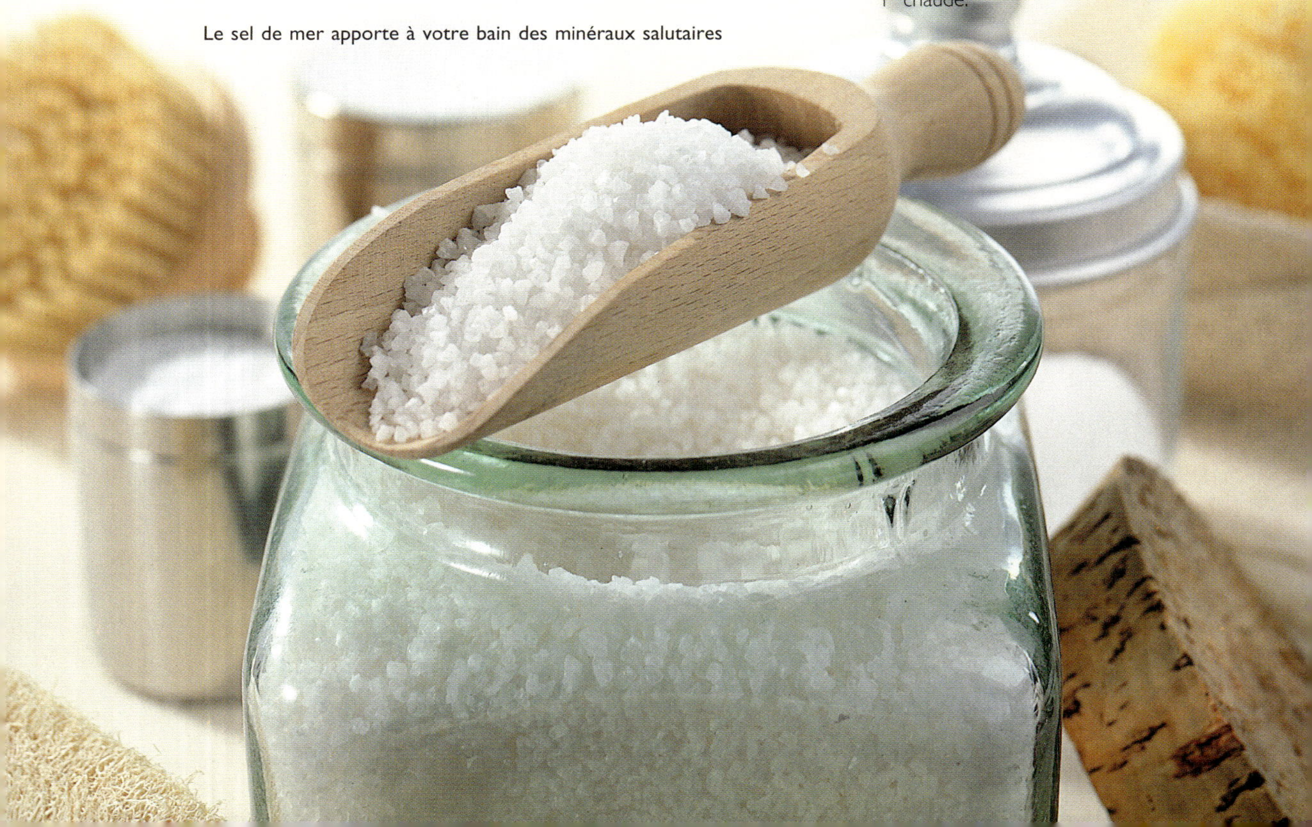

Le sel de mer apporte à votre bain des minéraux salutaires

521

Sels de bain reconstituants

Suivez la recette des Sels de bain relaxants (*voir n° 520*), en substituant les huiles essentielles indiquées par les suivantes : 30 gouttes de lavande, 10 gouttes de bergamote et 10 gouttes de géranium.

522

Sels de bain revigorants

Suivez la recette des Sels de bain relaxants (*voir n° 520*), en substituant les huiles essentielles indiquées par : 25 gouttes de lavande, 10 de romarin, 10 gouttes de petit grain et 5 de menthe poivrée.

523

Sels de bain stimulants

Suivez la recette des Sels de bain relaxants (*voir n° 520*) en substituant les huiles indiquées par les suivantes : 25 gouttes de lavande, 15 gouttes de pamplemousse et 10 gouttes de bergamote.

524

Sels de bain apaisants

Pour un mélange floral apaisant, suivez la recette des Sels de bain relaxants (*voir n° 520*) en substituant les huiles essentielles indiquées par les suivantes : 30 gouttes de lavande, 10 gouttes de sauge sclarée et 5 gouttes de rose et de camomille.

525

Sels de bain réconfortants

Pour un bain réchauffant lors d'une froide nuit d'hiver, suivez la recette des Sels de bain relaxants (*voir n° 520*) en substituant les huiles essentielles indiquées par les suivantes : 30 gouttes de bois de santal, 10 gouttes d'orange douce, 5 gouttes de gingembre et 3 gouttes de patchouli.

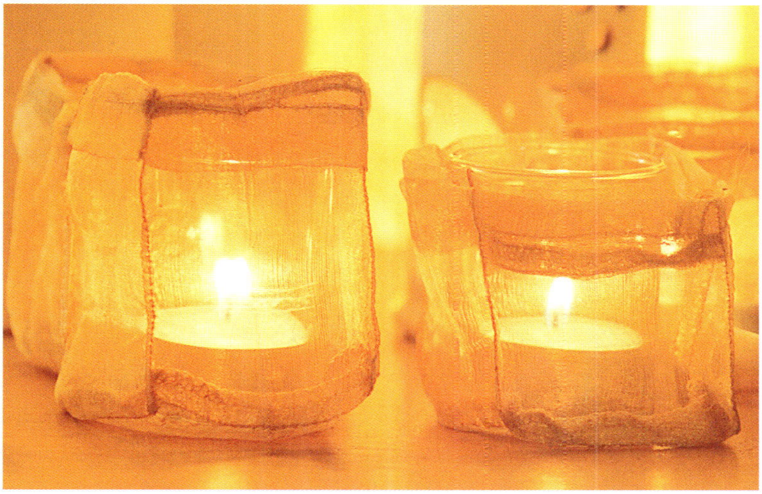

Les bougies aident à créer l'atmosphère appropriée pour un bain reconstituant

526

Sels de bain pour la méditation

Pour prendre un bain qui rehausse une humeur méditative, suivez la recette des Sels de bain relaxants (*voir n° 520*) en substituant les huiles essentielles indiquées par les suivantes : 25 gouttes de bois de santal, 20 gouttes d'encens et 5 gouttes de rose.

527

Sels de bain sensuels

Pour préparer un bain exotique et sensuel, dont la fragrance persistera, suivez la recette des Sels de bain relaxants (*voir n° 520*) en substituant les huiles essentielles indiquées par les suivantes : 30 gouttes de bois de santal, 10 gouttes de sauge sclarée, 5 gouttes de rose et 2 gouttes d'ylang ylang.

528

Sels de bain pour faire de beaux rêves

Pour prendre un bain très relaxant qui renforcera votre sommeil et favorisera les rêves, suivez la recette des Sels de bain relaxants (*voir n° 520*) en remplaçant le sel de mer par 125 g de sels d'Epsom, et en substituant les huiles essentielles indiquées par les suivantes : 30 gouttes de vétiver, 10 gouttes de sauge sclarée et 5 gouttes d'ylang ylang.

529

Sels de bain apaisants pour muscles endoloris

Pour confectionner un bain qui stimule la circulation sanguine et qui apaise des muscles endoloris ou raides après un surmenage, suivez la recette de Sels de bain relaxants (*voir n° 520*) en substituant les huiles essentielles indiquées par les suivantes : 20 gouttes de lavande et 10 gouttes d'eucalyptus, de romarin et de gingembre.

530

Relaxant rapide

Pour prendre un bain riche en minéraux qui rétablit et qui détend rapidement, ajoutez 250 g de sels d'Epsom et 125 g de bicarbonate de sodium à l'eau chaude de votre baignoire.

Bains aux flocons d'avoine

Les bains aux flocons d'avoine et au lait sont efficaces pour tous les types de peaux, et particulièrement pour les peaux sèches ou irritées. Les flocons d'avoine sont anti-inflammatoires et ils atténuent les démangeaisons, alors que le lait entier est riche en graisses qui nourrissent et lissent les peaux sèches.

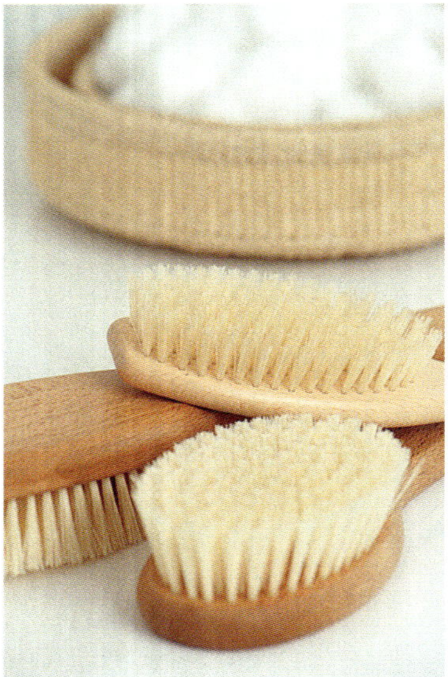

Les brosses douces exfolient la peau sèche

531
Enlevez les cellules cutanées mortes

Pour prévenir la peau sèche, évitez les bains chauds et utilisez du savon seulement là ou c'est nécessaire, car les deux dépouillent la peau de ses huiles protectrices naturelles. Utilisez à la place de l'eau tiède et une brosse douce pour le corps ou une éponge pour détacher les cellules mortes.

532
Bain apaisant

Pour prendre un bain qui apaise les démangeaisons ou les éruptions, moulez 200 g de flocons d'avoine en poudre fine au mixeur, et ajoutez-les dans votre baignoire remplie d'eau chaude, avec 125 g de bicarbonate de sodium. Immergez-vous dans le bain pendant 15 mn.

533
Bain aux flocons d'avoine

Voici une façon simple et efficace d'apaiser les éruptions et les peaux sèches qui démangent.

200 g de flocons d'avoine
10 gouttes d'huile essentielle de lavande ou de camomille

Moulez les flocons d'avoine dans un robot et saupoudrez la fine poudre dans votre baignoire remplie d'eau chaude. Ajoutez l'huile essentielle de lavande ou de camomille et remuez l'eau avec la main pour disperser les flocons et l'huile. Immergez-vous pendant 20 mn, puis tapotez-vous pour vous sécher, sans vous rincer.

534
Bain aux flocons d'avoine et aux plantes

Ce bain adoucit la peau et aide à la traiter si elle est sèche.

200 g de flocons d'avoine
2 cuillers à soupe de camomille séchée
2 cuillers à soupe de pétales de rose séchés
2 cuillers à soupe de lavande séchée

Moulez les flocons d'avoine en poudre grossière dans un robot et mélangez-les avec la camomille, la rose et la lavande. Placez 50 g de cette préparation au milieu d'une double couche de gaze que vous attacherez ensuite avec un ruban ou une ficelle, et que vous plongerez dans la baignoire en train de se remplir.

535
Lait de bain hydratant à la camomille

La camomille, les flocons d'avoine et le lait entier peuvent aider à hydrater les peaux sèches, et à apaiser les démangeaisons qui les accompagnent.

4 cuillers à soupe de camomille séchée
50 cl de lait entier
120 g de flocons d'avoine finement moulus

Mélangez la camomille et le lait dans un bocal en verre et laissez macérer toute une nuit au réfrigérateur. Passez et ajoutez à la baignoire remplie d'eau chaude. Moulez les flocons d'avoine en poudre fine au mixeur et incorporez-les au bain. Immergez-vous pendant 15 mn, puis tapotez-vous doucement la peau pour la faire sécher et passez-vous immédiatement une lotion corporelle riche pour fixer l'humidité.

536
Lait de bain parfumé à l'aromathérapie

Du lait entier en poudre avec des huiles de lavande et d'ylang ylang crée un bain relaxant, parfumé et apaisant pour la peau.

60 g de lait entier en poudre
7 gouttes d'huile essentielle de lavande
2 gouttes d'huile essentielle d'ylang ylang

Ajoutez le lait en poudre et les huiles de lavande et d'ylang ylang à un bain d'eau chaude et remuez avec la main pour les dissoudre. Immergez-vous pendant 15 à 20 mn.

Huiles de bain naturelles

Ajouter de l'huile à un bain crée un traitement hydratant somptueux et excellent pour les peaux sèches. Les huiles flottent à la surface de l'eau et s'accrochent délicatement à votre peau quand vous sortez du bain.

537

Huile de bain relaxante

La lavande, la rose et l'ylang ylang font une huile relaxante, suave, au parfum de fleur. Les huiles de jojoba et d'amande douce hydratent et servent de base à l'huile de bain.

2 cuillers à soupe d'huile de jojoba
2 cuillers à soupe d'huile d'amande douce
25 gouttes d'huile essentielle de lavande
10 gouttes d'huile essentielle de rose
5 gouttes d'huile essentielle d'ylang ylang

Mélangez les huiles dans un flacon hermétiquement fermé ; ajoutez-en une cuiller à café dans un bain d'eau chaude et remuez l'eau avec la main. *Attention* : les huiles de bain rendent la baignoire glissante.

538

Huile de bain revigorante

Pour obtenir une huile de bain revigorante et parfumée, suivez la recette de l'Huile de bain florale relaxante (*voir n° 537*), en substituant les huiles essentielles indiquées par les suivantes : 25 gouttes de lavande et 15 gouttes de pamplemousse.

539

Huile de bain énergisante

Pour un bain qui restaure l'énergie après une longue journée, suivez la recette de l'Huile de bain florale relaxante (*voir n° 537*), en substituant les huiles essentielles indiquées par les suivantes : 25 gouttes de lavande, 10 gouttes de romarin et 5 gouttes de menthe poivrée.

540

Huile de bain apaisante

Pour faire un mélange très relaxant et calmant, à la fragrance merveilleuse et durable, suivez la recette de l'Huile de bain florale relaxante (*voir n° 537*) en substituant les huiles essentielles indiquées par les suivantes : 25 gouttes de bois de santal, 10 gouttes de lavande et 5 gouttes de sauge sclarée.

541

Huile de bain sensuelle

Pour prendre un bain sensuel et exotique dont la fragrance restera pendant des heures sur votre peau, suivez la recette de l'Huile de bain florale relaxante (*voir n° 537*) en substituant les huiles essentielles indiquées par les suivantes : 25 gouttes de bois de santal, 10 gouttes de rose et 5 gouttes de patchouli.

542

Bain hydratant

Ajoutez une cuiller à café d'huile d'amande douce à l'eau chaude de votre bain pour faire un simple bain hydratant.

Vinaigres de bain

Le vinaigre de cidre a des propriétés légèrement désodorisantes et nettoyantes qui maintiennent la peau saine en lui restaurant l'équilibre naturel de son pH. Ajouter des plantes fraîches ou sèches au vinaigre lui insuffle des propriétés apaisantes et lui donne un parfum agréable.

543

Vinaigre de bain rafraîchissant

Le citron, l'orange et la menthe frais font un vinaigre merveilleusement parfumé et rafraîchissant pour un bain d'été.

50 cl de vinaigre de cidre
1 orange fraîche coupée en rondelles fines
1 citron frais coupé en rondelles fines
6 g de menthe fraîche

Hachez grossièrement la menthe. Placez l'orange, le citron et la menthe dans un bocal en verre, avec le vinaigre de cidre, puis mettez le couvercle. Laissez macérer la préparation pendant deux semaines. Passez, puis versez dans un flacon. Utilisez-en 6 cl par bain.

544

Vinaigre de bain pour peaux sensibles

Un mélange de lavande, de pétales de roses et de camomille fait un vinaigre de bain apaisant pour les peaux sensibles.

50 cl de vinaigre de cidre
2 cuillers à soupe de lavande séchée
2 cuillers à soupe de pétales de rose séchés
2 cuillers à soupe de camomille séchée

Placez le vinaigre et les plantes sèches dans un bocal en verre et vissez le couvercle. Laissez macérer la préparation pendant deux semaines ; passez, puis versez dans un flacon. Utilisez 6 cl de ce vinaigre dans votre bain.

545
Vinaigre de lavande

Pour faire un vinaigre de bain parfumé, simple, mélangez une demi-cuiller à café d'huile essentielle de lavande à 25 cl de vinaigre de cidre, dans un flacon. Laissez macérer pendant une semaine avant d'utiliser. Secouez le flacon quotidiennement pour émulsionner huile dans le vinaigre. Utilisez-en 6 cl par bain.

546
Vinaigre de bain revigorant au romarin

Le romarin, la marjolaine et la lavande aident à soulager la fatigue physique et mentale. Les plantes fraîches sont préférables aux plantes sèches dans ce vinaigre.

50 cl de vinaigre de cidre
6 g de romarin frais (ou 2 cuillers à soupe s'il est séché)
6 g de marjolaine fraîche (ou 2 cuillers à soupe si elle est séchée)
6 g de lavande fraîche (ou 2 cuillers à soupe si elle est séchée)

Hachez grossièrement les plantes et mélangez-les au vinaigre de cidre dans un bocal de verre fermé. Laissez macérer la préparation pendant deux semaines. Passez, puis versez dans un flacon. Utilisez 6 cl de ce vinaigre par bain.

Romarin

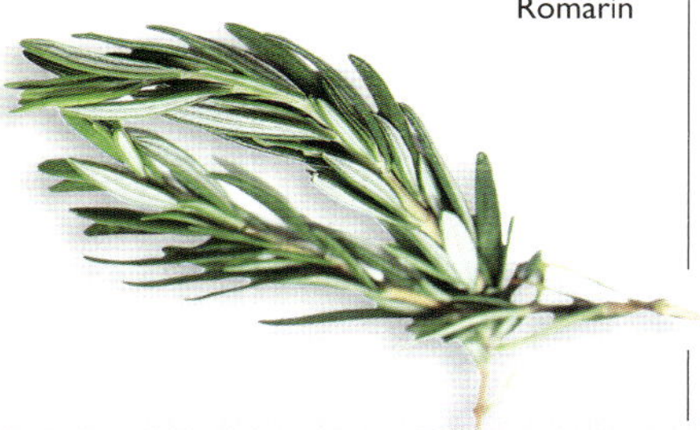

Savons à l'aromathérapie

Ajouter des huiles essentielles au savon permet de profiter de l'aromathérapie. Mais utilisez le savon avec modération, et seulement là où nécessaire. Lavez-vous plutôt à l'eau tiède qu'à l'eau chaude.

547
Savon revigorant

La lavande et le pamplemousse font un savon revigorant pour le bain ou la douche.

25 gouttes d'huile essentielle de lavande
15 gouttes d'huile essentielle de pamplemousse
12,5 cl de savon blanc liquide pour le corps

Ajoutez les huiles au savon et remuez à fond. Versez dans un flacon doseur, et secouez bien avant utilisation.

548
Savon calmant

Le bois de santal, la lavande et la sauge sclarée font un savon calmant.

25 gouttes d'huile essentielle de bois de santal
10 gouttes d'huile essentielle de lavande
5 gouttes d'huile essentielle de sauge sclarée
12,5 cl de savon blanc liquide pour le corps

Ajoutez les huiles au savon et remuez à fond. Mettez dans un flacon doseur et secouez bien avant utilisation.

549
Savon énergétique

La lavande, le romarin et la menthe poivrée font un savon énergétique.

20 gouttes d'huile essentielle de lavande
10 gouttes d'huile essentielle de romarin
10 gouttes d'huile essentielle de menthe poivrée
12,5 cl de savon blanc liquide pour le corps

Ajoutez les huiles au savon et mélangez à fond. Mettez dans un flacon doseur et secouez avant utilisation.

550
Savon stimulant pour l'humeur

Ensemble la lavande, le géranium et la bergamote font un savon de bain et de douche épicé et suave qui stimule la bonne humeur.

20 gouttes d'huile essentielle de lavande
10 gouttes d'huile essentielle de géranium
10 gouttes d'huile essentielle de bergamote
12,5 cl de savon blanc liquide pour le corps

Ajoutez les huiles au savon et remuez à fond. Mettez dans un flacon doseur et secouez bien avant utilisation.

551
Savon sensuel

Ensemble, le bois de santal, la rose et le patchouli font un savon de douche et de bain exotique, qui laisse une senteur parfumée pendant plusieurs heures sur votre peau.

25 gouttes d'huile essentielle de santal
10 gouttes d'huile essentielle de rose
5 gouttes d'huile essentielle de patchouli
12,5 cl de savon blanc liquide pour le corps

Ajoutez les huiles au savon et mélangez bien. Mettez dans un flacon doseur et secouez avant utilisation.

Exfoliants et adoucissants

Les produits exfoliants sont des traitements merveilleux pour tout le corps. Ils le dépouillent en effet de la peau sèche et rugueuse, et ils laissent votre corps lisse et soyeux. Frottez-vous avec douceur pour éviter d'irriter la peau délicate, et n'utilisez pas de produits exfoliants sur les zones sensibles comme le visage et les parties génitales.

552

Exfoliant corporel pour les peaux sèches et desquamées

L'exfoliant hydratant débarrasse des squames et apaise l'irritation cutanée.

45 g de farine de maïs

30 g de flocons d'avoine finement moulus

30 g d'amandes finement moulues

1 cuiller à soupe d'huile d'amande douce

10 gouttes d'huile essentielle de lavande

5 gouttes d'huile essentielle de bois de santal

Mélangez les ingrédients dans un récipient incassable. Mouillez-vous le corps sous une douche chaude, puis appliquez l'exfoliant sur vos jambes, vos bras et votre torse. Massez-vous la peau avec un mouvement circulaire. Rincez-vous bien et tapotez-vous pour vous sécher. *Attention* : utilisez un tapis de douche antidérapant pour éviter les chutes.

553

Exfoliant pour peaux sensibles

Cet exfoliant apaisant adoucit, exfolie et hydrate délicatement la peau.

12,5 cl de yaourt entier

30 g de flocons d'avoine finement moulus

15 g de son

1 cuiller à soupe de miel

1 cuiller à soupe d'huile d'amande douce

5 gouttes d'huile essentielle de lavande

Mélangez le yaourt, l'avoine et le son dans un récipient incassable. Mélangez le miel, l'huile d'amande douce et l'huile essentielle de lavande, puis incorporez cette préparation à la précédente. Mouillez-vous le corps sous une douche chaude, puis appliquez l'exfoliant sur vos jambes, vos bras et le torse. Massez-vous doucement en un mouvement circulaire. Rincez-vous bien et tapotez-vous pour vous sécher. *Attention* : utilisez un tapis de douche antidérapant pour éviter les chutes.

554

Exfoliant à la fraise pour le corps

Les fraises fraîches font un exfoliant parfumé, qui rafraîchit et qui exfolie délicatement le corps. Le yaourt et le miel hydratent ; le son polit.

12,5 cl de yaourt entier

60 g de fraises fraîches

1 cuiller à soupe de miel

30 g de son

Mélangez le yaourt, les fraises et le miel dans un robot jusqu'à obtention d'un appareil lisse dans lequel vous incorporerez le son. Mouillez-vous le corps sous une douche chaude et appliquez l'exfoliant sur vos jambes, vos bras et votre torse. Massez-vous délicatement en décrivant un mouvement circulaire. *Attention* : utilisez un tapis antidérapant pour éviter les chutes.

555

Exfoliant hydratant à l'avocat pour le corps

Les avocats mûrs font un exfoliant riche pour le corps qui hydrate les peaux sèches ou sensibles. Le concombre apaise et rafraîchit les peaux irritées ; l'amande est un exfoliant doux.

110 g d'avocat mûr en purée

110 g de concombre

40 g d'amandes

Réduisez l'avocat et le concombre en purée jusqu'à ce qu'ils soient lisses. Moulez les amandes en poudre grossière au mixeur, et incorporez-les à la purée d'avocat et de concombre. Mouillez-vous le corps sous une douche chaude, puis appliquez l'exfoliant sur vos jambes, vos bras et votre torse. Massez-vous délicatement en décrivant des mouvements circulaires. Rincez-vous bien et tamponnez-vous pour vous sécher. *Attention* : utilisez un tapis antidérapant pour éviter les chutes.

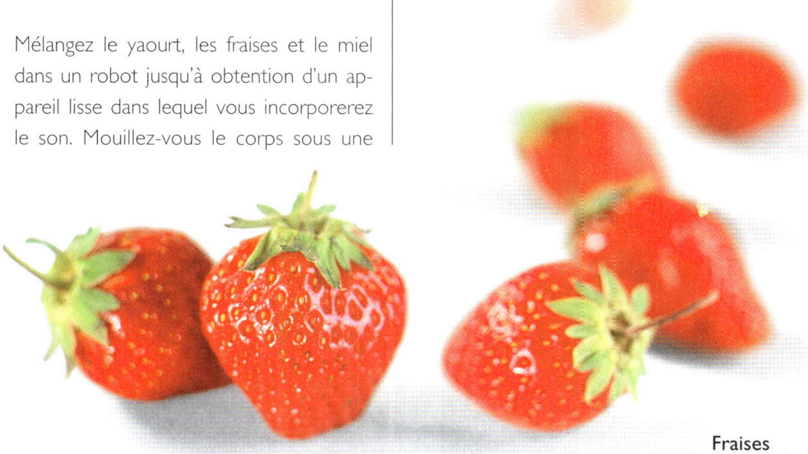

Fraises

556

Exfoliant au sel marin pour polir le corps

Pour faire un exfoliant simple qui rend le corps lisse, mélangez 110 g de sel marin avec 2 cuillers à soupe d'huile d'amande douce. Prenez une rapide douche chaude pour vous mouiller. Debout dans le bac de douche, massez-vous doucement avec l'exfoliant en évitant le visage et les parties génitales et frottez-vous en décrivant un mouvement circulaire jusqu'à ce que votre peau devienne rose par l'augmentation de la circulation sanguine. Rincez-vous à fond à l'eau chaude, puis essuyez-vous avec une serviette. ***Attention*** : n'utilisez pas cet exfoliant sur une peau sensible ou irritée. Utilisez un tapis antidérapant pour éviter les chutes.

557

Exfoliant revigorant pour le corps

Les huiles essentielles de menthe poivrée, de romarin et de lavande font un exfoliant corporel revigorant qui laisse des picotements dans la peau et qui la rafraîchit. L'huile d'amande douce est un exfoliant doux.

110 g de sel marin
2 gouttes d'huile essentielle de menthe poivrée
3 gouttes d'huile essentielle de romarin
5 gouttes d'huile essentielle de lavande
2 cuillers à soupe d'huile d'amande douce

Dans un petit récipient en plastique, incorporez l'huile d'amande douce et les huiles essentielles au sel marin et mélangez bien. Mouillez-vous sous une douche chaude, puis massez-vous doucement avec cette préparation en évitant le visage et les parties génitales. Rincez-vous bien à l'eau chaude, puis essuyez-vous avec une serviette. ***Attention*** : n'utilisez pas cet exfoliant sur une peau délicate ou crevassée. Utilisez un tapis antidérapant pour éviter les chutes.

Brumisations pour le corps

Les brumisations tonifient et rafraîchissent. Faites avec de l'hamamélis, des plantes et des huiles essentielles parfumées, elles rafraîchissent et apaisent la peau. Elles sont particulièrement bienvenues pendant les chaudes journées d'été : vaporisez-vous généreusement après la douche, puis laissez votre peau sécher naturellement. Elles sont recommandées en voyage et après l'exercice physique.

558

Brumisation stimulante

La lavande et le pamplemousse font une brumisation stimulante et parfumée pour le corps.

12,5 cl d'hamamélis distillé
2 cuillers à soupe de lavande séchée
10 gouttes d'huile essentielle de pamplemousse
5 gouttes d'huile essentielle de lavande
12,5 cl d'eau filtrée ou de source

Dans un bocal fermé faites macérer pendant une semaine la lavande dans l'hamamélis. Passez, puis versez dans un vaporisateur d'une contenance de 25 cl. Incorporez les huiles essentielles de pamplemousse et de lavande et secouez bien. Ajoutez l'eau et secouez à nouveau.

559

Brumisation revigorante

Un mélange de romarin, de lavande et de menthe poivrée fait une brumisation rafraîchissante et revigorante pour le corps.

12,5 cl d'hamamélis distillé
2 cuillers à soupe de romarin frais haché
2 cuillers à soupe de menthe poivrée fraîche hachée
10 gouttes d'huile essentielle de lavande
12,5 cl d'eau filtrée ou de source

Faites macérer pendant une semaine le romarin et la menthe poivrée dans l'hamamélis, dans un bocal couvert. Passez, puis versez dans un vaporisateur d'une contenance de 25 cl. Ajoutez l'huile essentielle de lavande et secouez bien. Remplissez avec l'eau et secouez à nouveau.

560

Brumisation sensuelle

Un mélange de bois de santal, de rose et de sauge sclarée fait une délicieuse brumisation sensuelle pour le corps.

12,5 cl d'hamamélis distillé
10 g de pétales de rose séchés
10 gouttes d'huile essentielle de bois de santal
3 gouttes d'huile essentielle de rose
2 gouttes d'huile essentielle de sauge sclarée
12,5 cl d'eau filtrée ou de source

Faites macérer pendant une semaine, dans un bocal fermé, les pétales de rose et l'hamamélis. Passez, puis versez dans un vaporisateur d'une contenance de 25 cl. Ajoutez les huiles essentielles de bois de santal, de rose et de sauge sclarée puis secouez bien. Remplissez d'eau et secouez à nouveau.

561

Brumisation apaisante aux pétales de rose

L'huile essentielle de rose et l'eau de rose font une brumisation douce pour les peaux délicates.

1 cuiller à soupe d'hamamélis distillé
2 gouttes d'huile essentielle de rose
25 cl d'eau de rose distillée

Mélangez l'hamamélis et l'huile essentielle de rose dans un vaporisateur d'une contenance de 25 cl. Secouez bien, ajouter l'eau de rose et secouez à nouveau.

562
Eau rafraîchissante à la lavande

Pour apaiser une irritation cutanée, vaporisez sur votre corps cette eau de lavande rafraîchissante.

30 gouttes d'huile essentielle de lavande
1 cuiller à soupe d'hamamélis distillé

Mélangez les ingrédients dans un vaporisateur d'une contenance de 25 cl. Secouez bien, puis remplissez d'eau filtrée, et secouez à nouveau. Vaporisez généreusement sur votre peau irritée aussi souvent que désiré. Mettez au réfrigérateur pour optimiser les propriétés rafraîchissantes.

563
Spray de lavande et d'*Aloe vera* pour peau sèche

Vous pouvez soulager les démangeaisons provoquées par une peau sèche avec un mélange d'huiles essentielles de lavande et de bois de santal, et de jus d'*Aloe vera*. La lavande et l'aloès calment les démangeaisons en plus d'apaiser et de guérir la peau. Le bois de santal aide à hydrater la peau sèche.

12,5 cl de jus d'Aloe vera
10 gouttes d'huile essentielle de lavande
10 gouttes d'huile essentielle de bois de santal

Mélangez le jus d'*Aloe vera* et les huiles essentielles dans un vaporisateur d'une contenance de 12,5 cl. Secouez bien et vaporisez généreusement plusieurs fois par jour sur la peau qui vous démange.

564
Brumisation rafraîchissante au citron vert et à la menthe pour le corps

Le citron vert et la menthe poivrée font une brumisation merveilleusement rafraîchissante pour le corps.

12,5 cl d'hamamélis distillé
10 g de menthe poivrée fraîche hachée
1 citron vert frais coupé en fines rondelles
12,5 cl d'eau filtrée ou de source

Faites macérer pendant une semaine dans un bocal fermé la menthe poivrée et le citron vert dans l'hamamélis. Passez au travers d'un filtre à café et versez dans un vaporisateur d'une contenance de 25 cl. Ajoutez l'eau et secouez à nouveau.

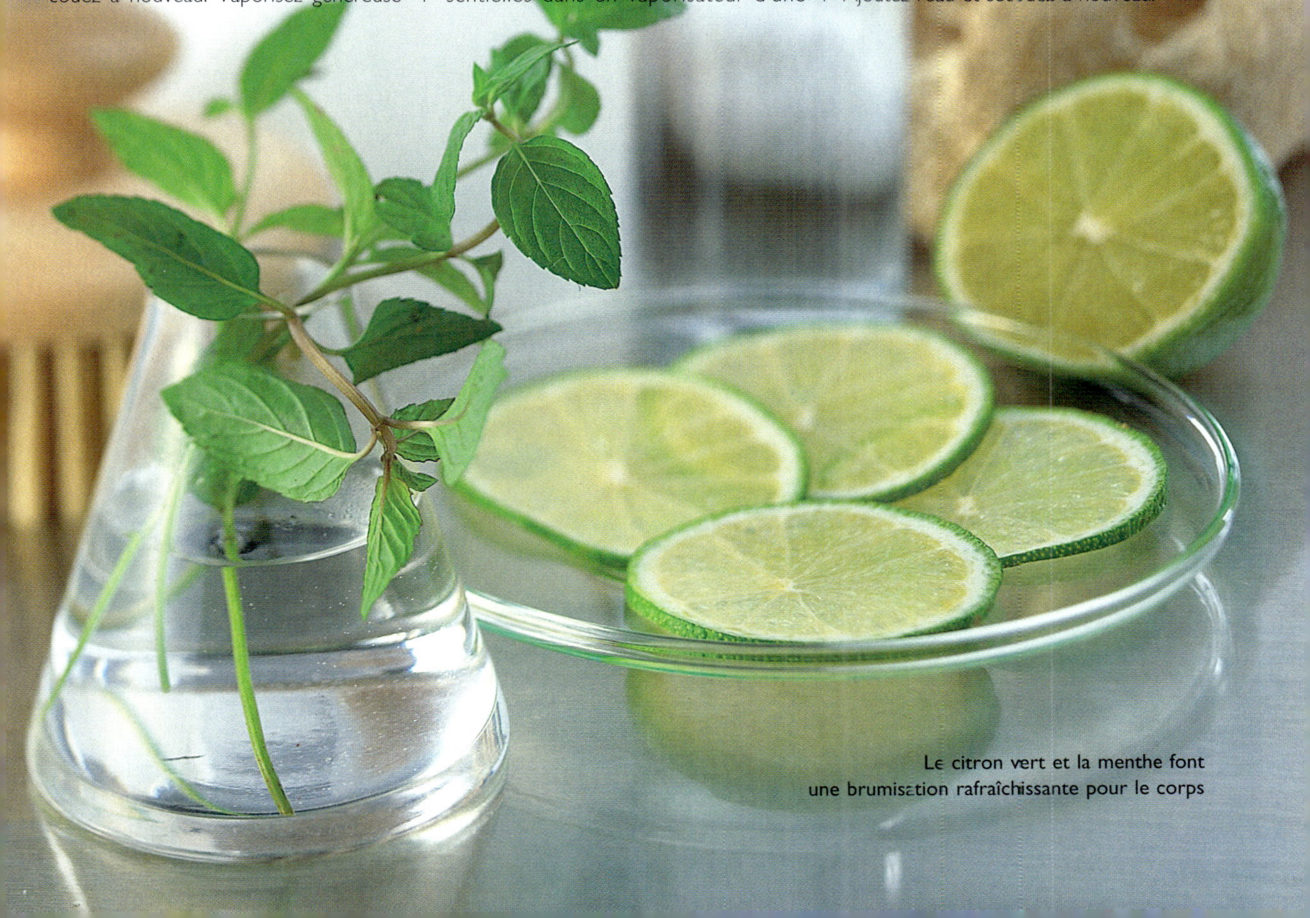

Le citron vert et la menthe font une brumisation rafraîchissante pour le corps

Hydrothérapie

L'hydrothérapie est une façon traditionnelle de purifier et de régénérer le corps. Elle augmente la circulation du sang et de la lymphe et encourage le processus de désintoxication en stimulant la transpiration. Boire des infusions à petites gorgées pendant qu'on est dans un bain peut favoriser davantage la désintoxication. Les bains purifiants, les saunas et les massages, combinés à de l'exercice régulier et à une bonne alimentation, peuvent aussi aider à éliminer la cellulite.

565
Bain aux sels d'Epsom

Un bain chaud aux sels d'Epsom avec des huiles essentielles de cyprès, de pamplemousse et de gingembre, est purifiant et efficace.

250 g de sels d'Epsom
3 gouttes d'huile essentielle de cyprès
3 gouttes d'huile essentielle de pamplemousse
3 gouttes d'huile essentielle de gingembre
1 cuiller à soupe de lait entier ou de vodka

Remplissez la baignoire avec de l'eau à une température agréable en ajoutant les sels d'Epsom sous le robinet. Diluez les huiles essentielles avec le lait ou la vodka et ajoutez-les dans la baignoire une fois qu'elle est pleine en remuant bien avec la main pour les mélanger. Immergez-vous pendant 15 à 30 mn et terminez par un rinçage à l'eau à peine tiède.

566
Douche écossaise

Un traitement quotidien d'hydrothérapie tout simple consiste à terminer votre douche chaude matinale avec un jet d'eau froide. L'alternance eau chaude et eau froide stimule en effet la circulation sanguine et le flux lymphatique. Il est fondamental d'avoir vraiment chaud sous la douche chaude, afin que le rinçage final froid constitue une douceur bienvenue.

567
Infusion purifiante au persil

Le persil est un diurétique naturel qui purifie en douceur. Buvez à petites gorgées 25 cl de cette infusion pendant que vous prenez un bain désintoxiquant.

50 cl d'eau bouillante
4 cuillers à soupe de persil frais haché

Versez l'eau sur le persil et couvrez. Laissez infuser 15 mn, passez, puis ajoutez du citron ou du miel si vous le désirez.

568
Brossage corporel

Pendant que votre bain coule, brossez-vous délicatement la peau avec une éponge sèche en luffa, ou une brosse en poils naturels. Ce massage stimule la circulation et débarrasse des squames. En faisant des caresses douces, commencez par les plantes de vos pieds, puis remontez le long de vos jambes, de vos hanches, sur l'abdomen, puis jusqu'à vos bras, du bout des doigts aux épaules, en travers de votre torse et de votre dos. Terminez par le cou, et ensuite, prenez le bain de votre choix.

569
Infusion purifiante

Pour optimiser les effets désintoxiquants du bain, buvez à petites gorgées 25 cl d'une infusion purifiante pendant que vous êtes immergé. Cette infusion, qui contient des racines de bardane, de pissenlit et de bois de réglisse, ainsi que de la menthe poivrée et du trèfle des prés, désintoxique en douceur et purifie le corps en stimulant les fonctions d'excrétion de la peau, du foie, des reins et des intestins.

90 cl d'eau
1 cuiller à café de racine de bardane
1 cuiller à café de racine de pissenlit
1 cuiller à café de racine de réglisse
1 cuiller à café d'ortie
1 cuiller à café de menthe poivrée
1 cuiller à café de trèfle des prés

Mettez les racines de bardane, de pissenlit et de réglisse avec de l'eau dans une marmite couverte. Portez à ébullition, puis laissez frémir pendant une quinzaine de minutes. Retirez du feu, et ajoutez l'ortie, la menthe poivrée et le trèfle. Couvez et laissez infuser 10 mn, puis passez. Buvez jusqu'à 75 cl de cette infusion par jour, pendant trois semaines maximum.

570
Bain désintoxiquant aux algues

Les algues et les sels d'Epsom, riches en minéraux, créent un bain puissamment désintoxiquant. Le sel de mer purifie, tandis que le bicarbonate de sodium laisse votre peau douce et lisse.

60 g de sels d'Epsom
110 g de sel de mer
30 g de varech ou d'algue comestible
125 g de bicarbonate de sodium

Mélangez les sels d'Epsom, le sel de mer et le varech dans un robot et réduisez-les en poudre fine. Ajoutez cette préparation à l'eau de votre bain en même temps que le bicarbonate de sodium. Immergez-vous pendant 20 mn puis rincez-vous à l'eau tiède.

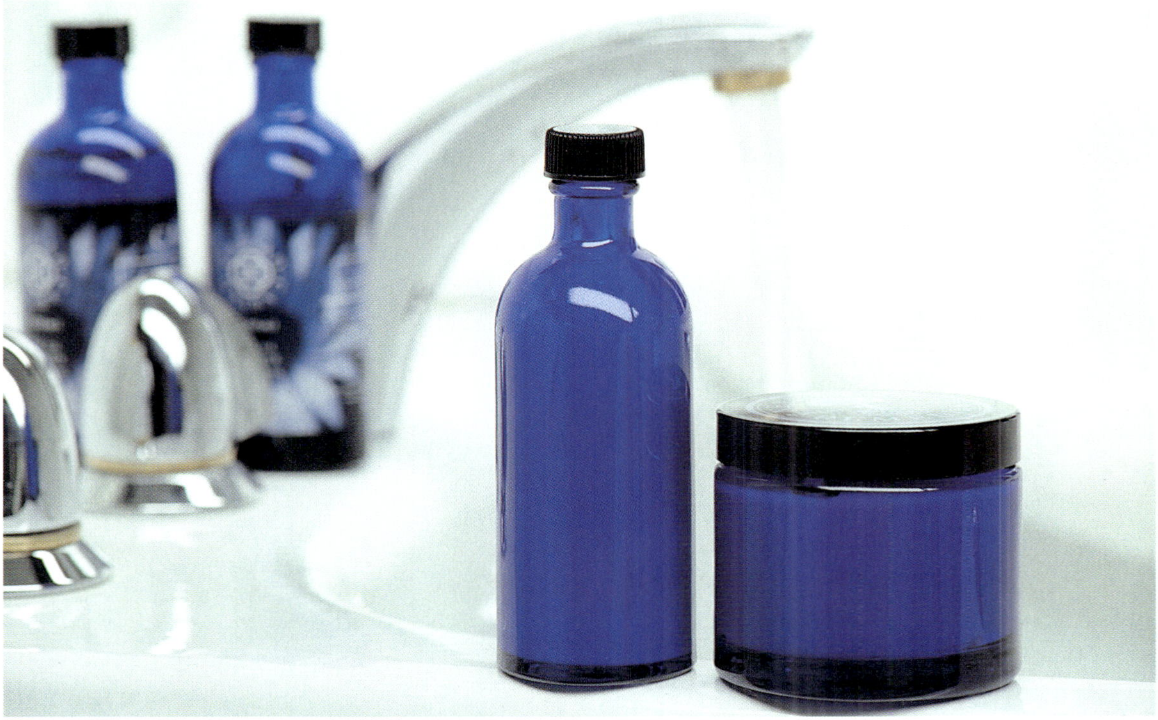

Les huiles essentielles utilisées dans le bain, stimulent la désintoxication

571
Bain désintoxiquant simple à l'aromathérapie

Préparez un bain rapide et facile pour vous désintoxiquer, avec des huiles essentielles de genièvre et de pamplemousse. En y ajoutant du lait entier ou de la vodka vous préviendrez les irritations cutanées.

4 gouttes d'huile essentielle de genièvre
4 gouttes d'huile essentielle de pamplemousse
1 cuiller à soupe de lait entier ou de vodka

Mélangez à fond les ingrédients et versez-les dans la baignoire remplie d'eau chaude, en remuant avec la main pour bien émulsionner les huiles. Immergez-vous dans le bain pendant 20 à 30 mn, puis rincez-vous à l'eau tiède.

572
Sauna parfumé

Les huiles essentielles peuvent rehausser énormément le plaisir du sauna. Pour remplir un sauna d'une vapeur parfumée, ajoutez quelques gouttes d'huile essentielle d'eucalyptus, de sapin ou d'encens à l'eau qui est versée sur les pierres chaudes.

573
Sel exfoliant anti-cellulite

Utilisé fréquemment cet exfoliant stimule la circulation et renforce le flux lymphatique, ce qui aide à réduire la cellulite. Mouillez-vous le corps à l'eau chaude, puis massez-vous les fesses et les cuisses 2 mn avec une poignée de sel marin. Rincez-vous bien à l'eau chaude, puis froide. Votre peau va picoter avec l'augmentation de la circulation. On peut faire ce massage quotidiennement. ***Attention*** : ne l'utilisez pas sur une peau coupée ou enflammée.

574
Auto-massage anti-cellulite

Pendant que vous trempez dans un bain purifiant, massez vos zones affectées par la cellulite. Si elle est légère, empoignez fermement les tissus, en les soulevant du muscle sous-jacent. En faisant un mouvement pivotant et en malaxant, travaillez en profondeur, pour ramener la circulation. Pour la cellulite ferme, celle qui est difficile à soulever, frottez-la vigoureusement avec les articulations de vos poignets. Un massage de la cellulite peut être légèrement douloureux. Faites attention à éviter de vous meurtrir, mais n'ayez pas peur non plus de vous masser fermement.

Huiles de massage naturelles

Le massage n'apporte pas seulement une sensation merveilleuse : il est également bon pour la santé. Il détend en effet les muscles contractés, stimule la circulation du sang et de la lymphe, favorise l'élimination des toxines des tissus, et calme le système nerveux. Offrez-vous au moins une fois par mois un massage corporel complet. Vos propres huiles sont faciles à créer, à partir d'huiles végétales et d'huiles essentielles parfumées. *Attention* : pendant la grossesse n'utilisez pas les huiles essentielles sans avis médical.

Les huiles essentielles parfumées apportent leur pouvoir curatif aux huiles de massage

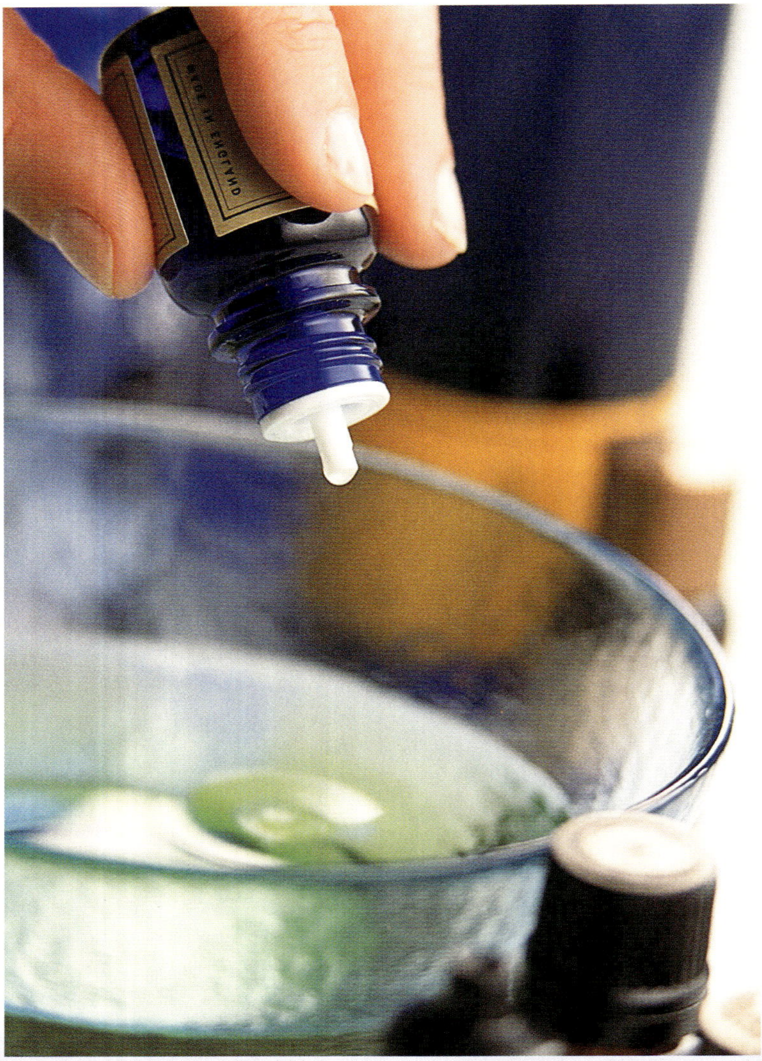

575
Choisissez votre huile

Pour faire votre huile de massage, ajoutez 10 gouttes de votre huile essentielle favorite à 3 cl d'huile de base (l'huile d'amande douce, de pépins de raisin ou de jojoba).

576
Huile de massage énergisante

Cette huile de massage est fantastique pour restaurer l'énergie après une dure journée. Le romarin et la menthe poivrée sont stimulants, et la lavande aide à équilibrer un corps et un esprit fatigués.

6 cuillers à soupe d'huile d'amande douce
2 cuillers à soupe d'huile de jojoba
25 gouttes d'huile essentielle de lavande
10 gouttes d'huile essentielle de romarin
5 gtes d'huile essentielle de menthe poivrée

Mélangez les huiles dans un flacon à fermeture hermétique que vous secouerez bien avant usage.

577
Huile de massage sensuelle

Pour faire une huile sensuelle et exotique dont le parfum demeure sur votre corps, suivez la recette de l'Huile de massage énergisante (*voir n° 576*) en substituant les huiles essentielles indiquées par les suivantes : 25 gouttes de bois de santal, 10 gtes de rose et 5 gtes de patchouli.

578
Huile de massage relaxante

Pour faire un mélange relaxant et parfumé, suivez la recette de l'Huile de massage énergisante (*voir n° 576*), en substituant les huiles essentielles indiquées par les suivantes : 20 gouttes de bois de santal, 15 de lavande et 5 de sauge sclarée.

579
Huile de massage réconfortante

Pour faire une huile de massage chaude et épicée, suivez la recette de l'Huile de massage énergisante (*voir n° 576*) en substituant les huiles essentielles indiquées par les suivantes : 20 gouttes de bois de santal, 10 gouttes de lavande et de gingembre.

580
Huile de massage apaisante

Pour faire une huile de massage épicée et suave aux propriétés calmantes et anti-dépressives, suivez la recette de l'Huile de massage énergisante (*voir n° 576*), en substituant les huiles essentielles indiquées par les suivantes : 20 gouttes de lavande et 10 gouttes de géranium et de bergamote.

581
Huile de massage pour remonter le moral

Pour faire une huile de massage délicieusement parfumée qui remonte le moral lorsque vous vous sentez déprimé, suivez la recette de l'Huile de massage énergisante (*voir n° 576*), en substituant les huiles essentielles indiquées par les suivantes : 20 gouttes de lavande et 20 gouttes de pamplemousse.

Relaxation

La relaxation est parfaite pour rehausser la beauté. Le fait de pratiquer ne serait-ce que quelques minutes de relaxation tout au long de la journée, peut améliorer énormément votre bien-être physique et émotionnel. La pratique consciente de la relaxation améliore la circulation et la digestion, réduit la sécrétion d'hormones nocives du stress et aide à régénérer votre corps.

582
Concentrez-vous sur votre souffle

Pratiquez cet exercice n'importe où et n'importe quand pour vous concentrer et calmer votre esprit et votre corps. Asseyez-vous la colonne vertébrale confortablement droite et les pieds à plat sur le sol. Focalisez en douceur votre attention sur votre respiration. Détendez-vous et inhalez par le nez en comptant jusqu'à cinq, à un rythme qui vous est agréable. Faites une pause en retenant votre souffle le temps de compter jusqu'à cinq. Expirez par la bouche entrouverte en comptant jusqu'à dix, en gardant l'expiration régulière et contrôlée. Répétez toute l'opération cinq fois de suite.

583
Pour développer les pectoraux

Cet exercice de yoga relâche les muscles contractés de votre dos et développe votre capacité respiratoire. Debout, le dos droit et confortable, les pieds écartés de la largeur des hanches, croisez les doigts derrière le dos, en appuyant les mains sur vos fesses. Inspirez, et montez les bras derrière vous, aussi confortablement que possible en gardant les doigts croisés et les épaules détendues. Expirez et redescendez les bras, en laissant reposer à nouveau les mains sur vos fesses. Répétez l'opération plusieurs fois de suite.

584
Respiration en alternant les narines

Cet exercice de respiration est infiniment calmant et il aide à détendre le corps et à débarrasser l'esprit de ses inquiétudes. Asseyez-vous dans une position confortable, le dos droit et les épaules relâchées. Avec le pouce droit, appuyez doucement sur votre narine droite pour la fermer, et inspirez lentement et profondément par la narine gauche. Pressez délicatement votre narine gauche avec l'annulaire de la main droite. Retenez votre respiration pendant quelques secondes, puis relâchez le pouce en expirant lentement et complètement par la narine droite avec un souffle lent et régulier. Fermez la narine droite avec le pouce droit et retenez votre respiration pendant quelques instants. Relâchez l'annulaire et expirez lentement et régulièrement par la narine gauche. Répétez cet exercice au moins dix fois de suite en maintenant une respiration régulière et sous contrôle.

585
Exercice de yoga relaxant

Pratiquez quotidiennement cette posture reconstituante de yoga. Allongez-vous à plat sur le dos, les jambes confortablement écartées. Placez les bras près du corps, paumes vers le haut. Fermez les yeux et scrutez votre corps à la recherche de zones de tension. Détendez ces zones. Utilisez votre respiration pour vous aider à vous détendre. À chaque fois que vous expirez, imaginez que vous expirez la tension. Visualisez vos inquiétudes et vos problèmes qui déclinent. Gardez cette posture pendant au moins 10 mn.

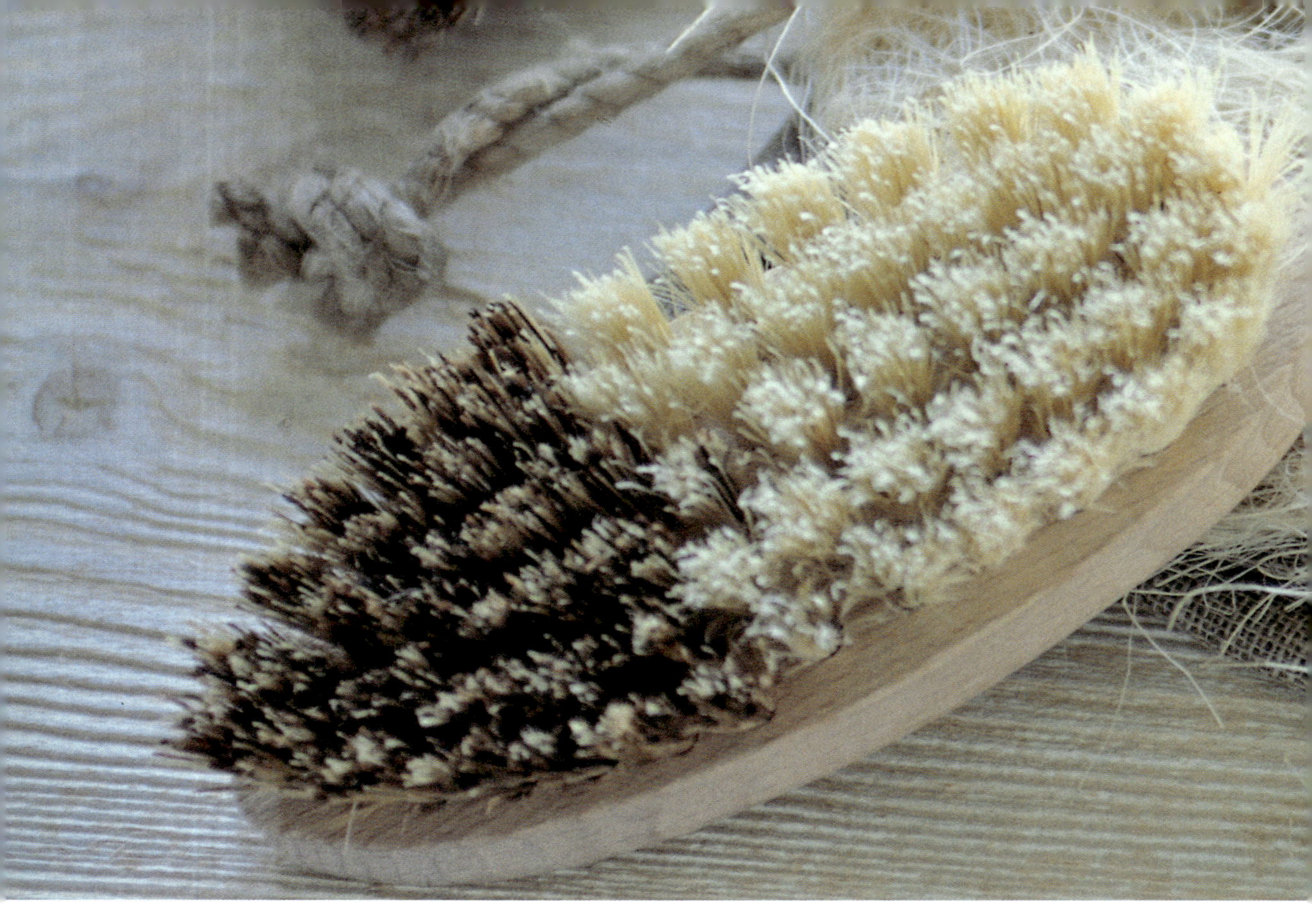

UNE MAISON ET UN

Aujourd'hui, les foyers sont souvent hermétiquement clos afin de faire des économies d'énergie, ce qui affecte l'aération naturelle, et qui permet aux polluants et aux toxines de s'y accumuler. Pour y remédier, je me suis toujours fiée à des produits d'entretien naturels, et les huiles essentielles, au parfum délicat, figurent au premier rang de mes réserves de produits ménagers.

Beaucoup d'huiles essentielles ont des propriétés antimicrobiennes, ce qui les rend très efficaces pour tuer les germes qui provoquent les refroidissements, les rhumes et autres infections, et

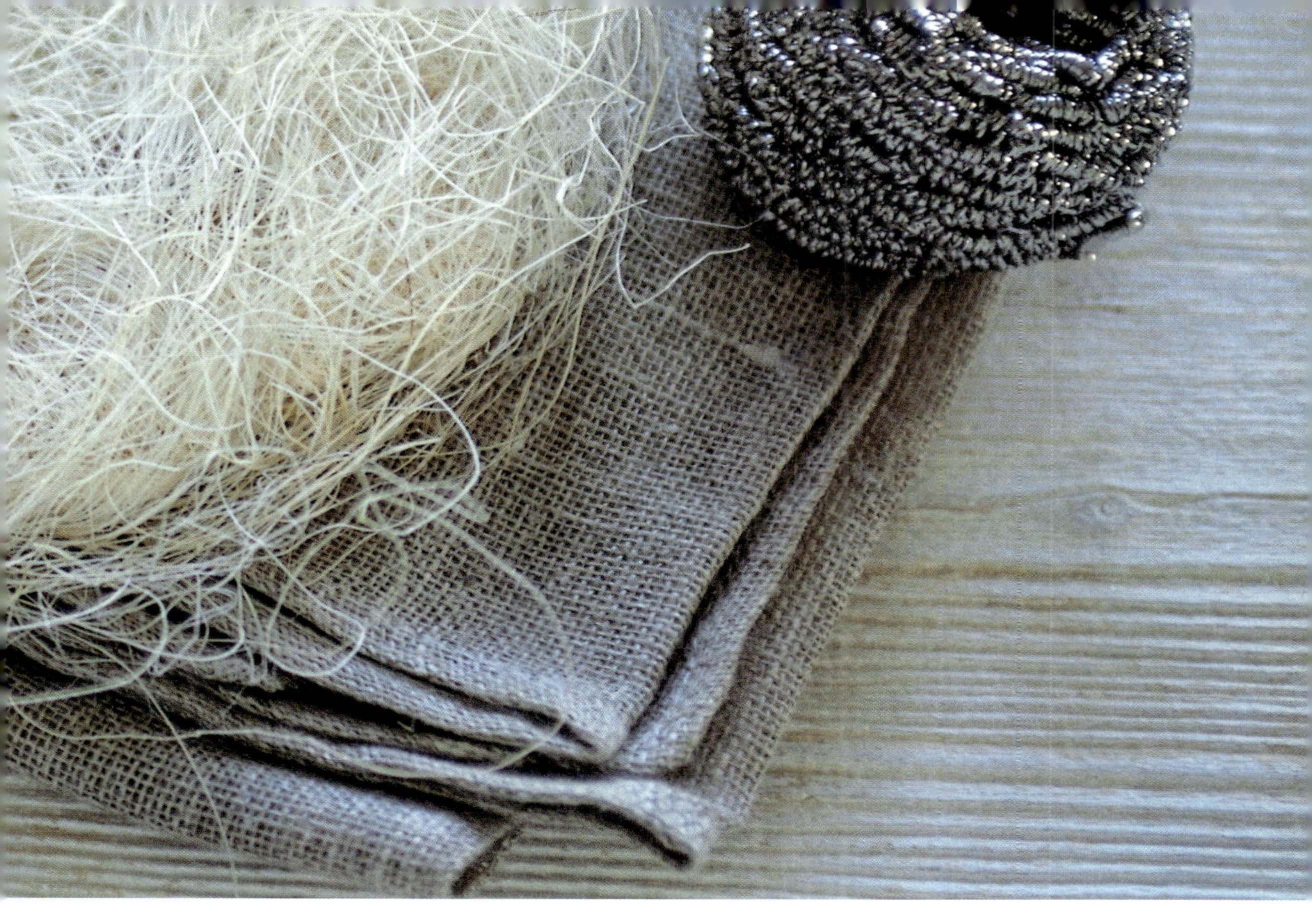

JARDIN NATURELS

elles ne contribuent pas à rendre les microbes résistants aux substances chimiques. De plus il y a un avantage merveilleux à nettoyer avec des huiles essentielles : mes amis remarquent immanquablement combien mon intérieur sent bon !

Le jardinage est l'un de mes plus grands plaisirs. Je n'ai pas des hectares de terrain, et en fait ma propriété est plutôt petite, même pour les standards des citadins, mais pourtant j'y fais pousser une grande variété de fines herbes, de légumes, de fruits et de fleurs. En créant un havre pour la faune et la flore, j'ai donné naissance à un endroit spécial, juste devant ma porte, qui me requinque le corps, me nourrit l'esprit et produit des récoltes magnifiques.

Depuis plus d'un quart de siècle, je me suis engagée dans une approche biologique naturelle pour prendre soin de ma maison et de mon jardin. Vous allez découvrir une grande part e de cette sagesse dans les pages suivantes. Cela demande un peu d'effort, certes, mais créer un environnement non-toxique dans sa maison est indispensable non seulement pour la santé de sa famille, mais aussi pour le bien-être de la terre.

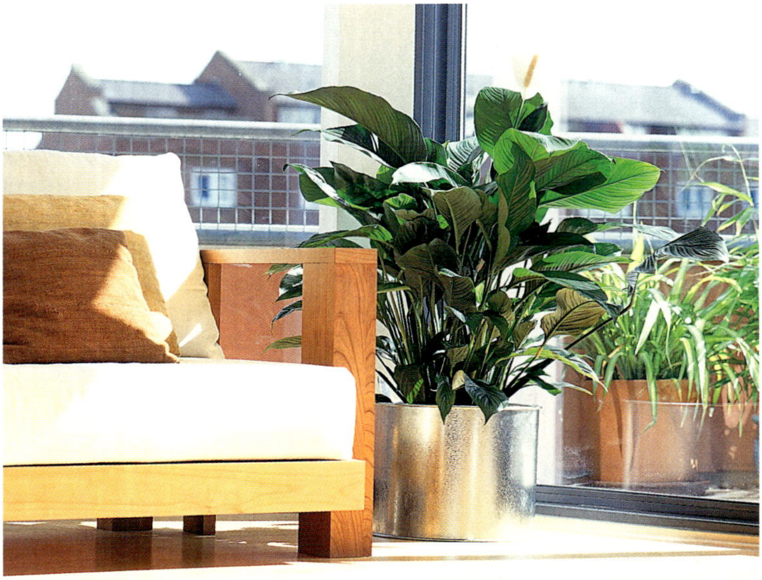

Laissez les spathiphyllums purifier votre intérieur

Pour créer un chez-soi naturel

Si l'on n'a pratiquement aucun contrôle sur les polluants extérieurs auxquels on est exposé, on peut, en revanche, bien maîtriser les toxines et les polluants de son intérieur. Les suggestions suivantes vont vous aider à réduire les substances chimiques indésirables dans votre environnement intérieur et à créer un foyer sain.

586

Faites entrer l'air frais

Pour réduire l'accumulation des polluants dans votre maison, ouvrez les fenêtres pour laisser circuler l'air frais : 15 mn le matin et le soir sont suffisants, été comme hiver. Si vous vivez avec une personne qui fume, ou dans une région très polluée, envisagez d'acheter un purificateur d'air. On peut installer des filtres à air dans le système de ventilation du foyer, ou utiliser des purificateurs à air portables dans les différentes pièces.

587

Moins de formaldéhyde

Le formaldéhyde est un gaz volatil, toxique et cancérigène, que l'on trouve dans le contreplaqué, l'aggloméré, les lambris, les finitions en bois, les tapis, les meubles, certains tissus et les produits d'entretien. Pour en minimiser les émissions, maintenez la température intérieure à 18-21 °C et l'humidité entre 35-50 %. Installez des hygromètres et des thermomètres et lisez-les régulièrement.

588

Des plantes pour purifier

Les plantes d'intérieur communes comme l'aloès, le philodendron, le chlorophytum, le ficus, le lierre, le spathiphyllum et le schefflera, purifient l'air de façon agréable en le débarrassant de divers polluants comme le benzène, le monoxyde de carbone et le formaldéhyde.

589

Pas de moisissure

Un faible taux d'humidité permet d'enrayer la moisissure et les acariens. Une aération adéquate aide à se débarrasser de l'excès d'humidité : dans la salle de bain et la cuisine, installez des aérateurs qui relâchent l'air à l'extérieur. Les déshumidificateurs et les climatiseurs permettent également de réduire l'humidité ambiante.

590

Enlevez vos chaussures

Appliquez une nouvelle politique : enlevez vos chaussures dès que vous entrez chez vous ; demandez à vos invités de faire de même. Ceci empêche les polluants extérieurs, qui sont dans la poussière (comme les pesticides), de rentrer à l'intérieur.

591

Pas de nettoyage à sec

Évitez de faire nettoyer vos vêtements et autres tissus à sec. Beaucoup de teintureries utilisent du perchloréthylène, solvant qui reste dans les vêtements et qui a un lien avec le cancer. Si vos vêtements doivent être nettoyés à sec, aérez-les (de préférence dehors) plusieurs jours avant de les pendre dans votre armoire.

592

Examinez le chauffage et la climatisation

On peut assainir l'air de sa maison en s'assurant que le système de chauffage est inspecté annuellement (chaudières, cheminées extérieures, et tout ce qui touche au chauffage central). Si votre système marche avec des filtres, changez-les tous les mois ou tous les deux mois pendant les périodes d'utilisation. Si vous avez une cheminée intérieure, faites-la ramoner régulièrement, et n'y brûlez que du bois vieux et bien sec.

593

Pas d'intoxication au monoxyde de carbone

Les appareils au fioul qui ne fonctionnent pas bien sont des sources potentielles de monoxyde de carbone, gaz inodore qui, à faible concentration, déclenche des symptômes de rhume, et la mort si la concentration est élevée. Installez un détecteur de monoxyde de carbone avec alarme qui vous préviendra de sa présence.

594

Utilisation des appareils à gaz

Lisez les notices de vos appareils afin de vous assurer que vous les utilisez et les entretenez convenablement, puis vérifiez aussi qu'ils marchent correctement. La flamme qui brûle dans les appareils à gaz doit être bleue. Si elle est continuellement jaune au bout, cela indique une augmentation des émissions polluantes, et le besoin d'un réglage. Pensez à faire rapidement régler l'appareil.

595

Installez un sol non toxique

Les moquettes sont des polluants notoires. Non seulement le formaldéhyde (généralement utilisé pour les fabriquer et les installer) pose un problème, mais elles piègent aussi les émanations, la poussière et les autres polluants de l'air, pour les relâcher par la suite. Si vous le pouvez, remplacez-les par des planchers, et utilisez une colle à base d'eau pour les finitions. Les sols en vinyle représentent un autre danger potentiel, car ils dégagent des substances chimiques, les plastifiants. Envisagez de remplacer vos sols en vinyle par du carrelage en céramique, du plancher ou du linoléum naturel.

596

Utilisez des filtres à air

Pour enlever la poussière, le pollen, la fumée, les poils d'animaux et les spores de moisissure de votre maison, achetez un filtre à air HP. Vous voudrez peut-être aussi acheter un aspirateur HP, qui capture les acariens en suspension dans l'air en même temps que les particules de saleté et de poussière.

597

Pas de peinture au plomb

Lorsque vous repeignez votre intérieur, choisissez des produits à l'eau. Faites inspecter votre maison minutieusement pour détecter la présence éventuelle de peinture au plomb, laquelle est susceptible d'avoir été employée dans les habitations construites avant 1980. Ingérer ou inhaler de grandes quantités de plomb peut provoquer à la longue des dommages neurologiques permanents ; les enfants en sont les premières victimes. S'il faut enlever cette peinture, faites appel à un professionnel.

Choisissez des peintures à l'eau pour votre foyer

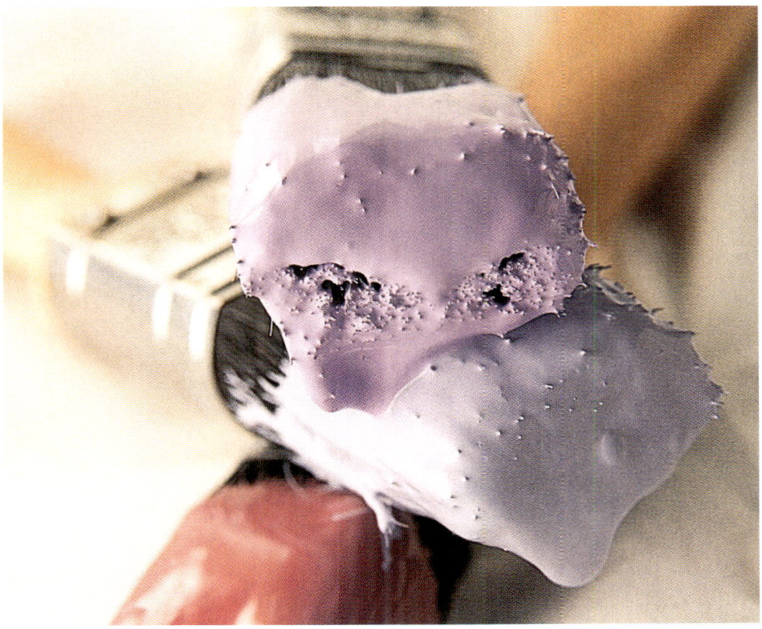

598

Recherchez la présence de radon et d'amiante

Vérifiez que dans votre maison, il n'y a pas de radon, gaz radioactif que l'on trouve à l'état naturel dans certains sols et roches. Il peut s'accumuler dans les maisons jusqu'à atteindre un taux dangereux, et une exposition sur le long terme a un lien direct avec le cancer du poumon. Achetez un kit de test dans une quincaillerie si vous le pouvez. Si vous découvrez que votre maison est contaminée, faites appel à un professionnel. Si elle a été construite avant 1980, vérifiez également qu'elle ne contient pas d'amiante. Celle-ci était souvent utilisée à l'époque pour l'isolation, et parfois aussi dans les canalisations et les sols en carreaux de vinyle. L'inhalation de fibres d'amiante provoque le cancer du poumon, mais le risque n'existe toutefois que lorsque ces fibres sont en suspension dans l'air.

599

Réduisez l'exposition au chlore

Le chlore est soupçonné d'endommager le système immunitaire et de contribuer à des maladies dégénératives. On sait aussi que, dans l'eau, il se combine avec d'autres polluants pour former des substances hautement cancérigènes. Installez un purificateur pour débarrasser votre eau pour la boisson et la cuisine de son chlore et des autres polluants. Installez aussi un filtre sur votre douche pour enlever le chlore.

600

Évitez le mobilier toxique

Si possible préférez dans votre foyer des meubles et matériaux naturels plutôt que synthétiques. Achetez des meubles en bois véritable plutôt que de l'aggloméré ou du plastique, et des tissus de tapisserie et d'ameublement en fibres naturelles. Choisissez des volets en métal ou en bois et des rideaux en tissu naturel. Pour les chambres, achetez des draps en pur coton. Évitez les draps infroissables, traités au formaldéhyde, produit chimique très toxique. Choisissez des oreillers, des couettes et des couvertures en duvet, en laine ou en coton.

601

Pas de pollution électrique dans la chambre

Enlevez tout appareil électrique inutile de votre chambre (couvertures chauffantes, réveils électriques, ordinateur et télévision). Les champs électromagnétiques émis par ces appareils peuvent perturber votre sommeil et interférer avec votre santé. Ils peuvent même contribuer au cancer. Changez pour un réveil à piles ou mécanique et remplacez votre couverture chauffante par une bouillotte.

Une cuisine naturelle

Quand on décide de cuisiner avec des produits naturels, on commence par créer un environnement sain dans sa cuisine. Celle-ci doit être propre et hygiénique, l'air doit y circuler facilement et elle doit être équipée d'ustensiles non toxiques. Il y a de nombreuses façons de préparer et de stocker en toute sécurité les produits naturels pour qu'ils gardent leur fraîcheur et leur saveur.

602

Nettoyage des baies et des légumes

Pour nettoyer les fruits et les légumes mous ou difficiles à frotter à la brosse comme le raisin, les brocolis, les fruits rouges ou les légumes à feuilles, remplissez une bassine avec de l'eau et une demi-cuiller à café de liquide vaisselle. Immergez-y le végétal quelques minutes, puis rincez-le à fond, en changeant l'eau plusieurs fois pour enlever le savon. Avant de faire tremper des légumes comme les salades et les choux, enlevez-leur les feuilles externes, qui contiennent plus de résidus chimiques que celles de l'intérieur.

603

Lavage des légumes verts

Les légumes vert foncé comme le chou vert, le chou frisé et les épinards sont l'une des sources les plus riches en antioxydants protecteurs de la santé. Les nettoyer peut toutefois s'avérer difficile, car le sable et les gravillons restent accrochés dans leurs feuilles crêpelées. La seule façon vraiment efficace pour laver les légumes à feuilles vertes consiste à les immerger dans un grand récipient ou un évier plein d'eau. Les feuilles flotteront à la surface, tandis que le sable et les gravillons tomberont au fond. Secouez-les délicatement dans l'eau, puis retirez-les, changez l'eau et recommencez

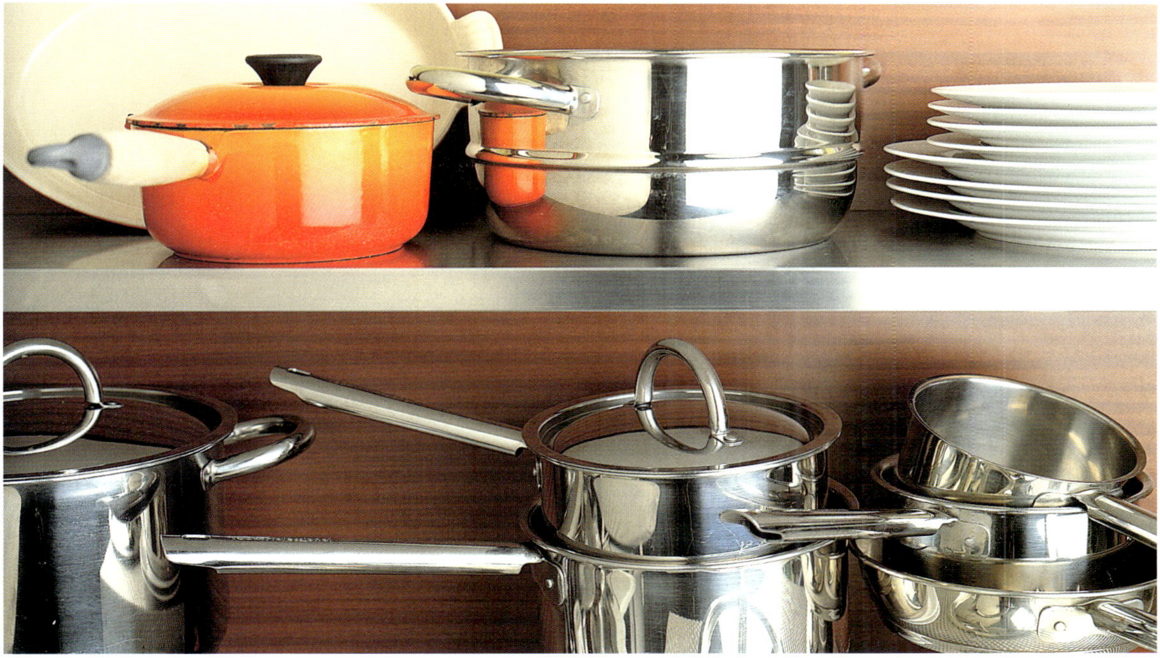

Utilisez seulement des ustensiles de cuisine en inox, en émail ou en fonte

l'opération autant de fois que nécessaire jusqu'à ce qu'il n'y ait plus de sable au fond du récipient.

604

Lavage des légumes

Lavez les légumes dans une petite quantité de liquide vaisselle naturel doux à base d'huile végétale. Frottez-les à la brosse en poils de sanglier et à l'eau tiède. Rincez bien. Cette opération va enlever la saleté, les cires et certains pesticides, herbicides et fongicides communément employés sur les produits classiques.

605

Éponges en cellulose

Pour que vos légumes restent frais et croquants, placez une ou deux éponges naturelles en cellulose dans les bacs à légumes de votre réfrigérateur. Elles maintiendront l'air sec en absorbant l'excès d'humidité provoqué par la condensation.

606

Des ustensiles sûrs

Les ustensiles en aluminium ou à surfaces antiadhésives peuvent relâcher des toxines dans les aliments. Utilisez à la place des ustensiles en inox, en verre, en porcelaine, en fonte émaillée, en argile naturelle ou en fonte. Ceux en fonte doivent être bien secs pour être efficaces. Pour les sécher, frottez-les généreusement à l'huile d'olive et placez-les dans un four à feu très doux pendant une heure. Laissez-les ensuite refroidir et essuyez l'excès d'huile. Après utilisation, lavez-les à l'eau chaude, mais sans savon, et séchez-les minutieusement à feu très doux.

607

La bonne température

La température est de la plus haute importance pour la conservation des aliments. Au-delà de 45 °C les bactéries nocives se multiplient rapidement. Rangez immédiatement les produits périssables, ne les laissez jamais plus de deux heures à température ambiante.

608

Entreposage

Plus les produits frais sont mangés rapidement, mieux c'est. Plus vous les stockerez longtemps, moins ils seront appétissants, et plus ils perdront leurs vitamines. La plupart des fruits et légumes doivent être stockés au réfrigérateur dans des sacs en plastique. Pommes de terre et oignons restent frais à température ambiante, mais dans un endroit frais et sombre.

609

Les conserves entamées

Placer au réfrigérateur une boîte de conserve ouverte ne va probablement pas mettre votre santé en péril, mais les aliments auront meilleure allure et meilleur goût si vous les transvasez dans des récipients en verre. Les aliments acides comme les tomates et les ananas peuvent corroder la couche de métal des boîtes de conserve, ce qui altérera la saveur ou la couleur du contenu.

610

Les produits en vrac

Sortez les légumes non périssables, comme les haricots secs et les graines, de leur sac en plastique et versez-les dans des bocaux fermés, en verre ou en plastique, puis rangez-les dans un placard sombre pour qu'ils restent frais et sans insectes. Stockez les fruits à coque et les farines complètes au réfrigérateur ou même au congélateur, car le traitement qu'ils reçoivent les fait rapidement rancir.

611

Le poisson

Le poisson frais a généralement déjà une semaine quand on l'achète ; faites-le cuire ou congeler dans les deux jours. Les poissons gras comme le saumon se gardent deux mois au congélateur, tandis que d'autres espèces peuvent se conserver jusqu'à quatre mois. Enveloppez-les bien pour les congeler, afin qu'ils ne soient pas brûlés par le froid.

612

Les produits laitiers

Si le lait a été correctement mis en bouteille et transporté, il peut se garder entre sept et dix jours après la date de limite de vente. Pour vous assurer que le lait reste frais vérifiez que la température de votre réfrigérateur ne dépasse pas 4,5 °C, et stockez les produits laitiers au fond de l'étagère du haut. Ne mettez ni le lait ni les œufs dans la porte, car c'est l'endroit le moins froid du réfrigérateur. Des œufs stockés correctement peuvent se garder jusqu'à trois semaines.

613

La viande

Faites cuire ou congelez la viande hachée et la volaille dans les deux jours suivant l'achat. Les morceaux frais peuvent se garder de trois à cinq jours au réfrigérateur. Les viandes hachées se conservent jusqu'à quatre mois au congélateur ; les quartiers de viande et les volailles entières se gardent jusqu'à un an.

614

Fromages et viandes

Certains supermarchés enveloppent les morceaux de fromage et de viande sous un film PVC (chlorure de polyvinyle), qui peut laisser filtrer un produit cancérigène dans les aliments gras. Si vous ne savez pas si votre magasin utilise ou non du PVC, par acquit de conscience, enlevez le film d'origine et remplacez-le par du papier sulfurisé ou un film en polyéthylène.

615

Pas de charançons

Placez une ou deux feuilles de laurier-sauce dans vos récipients à grains et à haricots secs pour empêcher les charançons de se développer.

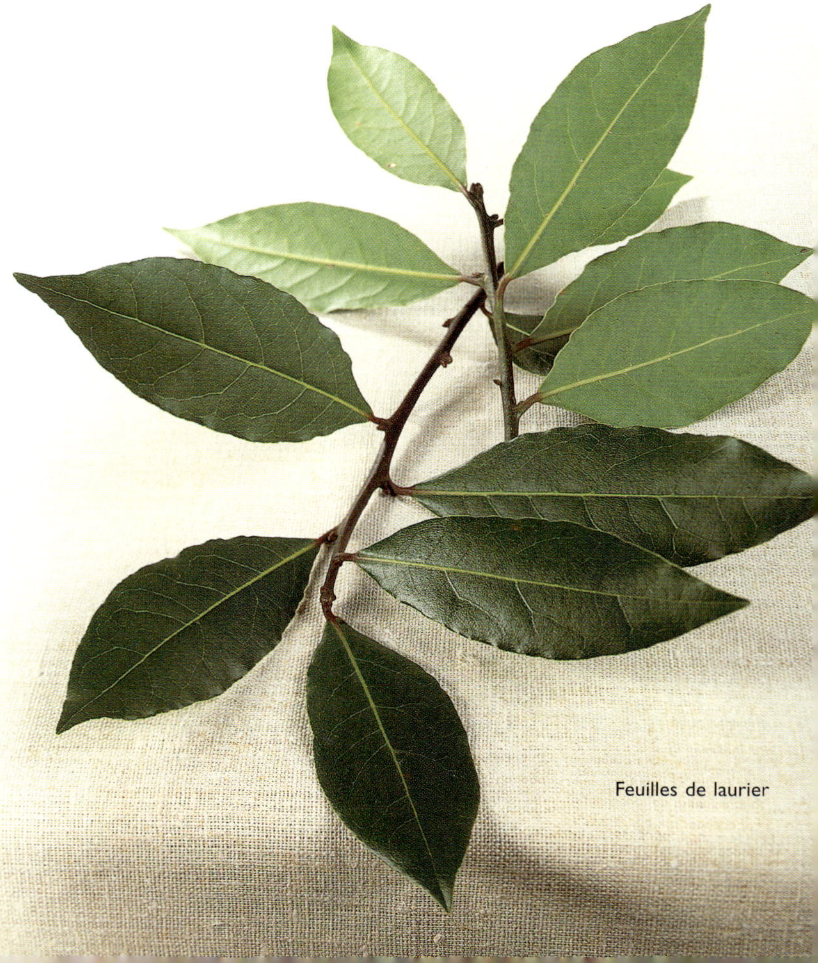

Feuilles de laurier

Élimination des nuisibles

Il est inutile d'utiliser des produits chimiques toxiques pour éliminer des nuisibles comme les fourmis, les cafards, les mouches et les souris. Pour empêcher ces intrus de s'installer chez vous, faites de votre maison un endroit peu attrayant pour eux, grâce aux conseils ci-dessous. Si malgré tout quelques-unes de ces créatures indésirables arrivent à se faufiler chez vous, des produits et des pièges dissuasifs vont rapidement remédier au problème, sans danger pour vous, ni pour l'environnement.

616

Éliminez les nuisibles

On peut éliminer les ravageurs de nombreuses façons. Commencez par leur couper les vivres en nettoyant la cuisine après chaque repas (ou du moins rincez votre vaisselle pour y enlever les restes). Balayez les miettes, essuyez les tables et plans de travail, lavez les marmites, les bouteilles, et les boîtes destinées au recyclage. Entreposez la nourriture dans des récipients hermétiques, et videz quotidiennement les poubelles ainsi que les récipients à épluchures pour le compost. Les insectes sont attirés par les endroits humides : réparez les robinets qui gouttent et vérifiez qu'il n'y a pas de problèmes de tuyauterie sous l'évier. Pour éliminer les cachettes, débarrassez-vous des stocks de vieux journaux, des sacs en papier et des vieux cartons. Calfatez les trous par lesquels les insectes pourraient entrer.

617

Des plantes contre les fourmis

Des végétaux comme la lavande, la menthe poivrée et la tanaisie autour de votre maison éloigneront les fourmis. Plantez-les dans le sol ou dans des pots près des portes, et placez de petits pots de menthe sur le rebord de vos fenêtres.

618

Éliminez les fourmis

La menthe poivrée sèche, le piment de Cayenne et le borate de sodium aident à repousser les fourmis.

7,5 g de feuilles de menthe sèche

35 g de piment de Cayenne en poudre

30 g de borate de sodium

Mélangez les ingrédients puis saupoudrez généreusement la préparation obtenue autour de la zone par laquelle les fourmis entrent chez vous.

619

Huile anti-fourmis

Les huiles essentielles de menthe poivrée, de menthe et de citronnelle peuvent décourager les fourmis. Versez quelques gouttes de l'une des huiles sur une boule de coton placée à l'endroit où vous avez vu des fourmis. Renouvelez l'huile tous les deux jours afin que la senteur soit forte.

620

Piège à fourmis

Fabriquez un piège à fourmis simple en mélangeant les produits suivants dans un pot avec couvercle à vis.

75 cl d'eau

225 g de sucre

4 cuillers à café d'acide borique

Faites des trous dans le couvercle et placez le pot près d'un sentier de fourmis, mais hors de portée des animaux familiers et des enfants.

621

Éliminez les cafards

Un mélange de borate de sodium, de cacao et de farine attire les blattes et les tue.

2 cuillers à soupe de farine

2 cuillers à soupe de cacao en poudre

4 cuillers à soupe de borate de sodium

Mélangez les ingrédients et placez la préparation dans de petits récipients peu profonds dans les placards, sous les éviers et autres endroits dans lesquels vous savez que les cafards se rassemblent.

622

Piège à blattes

Placez la moitié d'une banane blette et une demi-bouteille de bière dans un bocal en verre. Appliquez de la vaseline sur le bord interne du bocal sur une assez grande largeur. Posez ensuite une bande de 2,5 cm de carton robuste contre la partie externe du bocal pour en faire une rampe d'accès pour les cafards. Une fois qu'ils seront dedans, ils ne pourront plus en sortir.

623

Huiles anti-blattes

Les blattes n'aiment pas l'odeur des huiles essentielles d'eucalyptus et de romarin. Versez-en quelques gouttes sur des boules de coton placées dans les endroits où vous avez vu des cafards. Renouvelez l'huile essentielle tous les deux jours afin que l'odeur reste forte.

624
Éliminez les mouches

Vos poubelles doivent être hermétiquement fermées quand vous ne les utilisez pas. Installez des portes grillagées qui s'ouvrent vers l'extérieur afin que les mouches ne soient pas entraînées à l'intérieur chaque fois qu'on ouvre la porte. Les ventilateurs de fenêtre qui rejettent l'air vers l'extérieur empêchent les mouches d'entrer par les fenêtres. Ayez sous la main des tapettes à mouches et visez à 4 cm derrière la mouche, parce que ces insectes font un bond arrière quand ils décollent.

625
Plantes anti-mouches

Pour éviter les mouches, mettez des zestes d'oranges et de citrons et des clous de girofle dans des récipients. Planter de la rue et de la tanaisie près des portes empêche aussi ces insectes d'entrer dans la maison.

626
Huiles anti-mouches

Les mouches n'aiment pas l'odeur de la lavande, de l'eucalyptus ou du cèdre. Utilisez l'une de ces huiles essentielles, ou un mélange, dans un diffuseur ou sur des boules de coton disséminées dans vos pièces. Ajoutez-en quelques gouttes dans un petit bol d'eau chaude pour diffuser le parfum dans toute la pièce.

627
Papier tue-mouches

Créez votre propre papier tue-mouches en étalant de la mélasse sur des bandes ou des carrés de papier jaune vif que vous pendrez dans les entrées, ou que vous placerez dans la cuisine ou dans tout autre endroit où ces insectes vous importunent.

628
Éliminez les souris

Scellez toutes les entrées potentielles et bourrez à la paille de fer toutes les ouvertures autour de la plomberie, là où des souris pourraient entrer. Les pièges qui ne tuent pas fonctionnent bien, mais il faut relâcher les souris capturées à au moins 1,5 km de votre maison pour qu'elles n'y reviennent pas. Vous pouvez aussi essayer un piège acoustique anti-rongeurs – chez certains quincailliers. Cet appareil émet des ondes sonores à haute fréquence qui effraient les rongeurs.

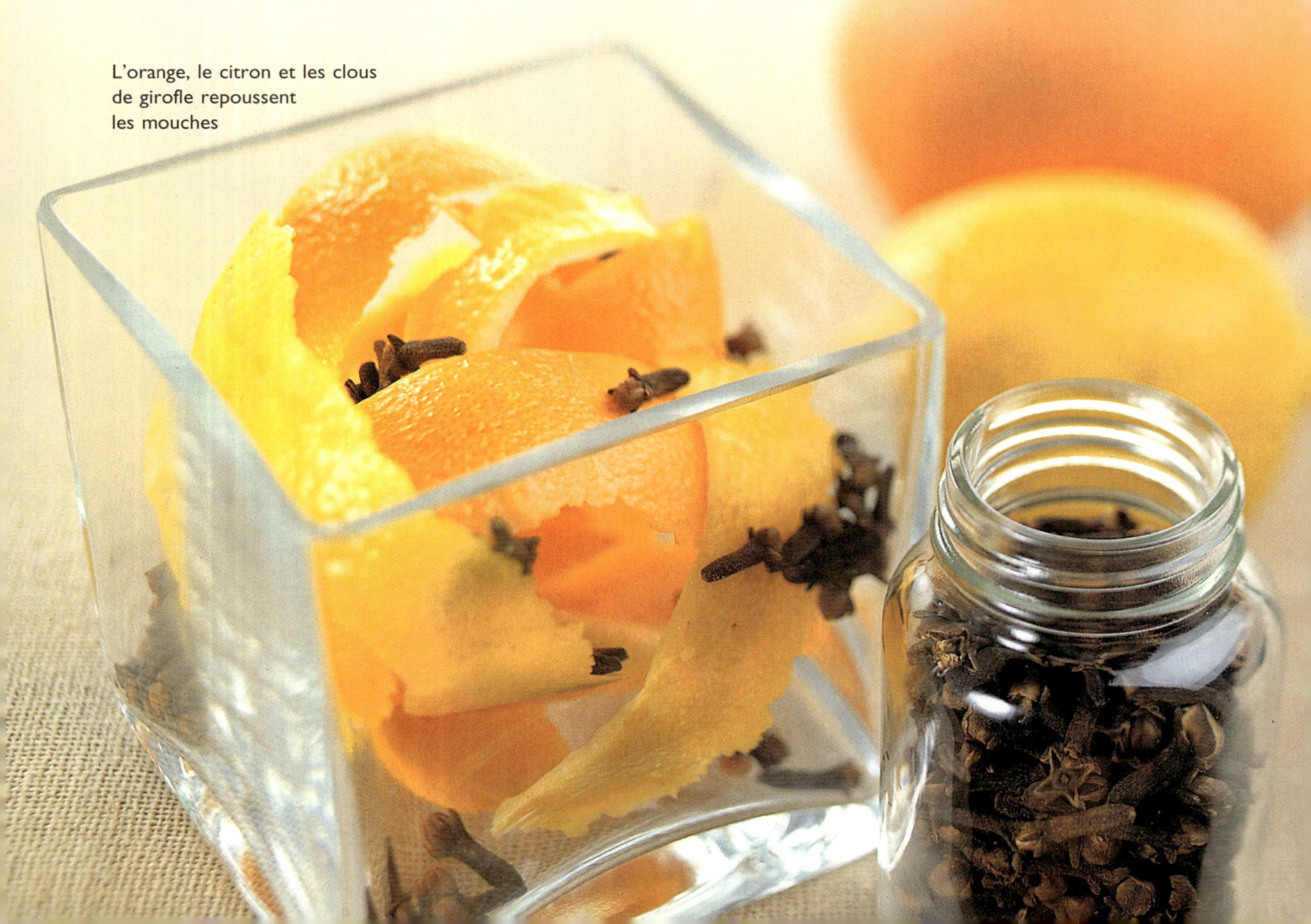

L'orange, le citron et les clous de girofle repoussent les mouches

Assainisseurs d'atmosphère

Un parfum agréable de propre est indispensable pour rendre un foyer accueillant. La plupart des désodorisants du commerce ne font que masquer les odeurs désagréables avec des fragrances chimiques. Préférez-leur des huiles essentielles pures et des plantes, et ouvrez les fenêtres quelques instants chaque jour, même en hiver.

629

Désodorisant à la lavande et aux agrumes

Les huiles essentielles de lavande et de pamplemousse font un désodorisant léger et rafraîchissant.

1 cuiller à café de vodka
15 gouttes d'huile essentielle de lavande
10 gouttes d'huile essentielle de pamplemousse
50 cl d'eau.

Mélangez la vodka et les huiles essentielles dans un vaporisateur d'une contenance de 50 cl puis secouez énergiquement. Ajoutez l'eau et secouez à nouveau. Vaporisez un léger brouillard dans l'air. Évitez de pulvériser directement sur les tissus et les surfaces en bois.

630

Désodorisant au pin

Un mélange d'huiles essentielles de bois de santal, de pin et de genièvre crée un désodorisant à la senteur de terre et de forêt.

1 cuiller à café de vodka
10 gouttes d'huile essentielle de bois de santal
10 gouttes d'huile essentielle de pin
10 gouttes d'huile essentielle de genièvre
50 cl d'eau

Mélangez la vodka et les huiles dans un vaporisateur d'une contenance de 50 cl et secouez énergiquement. Ajoutez l'eau, secouez à nouveau et vaporisez un fin brouillard dans l'air. Évitez de pulvériser directement sur les tissus et les surfaces en bois.

631

Spray désodorisant

Mélangez 25 gouttes de l'huile essentielle de votre choix avec une cuiller à café de vodka dans un vaporisateur d'une contenance de 50 cl et secouez énergiquement. Complétez le remplissage du vaporisateur avec de l'eau et secouez à nouveau. Ne pulvérisez ni sur les tissus ni les surfaces en bois pour éviter de faire des taches.

632

Désodorisant antiseptique

Utilisez cet assainisseur d'atmosphère très puissant quand l'un des membres de la maisonnée souffre d'un rhume ou d'un refroidissement. Les huiles essentielles de genièvre, d'eucalyptus et de lavande ont des propriétés antimicrobiennes.

1 cuiller à café de vodka
20 gouttes d'huile essentielle de genièvre
20 gouttes d'huile essentielle d'eucalyptus
20 gouttes d'huile essentielle de lavande
50 cl d'eau

La lavande est excellente pour désodoriser

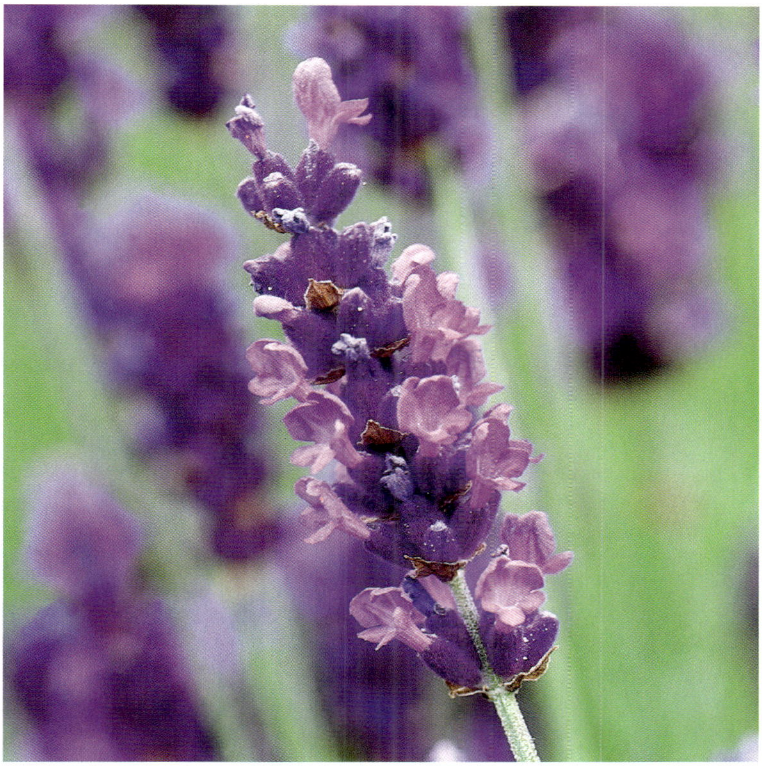

Mélangez la vodka et les huiles dans un vaporisateur d'une contenance de 50 cl et secouez énergiquement. Ajoutez l'eau et secouez à nouveau, puis vaporisez dans l'air. Évitez de pulvériser directement sur les tissus ou les surfaces en bois.

633
Bûches parfumées
Si vous avez une cheminée, vous pouvez parfumer une pièce en plaçant une goutte ou deux d'huile essentielle sur chaque bûche que vous mettrez dans le feu. Essayez les huiles essentielles de cèdre, de genièvre, de pin ou de cannelle.

634
Bouquets d'herbes fraîches
Des herbes fraîchement coupées font des bouquets odorants pour parfumer une pièce. La lavande, le romarin, la mélisse, la bergamote, la sauge, le thym et la menthe sont recommandés, et ils dureront jusqu'à une semaine dans un vase rempli d'eau.

635
Humidificateur parfumé
Placez un bol d'eau avec deux gouttes d'huile essentielle sur un poêle à bois ou un radiateur afin d'humidifier la pièce en la parfumant en même temps.

636
Neutralisez les odeurs de cuisine
Les odeurs de cuisine, particulièrement celles de poisson et de légumes à odeur forte comme les choux, ont tendance à persister. Pour rafraîchir l'air après avoir cuisiné, jetez quelques tranches de citron ou d'orange dans une marmite avec trois tasses d'eau et laissez frémir à découvert, à feu doux, pendant 30 mn. Si vous aimez les odeurs épicées, ajoutez quelques bâtonnets de cannelle ou quelques clous de girofle.

637
Flambée aux herbes
Ajoutez des brins de romarin, de sauge ou de lavande frais aux bûches et au charbon d'un feu pour parfumer une pièce.

638
Désodorisant à la vanille
Pour faire un désodorisant tout simple, mettez quelques gouttes d'extrait de vanille pure sur une boule de coton placée sur une soucoupe. Remplacez-la quand le parfum s'est dissipé.

L'extrait de vanille fait un désodorisant parfumé

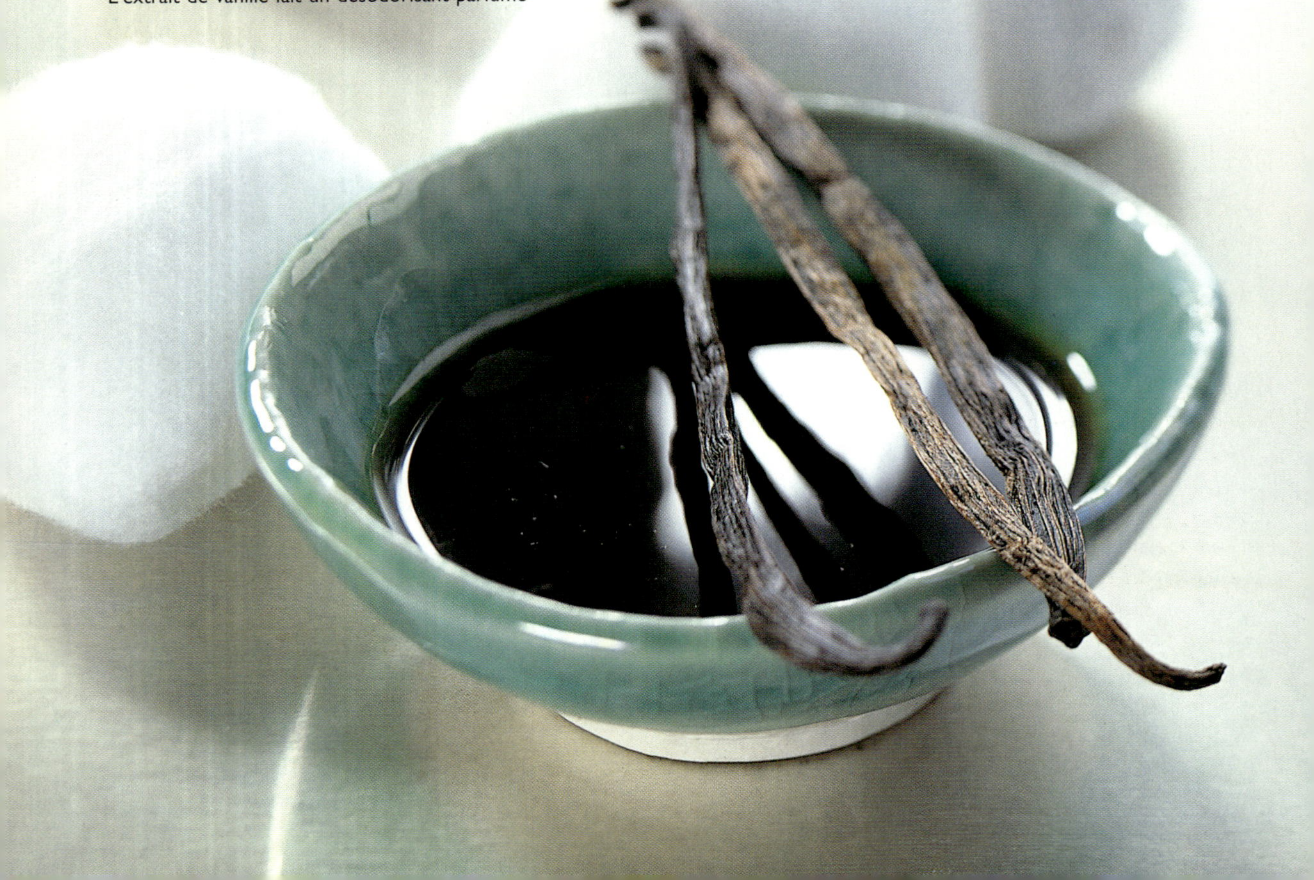

Nettoyage des surfaces

Dans les maisons, la plupart des surfaces peuvent se nettoyer facilement avec des ingrédients de cuisine que vous avez probablement sous la main, comme le vinaigre et le liquide vaisselle. Les huiles essentielles ajoutent un parfum agréable, et en plus, beaucoup d'entre elles ont des propriétés antimicrobiennes, excellentes pour tuer les germes qui provoquent les refroidissements, les rhumes et autres infections. Les produits de nettoyage naturels suivants sont non toxiques, peu onéreux et faciles à faire ; ils sont recommandés pour enlever la poussière, la graisse et la crasse.

639

Savon antiseptique

Les huiles essentielles comme la lavande, l'eucalyptus et le citron sont des antimicrobiens naturels.

25 cl de savon liquide naturel pour les mains et le corps
30 gouttes d'huile essentielle de lavande
20 gouttes d'huile essentielle d'eucalyptus
10 gouttes d'huile essentielle de citron

Mettez les ingrédients dans un flacon en plastique ou un distributeur de savon et mélangez bien.

640

Vaporisateur universel

Le borate de sodium, le vinaigre et le savon dissolvent la saleté et les résidus gras, partout dans la maison. Les huiles essentielles de lavande et de romarin ont des propriétés naturelles antiseptiques.

1 cuiller à café de borate de sodium
50 cl d'eau chaude
2 cuillers à soupe de vinaigre d'alcool blanc
1/2 cuiller à café de liquide vaisselle naturel
10 gouttes d'huile essentielle de lavande
5 gouttes d'huile essentielle de romarin

Mettez le borate de sodium et l'eau dans un vaporisateur et secouez énergiquement. Ajoutez le vinaigre, le liquide vaisselle et les huiles essentielles, puis secouez à nouveau. Vaporisez sur des surfaces comme les plans de travail, les murs et les boiseries, puis essuyez avec une éponge.

641

Spray nettoyant savonneux

Pour les surfaces sales et grasses, il faut en plus la puissance de l'huile essentielle d'orange.

1 cuiller à café de borate de sodium
25 cl d'eau chaude
6 cl de vinaigre d'alcool blanc
6 cl de liquide vaisselle naturel
10 gouttes d'huile essentielle d'orange

Mettez le borate de sodium et l'eau dans un vaporisateur et secouez énergiquement. Ajoutez le vinaigre, le liquide vaisselle et l'huile essentielle d'orange puis secouez à nouveau. Vaporisez sur les surfaces sales et essuyez avec une éponge. Rincez bien à l'eau.

642

Détergent pour le verre

Un mélange de vinaigre d'alcool blanc et d'eau fait un nettoyant efficace et bon marché pour les vitres et le verre. Si vous y ajoutez de l'huile essentielle de citron, vous aurez en plus un délicat parfum.

17 cl d'eau
9 cl de vinaigre d'alcool blanc
2 gouttes d'huile essentielle de citron

Mélangez les ingrédients dans un vaporisateur et secouez énergiquement. Vaporisez sur les surfaces en verre, puis essuyez avec une serviette non pelucheuse propre.

643

Super-détergent pour les vitres

Les fenêtres demandent parfois un détergent plus robuste : y ajouter un peu de savon, permet d'enlever la graisse et la crasse.

25 cl de vinaigre d'alcool blanc
1/4 de cuiller à café de liquide vaisselle naturel
25 cl d'eau chaude

Mélangez les ingrédients dans un vaporisateur et secouez énergiquement. Vaporisez sur les vitres, puis essuyez avec une serviette non pelucheuse propre.

644

Vitres zébrées

Les vitres des fenêtres peuvent être zébrées par une accumulation de cire provenant de détergents industriels antérieurs. Utilisez cette préparation pour remédier au problème, puis revenez au simple produit nettoyant à l'eau et au vinaigre pour nettoyer vos fenêtres (*voir n° 642*).

12,5 cl d'alcool isopropylique
12,5 cl d'eau chaude
1/4 de cuiller à café de liquide vaisselle naturel

Mélangez les ingrédients dans un vaporisateur. Secouez énergiquement. Vaporisez sur les fenêtres et essuyez avec une serviette non pelucheuse propre.

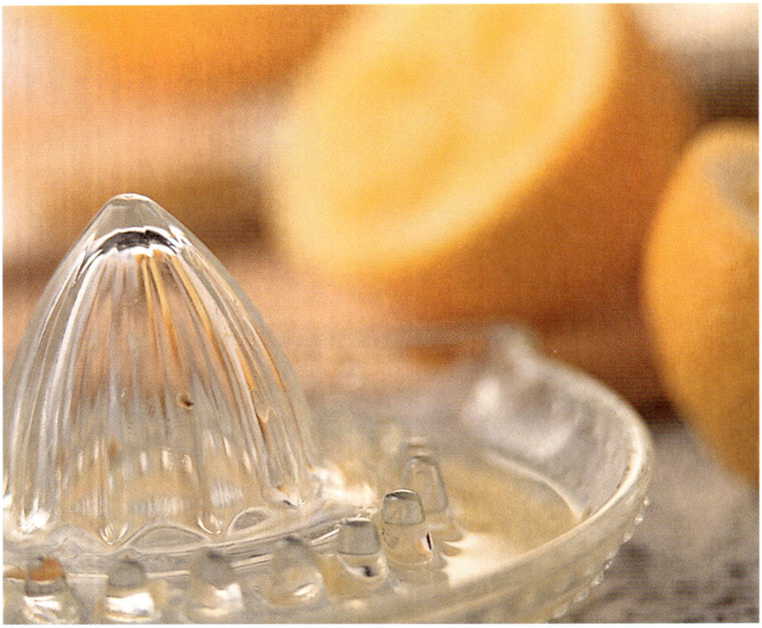

Le jus de citron frais est excellent pour nettoyer les meubles en bois

Entretien des meubles

Le bois, le cuir, le bambou et les meubles en tapisserie durent plus longtemps et ont meilleure allure s'ils sont nettoyés régulièrement ; avec seulement quelques ingrédients on peut fabriquer des encaustiques et des produits de nettoyage excellents pour les meubles. Vous trouverez également dans ce chapitre des remèdes d'urgence pour les meubles sur lesquels on a renversé quelque chose, qu'on a brûlés, tachés ou éraflés.

645

Encaustique au citron

De l'huile d'olive vierge extra aide à protéger le bois des meubles. L'huile essentielle de citron nettoie le bois et lui donne un parfum rafraîchissant.

12,5 cl d'huile d'olive vierge extra
1/4 de cuiller à café d'huile essentielle de citron

Mélangez les ingrédients dans un flacon en verre, secouez et rangez. Mettez-en une petite quantité sur le meuble en bois et frottez-le avec un chiffon doux en coton.

646

Noix pour astiquer

Pour enlever les anneaux blancs flous laissés par l'eau sur le bois, frottez-les avec une demi-noix crue.

647

Marques de chaleur

Des ustensiles de cuisine chauds peuvent marquer les surfaces en bois d'une décoloration blanche. Pour réparer ces dommages, frottez une bougie sur la marque (choisissez-la claire ou foncée selon la couleur du bois). Couvrez ensuite la zone avec une double épaisseur de serviettes en papier, puis pressez-la avec un fer tiède. Polissez-la avec un chiffon doux et répétez l'opération si nécessaire.

648

Détachant pour le bois

Un mélange d'huile d'olive vierge extra et de jus de citron frais est excellent pour nettoyer les meubles en bois.

2 cuillers à soupe d'huile d'olive vierge extra
2 cuillers à soupe de jus de citron frais

Mélangez les ingrédients dans un petit flacon en verre. Secouez bien et appliquez sur le meuble avec un chiffon doux en coton.

649

Taches d'eau sur le bois

Pour enlever les taches laissées par l'eau sur le bois, mélangez du bicarbonate de sodium et de la mayonnaise jusqu'à obtention d'une pâte épaisse et frottez-en un peu délicatement sur le bois, puis laissez agir pendant 5 mn. Frottez ensuite la surface avec un chiffon propre et doux.

650

Cire de bougie

Pour nettoyer les gouttes ou les petites flaques de cire laissées au pied des bougies, commencez par laisser durcir la cire, puis raclez-la de la surface avec un couteau émoussé. Lavez les résidus de cire avec de l'eau savonneuse chaude ; rincez et séchez. Lorsque la surface est complètement sèche, appliquez une encaustique grasse.

651

Pour réparer les éraflures

Les éraflures superficielles peuvent disparaître lorsqu'elles sont frottées avec une encaustique à base d'huile. Quand elles sont plus profondes, faites fondre quelques gouttes d'un crayon de cire d'une couleur proche de celle du bois, et remplissez-en l'éraflure. (Chauffez un couteau de cuisine émoussé sur une flamme et tenez la lame contre le crayon pour le faire fondre). Lissez la cire pour la fondre avec la surface du bois, puis laissez-la refroidir. Grattez l'excès avec un couteau émoussé, puis polissez avec une encaustique grasse.

652

Étiquettes poisseuses

L'huile végétale enlève sans problème les étiquettes collantes et poisseuses sur les finitions et surfaces boisées. Appliquez une quantité généreuse d'huile sur l'étiquette, laissez agir toute une nuit, puis frottez avec un chiffon doux.

653

Bambou, rotin et osier

Les meubles en bambou, en rotin et en osier, tirent profit d'une aspiration et d'un dépoussiérage régulier. Une grande brosse douce nettoie à fond les meubles tressés. Pour éviter qu'ils sèchent et cassent, mettez-les dehors et arrosez-les une fois par an avec une vaporisation douce au tuyau d'arrosage afin de restaurer l'humidité des cannes. Vous pouvez aussi pulvériser tous les deux ou trois mois les meubles tressés avec un vaporisateur pour plantes.

654

Tapisseries

Passez régulièrement l'aspirateur sur vos meubles rembourrés afin d'empêcher la poussière de s'y accumuler. Pour rafraîchir et nettoyer une tapisserie, appliquez une simple mousse nettoyante maison, qui aidera à enlever la poussière sans avoir à mouiller le tissu avec de l'eau. L'huile essentielle de lavande donne une senteur fraîche.

1 cuiller à café de borate de sodium

6 cl d'eau chaude

2 cuillers à soupe de liquide vaisselle naturel

3 gouttes d'huile essentielle de lavande

(Pour la fabrication et l'utilisation, voir ci-dessous)

655

Rembourrages en cuir

Le vinaigre, l'huile d'olive et l'huile essentielle de citron nettoient et protègent le cuir.

2 cuillers à soupe de vinaigre d'alcool blanc

2 cuillers à soupe d'huile d'olive vierge extra

2 gouttes d'huile essentielle de citron

Mélangez les ingrédients dans un petit flacon puis secouez-le bien. Testez le produit sur un endroit hors de vue, afin de vérifier que la couleur du cuir ne s'altère pas, et appliquez avec modération, frottez minutieusement, puis polissez avec un chiffon doux pour enlever l'excès d'huile.

FABRICATION ET UTILISATION D'UNE MOUSSE NETTOYANTE POUR LA TAPISSERIE

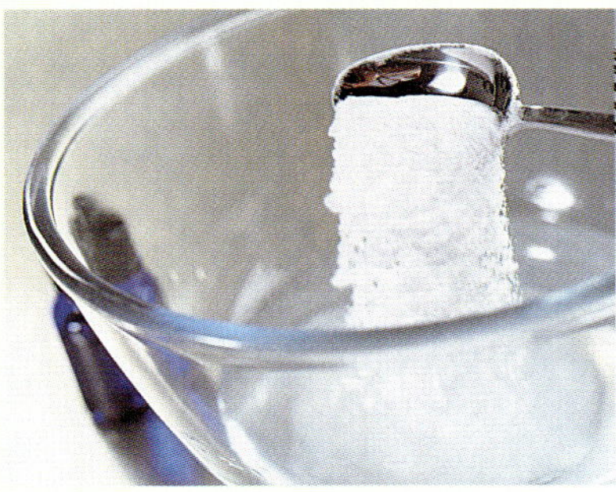

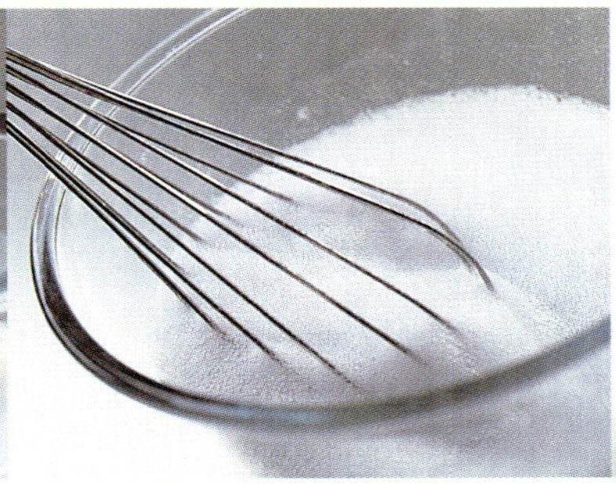

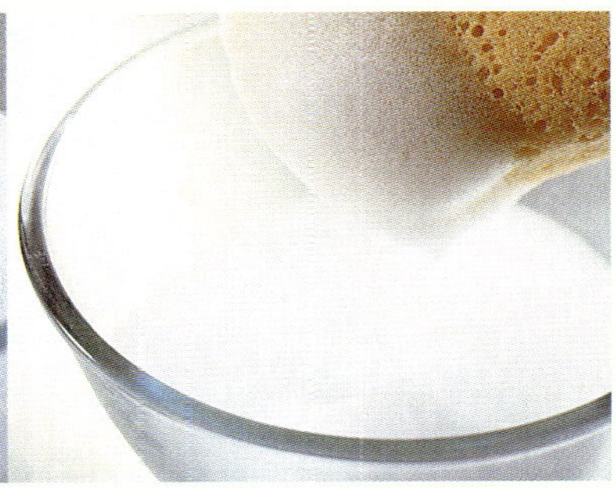

1 Versez l'eau chaude dans un bol de taille moyenne et ajoutez le borate de sodium, en remuant bien pour le dissoudre. Laissez refroidir le mélange à température ambiante.

2 Ajoutez ensuite le liquide vaisselle naturel et les gouttes d'huile essentielle de lavande au mélange. Battez au fouet électrique ou manuel pour faire de la mousse.

3 Travaillez par petites zones, en frottant la mousse sur la tapisserie avec une éponge humide, et enlevez-la immédiatement avec un chiffon humide, puis laissez sécher.

Nettoyage des sols et moquettes

Une politique interdisant les chaussures de ville dans la maison permet de garder les sols et les moquettes propres. L'utilisation des huiles essentielles pendant que l'on passe l'aspirateur sur les moquettes ou un coup de balai sur le sol donne à toute la maison une senteur fraîche et propre. Vous trouverez dans ce chapitre des remèdes pour les taches sur les moquettes et un truc pour nettoyer aussi les sols de garages.

656

Détergent pour planchers

Un mélange de vinaigre, d'eau et de savon avec des huiles essentielles de lavande et d'orange nettoie les sols et laisse une senteur douce et fraîche.

12,5 cl de vinaigre d'alcool blanc

2 cuillers à soupe de liquide vaisselle naturel

10 litres d'eau chaude

10 gouttes d'huile essentielle de lavande

5 gouttes d'huile essentielle d'orange

Mélangez les ingrédients dans un grand seau et remuez bien. Lavez vos planchers avec un balai ou une serpillière. Ensuite, rincez à l'eau propre.

657

Détergent sans rinçage pour planchers

Si votre sol n'est pas trop sale et n'a besoin que d'un coup de balai humide, un peu de vinaigre et d'huile essentielle de lavande dans un seau d'eau fera l'affaire.

10 litres d'eau chaude

6 cl de vinaigre d'alcool blanc

15 gouttes d'huile essentielle de lavande

Mélangez les ingrédients dans un grand seau puis passez sur votre sol avec un balai.

658

Pour raviver les moquettes

Le bicarbonate de sodium aide à absorber les odeurs, et l'huile essentielle de lavande ajoute une senteur fraîche et agréable.

20 gouttes d'huile essentielle de lavande

250 g de bicarbonate de sodium

Mélangez minutieusement l'huile au bicarbonate de sodium avec un fouet. Saupoudrez une fine couche de cette préparation sur votre moquette et laissez agir pendant deux heures au moins, puis passez l'aspirateur à fond.

659

Pour détacher tapis et moquettes

Les taches sont plus faciles à enlever quand elles sont encore fraîches. Tamponnez la tache (sans la frotter) avec une serviette en papier ou un chiffon propre et doux pour absorber un maximum de la substance. Puis, selon la nature de la tache, appliquez un nettoyant (*voir n° 660*). Évitez de saturer la moquette avec du liquide ; appliquez-en plutôt une petite quantité, tamponnez la tache et répétez si nécessaire. Puis tamponnez la zone avec une éponge ou un tissu humide propre. Répétez l'opération plusieurs fois afin d'être sûr d'avoir enlevé toutes les traces de nettoyant. Séchez la zone à fond en la couvrant avec une serviette propre et sèche que vous presserez avec un objet lourd. Dès que la première serviette sera saturée, remplacez-la par une autre, sèche.

Le bicarbonate de sodium et la lavande rafraîchissent les tapis

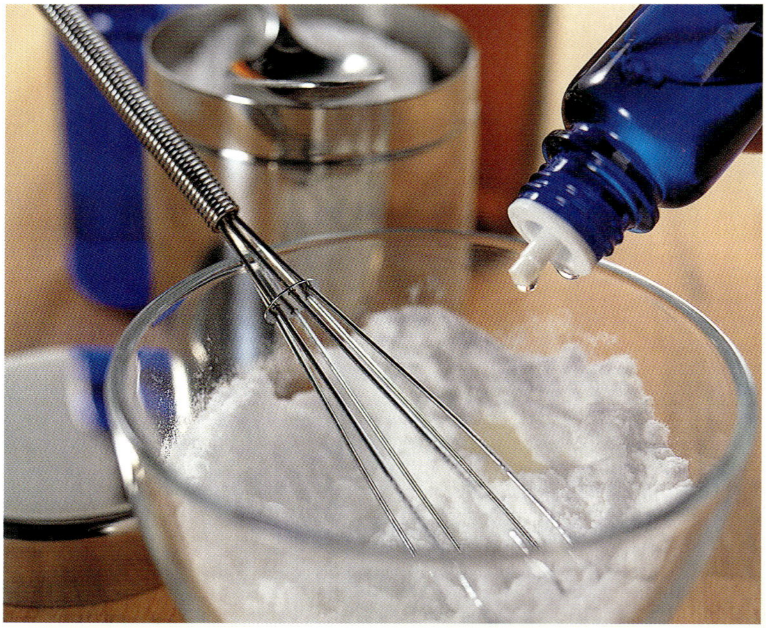

660

Détachant tous usages pour tapis

Un mélange de liquide vaisselle et de vinaigre enlève toutes sortes de taches.

1 cuiller à café de liquide vaisselle
6 cl de vinaigre d'alcool blanc
25 cl d'eau chaude

Mélangez bien les ingrédients dans un vaporisateur. Secouez énergiquement, puis vaporisez sur la tache. Tamponnez le tapis avec une éponge propre et humide.

661

Mousse détachante pour tapis

Utilisez cette mousse douce pour les tapis propres tachés. L'huile essentielle de lavande ajoute une senteur fraîche et agréable.

6 cl de liquide vaisselle naturel
12,5 cl d'eau chaude
6 gouttes d'huile essentielle de lavande

Mélangez les ingrédients dans un saladier et battez au fouet électrique jusqu'à obtention d'une mousse ferme. Appliquez le détachant avec une éponge humide sur la partie souillée, puis enlevez avec un chiffon humide. Répétez l'opération si nécessaire. Laissez sécher le tapis, puis passez l'aspirateur.

662

Filtre d'aspirateur parfumé

Pour neutraliser l'odeur de renfermé d'un aspirateur, placez quelques gouttes de l'huile essentielle de votre choix dans le sac de filtre, juste avant de commencer à passer l'aspirateur.

663

Taches d'alcool

Tamponnez le tapis avec une éponge humide trempée dans de l'eau de seltz jusqu'à ce que vous ayez enlevé un maximum de la tache. Si nécessaire, passez ensuite du détachant tous usages (*voir n° 660*).

664

Taches de chocolat

Frottez doucement sur la tache du tapis une préparation faite d'une quantité égale de glycérine végétale et d'eau chaude. Rincez avec de l'eau tiède. Répétez l'opération si nécessaire.

665

Taches de café et de thé

Épongez avec de l'eau de seltz froide jusqu'à ce que le tapis soit propre. Si nécessaire, épongez avec une préparation faite avec une cuiller à café de borate de sodium diluée dans 25 cl d'eau. Rincez à l'eau froide.

666

Taches de graisse

Saupoudrez du bicarbonate de sodium sur la tache et frottez-la doucement. Laisser agir toute une nuit puis passez l'aspirateur. Passez ensuite du détachant tous usages (*voir n° 660*).

667

Taches faites par les animaux

Traitez rapidement les taches faites par les animaux pour éviter d'endommager le tapis.

12,5 cl de vinaigre d'alcool blanc
12,5 cl d'eau
1 cuiller à café de liquide vaisselle naturel

Mélangez les ingrédients dans un vaporisateur et secouez énergiquement. Tamponnez d'abord la tache avec des serviettes en papier, puis vaporisez ce produit sur la tache. Tamponnez avec une éponge humide, puis rincez à l'eau.

668

Pour nettoyer la boue

Laissez bien sécher la boue, puis passez l'aspirateur sur le tapis. Passez ensuite du détachant tous usages (*voir n° 660*).

669

Pour enlever du chewing-gum

Frottez le chewing-gum avec un glaçon jusqu'à ce qu'il durcisse, puis raclez-le des fibres du tapis avec un couteau émoussé.

670

Pour enlever de la cire

Avec un couteau émoussé, raclez avec soin autant de cire que possible du tapis. Placez ensuite un sac en papier d'emballage sur la cire restante, puis pressez dessus un fer à repasser chaud. La cire va fondre et se transférer sur le sac en papier. Replacez un morceau de papier propre sur la tache et continuez à presser avec le fer, jusqu'à ce que toute la cire soit partie.

671

Le sol du garage

Saupoudrez une couche épaisse de litière pour chat sur une fuite d'huile ou sur de l'antigel renversé. Laissez agir pendant plusieurs heures, puis jetez la litière. Ensuite, nettoyez avec un produit d'entretien naturel à base d'agrumes pour enlever ce qui reste.

Nettoyage du métal

Il est facile de nettoyer des métaux comme le cuivre, le laiton et l'argent avec des ingrédients courants comme le vinaigre, le sel, le bicarbonate de sodium et le jus de citron. Pour que les résultats soient encore meilleurs, nettoyez régulièrement vos surfaces en métal, avant qu'elles aient le temps de trop ternir, ce qui les rend difficiles à nettoyer.

672

Pour polir le cuivre

Remplissez un vaporisateur avec du vinaigre d'alcool blanc et vaporisez généreusement sur la surface ternie. Saupoudrez du sel sur le vinaigre et frottez avec un tissu doux. Rincez à l'eau chaude. Le cuivre profondément oxydé demandera peut-être plusieurs traitements.

673

Pour nettoyer le laiton

Mélangez du jus de citron avec du bicarbonate de sodium, jusqu'à obtention d'une consistance de dentifrice. Frottez la préparation sur le métal et laissez agir pendant 5 mn. Rincez bien à l'eau chaude.

674

Pour faire briller le laiton

Pour que le laiton reste brillant après avoir été nettoyé, frottez un peu d'huile d'olive dessus avec un chiffon doux.

675

Pour raviver l'argent terni

Placez une grande feuille d'aluminium de cuisine dans un évier plein d'eau très chaude. Ajoutez-y 110g de sel et remuez pour le dissoudre. Placez vos couverts en argent dans l'évier et laissez-les tremper pendant 5 mn. Rincez-les ensuite abondamment à l'eau propre, puis séchez-les. L'argent terni est plus facile à nettoyer de cette façon, si on le fait régulièrement.

676

Pour polir l'argent

L'argent un peu terni peut être nettoyé grâce à l'action légèrement abrasive du bicarbonate de sodium. Humidifiez une éponge propre et saupoudrez-la de bicarbonate. Frottez l'argenterie jusqu'à ce qu'elle soit propre. Rincez-la à fond à l'eau propre, puis séchez-la. Si vous n'y arrivez pas, faites une pâte avec du bicarbonate de sodium et de l'eau puis appliquez-la sur l'argent. Laissez sécher vos objets en argent, puis rincez-les à l'eau chaude. Une vieille brosse à dents vous aidera à nettoyer les pièces intriquées.

Nettoyage des canalisations

Les canalisations se bouchent lorsque, avec le temps, des cheveux et des résidus de graisse et de savon s'accumulent. La plupart des produits du commerce tablent sur la lessive industrielle, produit chimique hautement corrosif, pour dissoudre le bouchon qui bloque. Essayez plutôt les produits non-toxiques suivants pour déboucher vos canalisations.

677

Débouchage à la ventouse

La meilleure manière de déboucher une canalisation est d'utiliser une ventouse en caoutchouc (dans les quincailleries). Commencez par enlever le filtre s'il y en a un, et assurez-vous que la canalisation est complètement couverte avec la ventouse, car il faut créer suffisamment de pression pour se frayer un passage dans la substance qui la bouche. Pour éviter en premier lieu que les canalisations se bouchent, commencez par utiliser un filtre dans le lavabo et la douche ou la baignoire afin que les cheveux puissent être récupérés, et ne versez jamais de graisse dans l'évier de la cuisine.

678

Détergent naturel pour les canalisations

Utilisez la formule suivante une fois par semaine afin que la canalisation de votre évier de cuisine reste propre et sans résidus de savon ou de graisse qui peuvent s'accumuler et le boucher.

60g de bicarbonate de sodium

110g de sel

12,5 cl de vinaigre d'alcool blanc

Versez le bicarbonate de sodium, le sel et le vinaigre d'alcool blanc dans le trou, puis la canalisation. Attendez 15 mn, puis versez-y une bouilloire d'eau bouillante en faisant bien attention à ne pas vous brûler avec la vapeur.

Nettoyage de la cuisine

On peut laver les plats, frotter les marmites et les casseroles, et nettoyer les ustensiles avec de simples ingrédients comme le bicarbonate de sodium, le liquide vaisselle naturel et les huiles essentielles. Vous trouverez ci-dessous des trucs rapides pour tout, depuis la désodorisation des siphons d'éviers jusqu'au nettoyage des cafetières.

679

Liquide vaisselle aux agrumes

Les huiles essentielles de citron et d'orange sont antibactériennes et elles aident à dissoudre la graisse.

12,5 cl de liquide vaisselle naturel non parfumé
10 gouttes d'huile essentielle de citron
10 gouttes d'huile essentielle d'orange

Mélangez les ingrédients, secouez énergiquement et utilisez pour faire la vaisselle.

680

Rinçage aux agrumes

Ce vinaigre parfumé fera briller vos verres et leur donnera un parfum de propre.

25 cl de vinaigre de cidre
20 gouttes d'huile essentielle de citron
20 gouttes d'huile essentielle d'orange

Secouez bien les ingrédients et ajoutez-en 2 cuillers à soupe à l'eau de rinçage lorsque vous faites la vaisselle à la main.

681

Pour nettoyer l'inox

Pour nettoyer et lustrer les plats en inox, frottez sur le métal une pâte fine faite de bicarbonate de sodium et de vinaigre, rincez abondamment sous l'eau, puis séchez.

682

Si ça a attaché

Saupoudrez du bicarbonate de sodium sur les ustensiles dans lesquels les aliments ont attaché ou carrément brûlé, et ajoutez suffisamment d'eau chaude pour les humidifier. Laissez reposer pendant toute une nuit ; le lendemain, l'aliment qui a attaché devrait être facile à enlever.

Vous pouvez aussi remplir à moitié la marmite ou la casserole d'eau chaude avec une giclée de liquide vaisselle naturel, puis porter à ébullition, couvrir et laisser frémir pendant 15 mn.

683

Pour le lave-vaisselle

Avant d'employer ce produit, rincez d'abord les plats des restes éventuels.

3 cuillers à soupe de bicarbonate de sodium
1 cuiller à soupe de borate de sodium
2 gouttes d'huile essentielle de citron

Mélangez les ingrédients et utilisez la préparation obtenue dans votre lave-vaisselle.

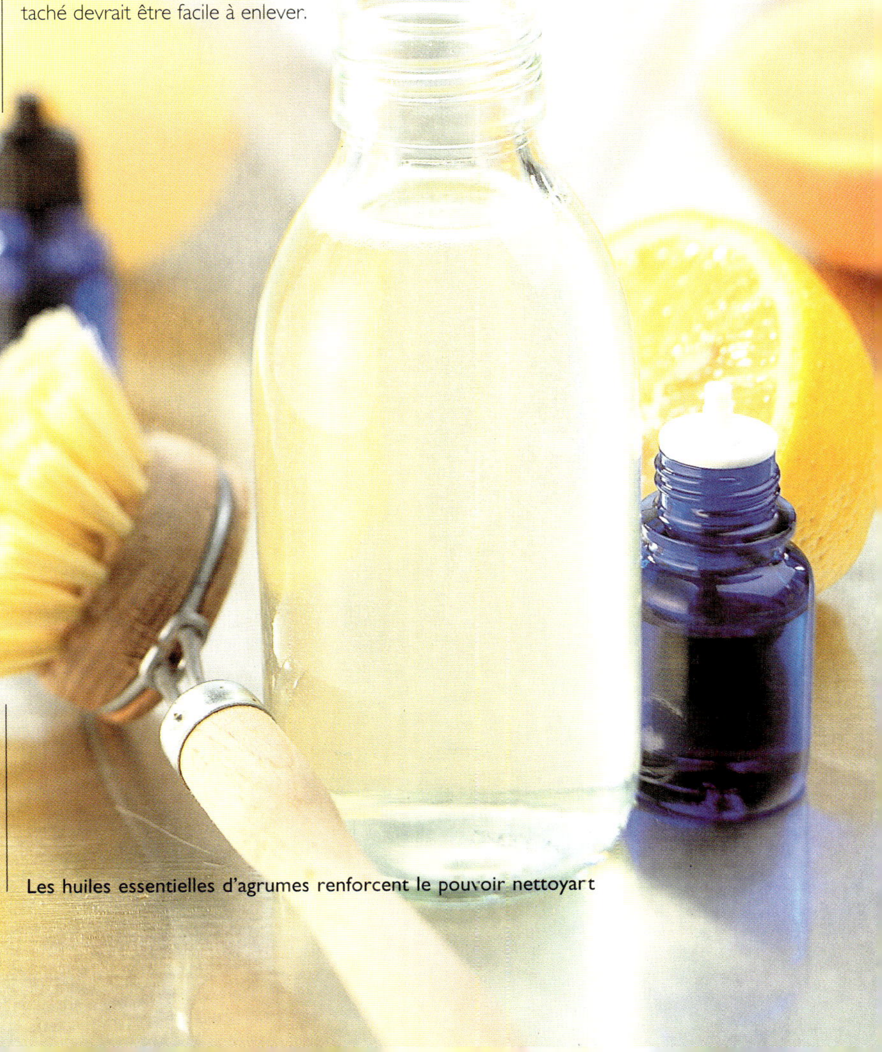

Les huiles essentielles d'agrumes renforcent le pouvoir nettoyant

684

Spray nettoyant pour la cuisine

Cet aérosol léger est génial pour nettoyer les plans de travail et autres surfaces dans la cuisine. Le vinaigre aide à enlever le film graisseux qui recouvre peu à peu la cuisine, et les huiles essentielles de lavande et de citron sont des antimicrobiens naturels.

12,5 cl de vinaigre d'alcool blanc
1/4 de cuiller à café de liquide vaisselle naturel
12,5 cl d'eau
1/4 de cuiller à café d'huile essentielle de lavande
1/4 de cuiller à café d'huile essentielle de citron

Mélangez tous les ingrédients dans un vaporisateur. Secouez énergiquement avant utilisation sur les surfaces de votre cuisine.

685

Détergent anti-graisse

Ce nettoyant très puissant enlève la graisse qui s'accumule sur les murs et les placards de la cuisine.

30 g de bicarbonate de sodium
12,5 cl de vinaigre d'alcool blanc
1 cuiller à café de liquide vaisselle naturel
5 l d'eau chaude
5 gouttes d'huile essentielle de citron

Mélangez tous les ingrédients dans un seau et utilisez sur une éponge pour nettoyer murs et placards.

686

Détergent pour le sol de la cuisine

Le bicarbonate de sodium aide à neutraliser les odeurs de cuisine. Le savon et le vinaigre enlèvent le film graisseux qui s'accumule sur les sols de cuisines. Les huiles essentielles d'eucalyptus et d'orange ajoutent un parfum rafraîchissant et aident à tuer les germes.

30 g de bicarbonate de sodium
2 cuillers à soupe de liquide vaisselle naturel
12,5 cl de vinaigre d'alcool blanc
10 l d'eau chaude
10 gouttes d'huile essentielle d'eucalyptus
5 gouttes d'huile essentielle d'orange

Mélangez le bicarbonate de sodium, le vinaigre, le liquide vaisselle et l'eau dans un seau et remuez bien. Ajoutez les huiles et remuez à nouveau. Lavez le sol avec une éponge, ou une serpillière. Rincez à l'eau propre.

687

Nettoyage du système d'évacuation

La tuyauterie de l'évier de la cuisine peut retenir des résidus alimentaires, des odeurs désagréables et des bactéries. Cette préparation vous permettra de la nettoyer et de la désinfecter.

30 g de borate de sodium
30 g de bicarbonate de sodium
le zeste d'1/2 citron

Mélangez les ingrédients et versez la préparation dans le siphon. Mettez-le en marche et utilisez beaucoup d'eau.

688

Décapant pour le four

Ce produit marche bien avec des tampons en paille de fer.

1 cuiller à soupe de liquide vaisselle naturel
12,5 cl de vinaigre d'alcool blanc
12,5 cl d'eau chaude

Mélangez les ingrédients dans un vaporisateur. Vaporisez généreusement à l'intérieur du four puis rincez avec de l'eau chaude.

689

Nettoyage du four sans produits toxiques

Pour nettoyer sans produits toxiques, vaporisez votre four avec de l'eau chaude et saupoudrez une fine couche de bicarbonate de sodium sur le fond. Vaporisez à nouveau avec de l'eau, puis laissez agir le produit toute une nuit. Le matin suivant, grattez le four avec un tampon de paille de fer puis rincez bien avec de l'eau.

690

Nettoyage d'une cafetière automatique

Le calcaire et les autres minéraux de l'eau peuvent laisser des dépôts dans les cafetières et les boucher. Versez 12,5 cl de vinaigre d'alcool blanc dans la cafetière, comme si vous faisiez du café. Versez-y ensuite 2 casseroles d'eau pour rincer le vinaigre de la cafetière.

691

Détartrage des bouilloires

Le vinaigre et le sel enlèvent le tartre qui s'accumule au fond des bouilloires.

37,5 cl de vinaigre d'alcool blanc
37,5 cl d'eau
3 cuillers à soupe de sel

Mélangez les ingrédients dans la bouilloire, portez à ébullition et faites frémir 15 mn. Laissez agir toute une nuit dans la bouilloire et le matin suivant, rincez à fond en changeant l'eau plusieurs fois.

692

Pour débarrasser la planche à découper des odeurs

Après avoir haché de l'ail ou de l'oignon, appliquez une pâte de bicarbonate de sodium et d'eau chaude sur la planche à découper et laissez agir une quinzaine de minutes avant de rincer.

693

Désodorisant au bicarbonate de sodium

Tous les mois, placez une boîte de bicarbonate de sodium dans votre réfrigérateur après en avoir coupé le haut : votre réfrigérateur sentira le frais.

694

Détergent désodorisant pour le réfrigérateur

Le bicarbonate de sodium et le jus de citron nettoieront et désodoriseront votre réfrigérateur.

12,5 cl de jus de citron pressé frais
50 cl d'eau chaude
1 cuiller à soupe de bicarbonate de sodium

Mélangez les ingrédients puis plongez une éponge dans le produit obtenu, et lavez à fond l'intérieur de votre réfrigérateur. Pour finir essuyez avec un chiffon humide propre.

Nettoyage de la salle de bain

Les salles de bain sont chaudes et humides, ce qui en fait des cibles de premier choix pour les moisissures et les bactéries. Les traitements nettoyants antimicrobiens naturels suivants vous aideront à garder une salle de bain fraîche et propre.

695

Vaporisateur tous usages

Les huiles essentielles de lavande, d'eucalyptus et de citron font un détergent tous usages qui laisse un parfum propre et agréable dans votre salle de bain.

1 cuiller à café de borate de sodium
50 cl d'eau chaude
1/2 cuiller à café de liquide vaisselle naturel
3 cuillers à soupe de vinaigre d'alcool blanc
15 gouttes d'huile essentielle de lavande
10 gouttes d'huile essentielle d'eucalyptus
5 gouttes d'huile essentielle de citron

Mélangez le borate de sodium et l'eau chaude et laissez refroidir à température ambiante. Versez dans un vaporisateur et ajoutez les autres ingrédients. Secouez énergiquement.

696

Spray anti-moisissure

Ce détergent en spray utilise les propriétés antimicrobiennes des huiles essentielles de lavande et d'eucalyptus pour éviter que la moisissure se développe dans votre salle de bain.

40 cl d'eau chaude
2 cuillers à soupe de borate de sodium
6 cl de vinaigre d'alcool blanc
1/2 cuiller à café d'huile essentielle d'eucalyptus
1/2 cuiller à café d'huile essentielle de lavande

Faites dissoudre le borate de sodium dans l'eau chaude ; laissez refroidir à température ambiante et versez dans un vaporisateur de 50 cl. Ajoutez le vinaigre et les huiles essentielles puis secouez énergiquement.

697

Pour éviter la moisissure

La moisissure est beaucoup plus facile à éviter qu'à enlever. Elle se développe dans un environnement sombre et humide, alors faites en sorte que votre salle de bain soit bien aérée. Ouvrez toujours la fenêtre après un bain ou une douche, et si vous avez un système de ventilation, utilisez-le. Un nettoyage régulier (au moins une fois par semaine) aide aussi à empêcher les fongus de se développer. Frottez le carrelage et les enduits de jointement avec une brosse et utilisez une vieille brosse à dents pour nettoyer les zones plus petites, comme le calfatage autour du lavabo, du bac de douche ou de la baignoire.

698

Détergent puissant anti-moisissure

Une préparation très puissante de borate de sodium et d'huile de tea tree aide à éliminer les fortes concentrations de moisissure.

120 g de borate de sodium
50 cl d'eau chaude
1/2 cuiller à café d'huile essentielle de tea tree

Faites dissoudre le borate de sodium dans l'eau chaude, laissez tiédir, puis ajoutez l'huile de tea tree. Appliquez sur la moisissure avec une éponge ou une brosse. Laissez agir quelques heures, puis rincez à fond, avec de l'eau.

699

Détergent pour enduits

L'enduit entre les carreaux est la cible favorite de la moisissure et de la crasse.

60 g de bicarbonate de sodium
60 g de borate de sodium
8 cl de vinaigre d'alcool blanc

Mélangez les ingrédients pour en faire une pâte lisse. Frottez sur les joints avec une brosse à dent et rincez bien.

700

Détergent léger

Ce nettoyant aide à désinfecter les surfaces et à empêcher la moisissure de se développer.

1 cuiller à soupe de borate de sodium
50 cl d'eau chaude
12,5 cl de liquide vaisselle naturel
20 gouttes d'huile essentielle de genièvre
20 gouttes d'huile essentielle d'eucalyptus

Faites dissoudre le borate de sodium dans l'eau chaude et laissez tiédir à température ambiante. Mélangez cette préparation avec le liquide vaisselle et les huiles dans une bouteille déformable en plastique et secouez énergiquement. Humidifiez le lavabo ou le bac de douche et appliquez le détergent avec une éponge ou un torchon. Rincez à l'eau propre.

701

Détergent pour lavabo et bac de douche

Ce produit doux fait avec du bicarbonate de sodium, du borate de sodium et du liquide vaisselle nettoie les surfaces en émail, en porcelaine et en fibre de verre sans en endommager le fini. Les huiles essentielles de lavande et d'eucalyptus aident à désinfecter et ajoutent un parfum frais.

40 g de bicarbonate de sodium
40 g de borate de sodium
1 cuiller à café de liquide vaisselle naturel
5 gouttes d'huile essentielle de lavande
5 gouttes d'huile essentielle d'eucalyptus

Mélangez les ingrédients dans un petit récipient en plastique, puis humidifiez le lavabo ou le bac de douche et appliquez le produit à récurer avec une éponge ou un chiffon. Rincez abondamment.

702

Produit pour blanchir

L'eau oxygénée aide à blanchir les taches qui affectent la porcelaine et les installations en fibre de verre.

60 g de bicarbonate de sodium
1/2 cuiller à café de liquide vaisselle naturel
1 cuiller à café d'eau oxygénée

Mélangez les ingrédients dans un petit récipient en plastique. Humidifiez le lavabo ou le bac de douche et appliquez le produit récurant avec une éponge ou un chiffon. Rincez abondamment à l'eau propre.

703

Désinfectant pour le sol

Dissolvez 30 g de borate de sodium dans 5 l d'eau chaude. Ajoutez 5 gouttes d'huile essentielle de patchouli et remuez bien. Utilisez un tampon en paille de fer, une éponge ou un chiffon pour nettoyer le sol.

704

Pomme de douche

Lorsque le jet de douche est encrassé par les dépôts minéraux, immergez la pomme de douche dans un mélange de vinaigre d'alcool blanc et d'eau chaude en quantité égale, pendant une heure, puis frottez avec une brosse à dents.

705

Taches de rouille

Frottez une pâte faite de crème de tartre et de jus de citron sur les taches de rouille sur les lavabos de porcelaine et les bacs de douche et laissez agir 30 mn. Rincez abondamment et répétez l'opération si nécessaire.

706

Cuvette des W-C

Le borate de sodium et le jus de citron nettoient et désodorisent les cuvettes de W-C et aident en plus à enlever les dépôts minéraux. Versez 120 g de borate de sodium et 6 cl de jus de citron dans la cuvette puis laissez agir toute une nuit. Frottez avec une balayette et tirez la chasse pour rincer. Si la cuvette est encrassée par des dépôts minéraux, écopez l'eau pour en réduire le niveau, et faites une pâte avec du borate de sodium et du jus de citron que vous frotterez à l'intérieur de la cuvette. Laissez agir toute une nuit, puis frottez et rincez.

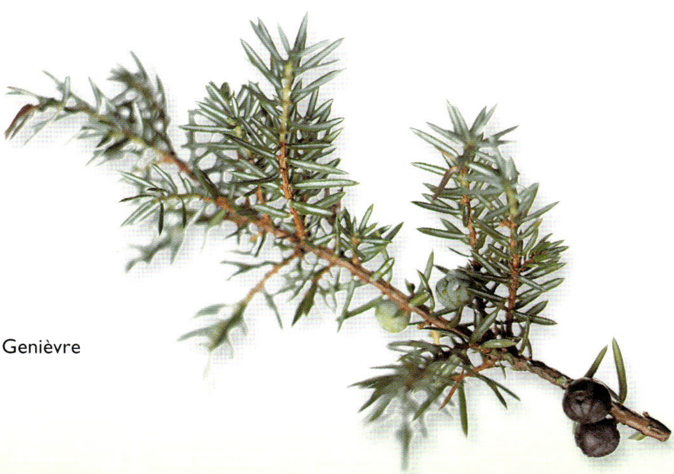

Genièvre

707

Traces de calcaire

Les dépôts calcaires qui ne partent pas avec le borate de sodium et le jus de citron peuvent être frottés avec un bâton de pierre ponce ou un tampon de paille de fer. Écopez l'eau du fond de la cuvette afin de faire baisser le niveau d'eau pour que les anneaux de calcaire soient à découvert. Humidifiez la porcelaine et frottez doucement avec la pierre ponce ou la paille de fer.

708

Robinetterie en chrome

Enlevez les taches d'eau sur la robinetterie de la salle de bain avec un mélange de la même quantité de bicarbonate de sodium et de vinaigre d'alcool blanc. Appliquez sur la robinetterie, laissez sécher, puis polissez avec un chiffon doux.

709

Rideau de douche

Mélangez 60 g de borate de sodium, 12,5 cl de vinaigre d'alcool blanc et 3 gouttes d'huile essentielle d'eucalyptus. Avec une brosse douce frottez cette préparation sur les rideaux en vinyle et leur doublure une fois par mois. Rincez abondamment à l'eau chaude.

710

Rideaux de douche en tissu

Lavez vos rideaux de douche en tissu avec un mélange de 60 g de borate de sodium, 12,5 cl de vinaigre d'alcool blanc et un détergent naturel doux pour le linge et de l'eau chaude.

Entretien naturel des vêtements

Nettoyer les vêtements avec des agents nettoyants naturels comme le vinaigre ou le bicarbonate de sodium est préférable aux détergents chimiques puissants pour vos vêtements, votre peau et l'environnement. Dans ce chapitre, vous trouverez également des conseils pour enlever un certain nombre de taches, ainsi que pour nettoyer des accessoires comme les bijoux, les chaussures et les sacs à main.

711

Pour rafraîchir les vêtements

Il arrive souvent que les vêtements ne soient pas très sales, mais qu'ils aient besoin d'être rincés et rafraîchis. Pour enlever l'odeur de transpiration et les odeurs des tissus, ajoutez 30 g de bicarbonate de sodium et 30 g de borate de sodium pendant que votre machine à laver se remplit, puis passez au cycle de rinçage.

712

Pour que les couleurs ne passent pas

Pour éviter que les couleurs passent au cours des lavages, ajoutez une cuiller à soupe de vinaigre d'alcool blanc à chaque lavage en machine.

713

Pour éliminer les résidus de lessive

Les détergents peuvent irriter les peaux sensibles et provoquer des démangeaisons et dessécher la peau. Utilisez la moitié de la dose recommandée de lessive quand vous remplissez votre machine et complétez avec 25 cl de vinaigre d'alcool blanc à la dernière eau de rinçage afin d'enlever les résidus. ***Attention*** : évitez le vinaigre si vous utilisez du chlore, car la combinaison des deux provoque des gaz toxiques.

714

De l'oxygène pour blanchir

L'eau oxygénée est composée de peroxyde d'hydrogène et non de chlore. Ainsi son action sur les tissus est plus douce, et elle est meilleure pour l'environnement. Elle donne de meilleurs résultats si vous faites d'abord tremper votre blanc pendant deux heures dans cette préparation. Lavez-le ensuite à la température adéquate la plus élevée. Pour éviter l'aspect miteux et la décoloration, lavez le blanc séparément des autres couleurs.

715

Adoucissant pour vêtements

Pour adoucir et désodoriser les vêtements, ajoutez 60 g de bicarbonate de sodium à votre lessive pendant le cycle de rinçage.

716

Alternatives au nettoyage à sec

Pour réduire au maximum les nettoyages à sec, gardez vos vêtements propres en les brossant régulièrement avec une brosse anti-peluches. Pendre ses vêtements à l'extérieur quand le soleil brille, aide à les débarrasser des odeurs de renfermé et les garde frais. Si vous faites nettoyer vos vêtements à sec, pendez-les dans un endroit bien aéré, (le meilleur endroit étant l'extérieur, si le temps le permet) pendant une semaine avant de les porter afin que les solvants s'évaporent complètement.

717
Lessive naturelle

Le savon blanc, le bicarbonate de sodium et le borate de sodium renforcent le nettoyage des vêtements sales. Les huiles essentielles de pamplemousse et de lavande ajoutent une senteur fraîche et propre.

10 gouttes d'huile essentielle de pamplemousse
10 gouttes d'huile essentielle de lavande
125 g de bicarbonate de sodium
120 g de borate de sodium
120 g de savon blanc en poudre

Ajoutez, goutte à goutte, les huiles essentielles au bicarbonate de sodium en mélangeant bien sur un tamis à main, puis incorporez au borate de sodium et au savon et mélangez à nouveau. Stockez dans un récipient hermétiquement fermé. Ajoutez 60 g de ce détergent à chaque lessive.

718
Amidon

Si vous aimez le coton et le lin qui tiennent bien, vaporisez-les avec le produit suivant : mélangez une demi-cuiller à soupe de maïzena et 25 cl d'eau dans un vaporisateur. Secouez énergiquement et vaporisez légèrement sur le tissu pendant le repassage.

719
Détachant naturel tous usages

Cette préparation enlève de nombreux types de taches, surtout si vous vous y prenez rapidement.

1 cuiller à soupe de glycérine végétale
1 cuiller à soupe de liquide vaisselle naturel
12,5 cl d'eau

Mélangez les ingrédients, secouez énergiquement et placez dans un flacon doseur en plastique. Frottez sur la tache, puis lavez comme d'habitude.

720
Taches de fruits rouges

Étendez le tissu au-dessus d'un saladier et saupoudrez-le de crème de tartre. Versez de l'eau bouillante sur la tache et continuez jusqu'à ce que la plus grande partie ait disparu. Frottez un peu de glycérine végétale puis lavez.

721
Taches de sang

Épongez avec de l'eau oxygénée puis frottez dessus du liquide vaisselle et laissez tremper toute une nuit dans de l'eau froide. Lavez comme d'habitude.

722
Taches d'herbe

Humidifiez le tissu avec de l'eau froide et frottez de la crème de tartre sur la tache. Frottez ensuite avec un mélange composé de la même quantité de glycérine végétale et de liquide vaisselle. Rincez et lavez.

Faites une lessive naturelle

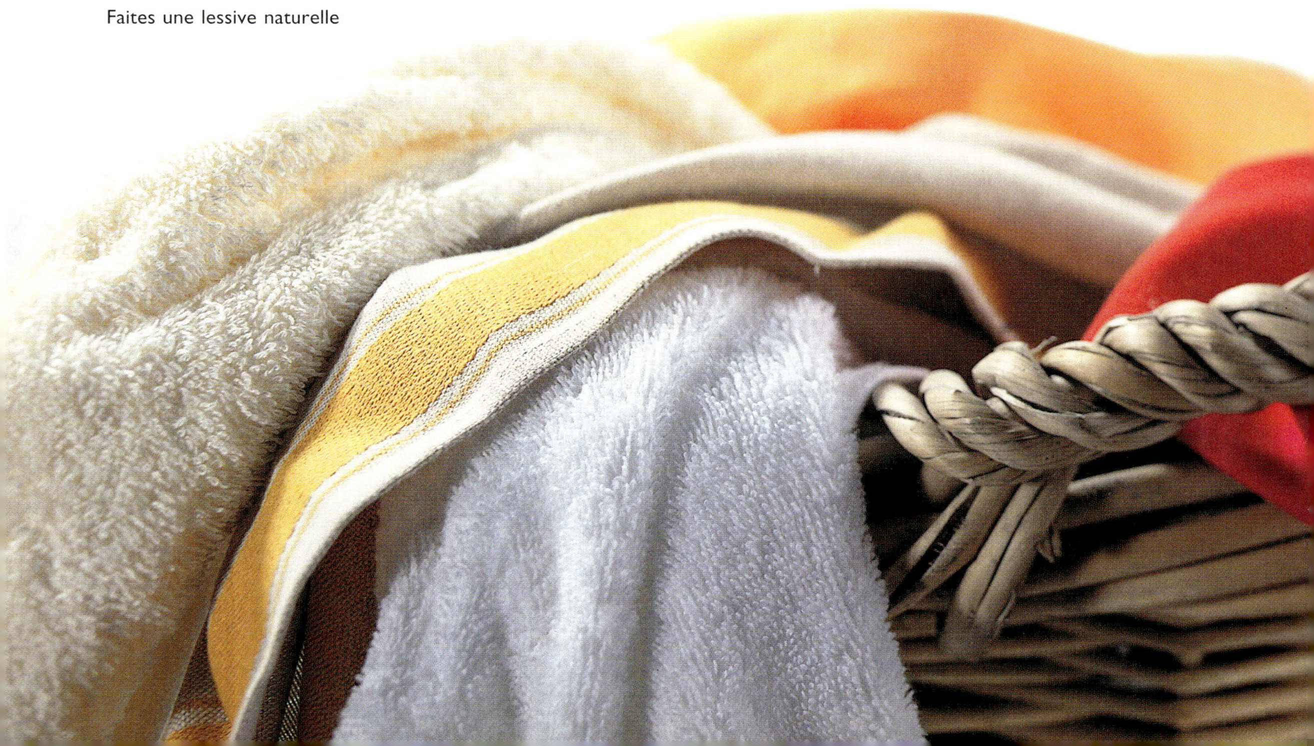

723
Taches de chocolat
Passez sur la tache une éponge imprégnée d'eau oxygénée, afin d'en enlever un maximum. Faites une pâte avec du borate de sodium et de l'eau et appliquez-la sur la tache. Lavez comme d'habitude.

724
Taches de café et de thé
Rincez la tache de thé ou de café à l'eau froide ou avec de l'eau de seltz. Si la tache se voit toujours, épongez-la avec une préparation faite d'une cuiller à café de borate de sodium diluée dans 25 cl d'eau. Rincez abondamment à l'eau propre, puis lavez comme d'habitude.

725
Taches de graisse
Recouvrez la tache avec de la maïzena et frottez doucement. Laissez agir 15 mn, puis brossez. Frottez ensuite du liquide vaisselle sur la tache et lavez à l'eau à la température adéquate la plus chaude possible pour le tissu.

726
Taches d'encre
Frottez une petite quantité de glycérine végétale sur la tache d'encre, puis appliquez une pâte faite de crème de tartre et de jus de citron, et laissez-la agir pendant plusieurs minutes, puis rincez avec de l'eau chaude et répétez l'opération si nécessaire. Lavez ensuite comme d'habitude.

727
Taches de moisissure
Frottez avec une pâte faite de babeurre et de sel, puis lavez à l'eau chaude. Si le tissu est blanc ou de couleur claire, étendez-le dehors pour profiter de l'action blanchissante naturelle du soleil.

728
Taches de transpiration
Mélangez une cuiller à soupe de sel et une cuiller à soupe de bicarbonate de sodium. Ajoutez suffisamment d'eau pour obtenir une pâte que vous frotterez sur la tache. Laissez agir une heure, puis lavez.

729
Taches de protéines
Pour les taches de lait ou d'œufs, plongez le tissu dans de l'eau froide. Ensuite, frottez sur la tache du liquide vaisselle, puis lavez comme d'habitude.

730
Taches de vin rouge
Prenez un papier essuie-tout, et utilisez-le comme du buvard afin d'absorber autant de vin que possible. Appliquez ensuite une couche épaisse de sel ; laissez agir jusqu'à ce que le sel ait absorbé le vin, puis rincez. Vous pouvez aussi arroser la tache avec de l'eau de seltz.

731
Taches sur les cols
Pour enlever les taches grasses qui souillent les cols, faites une pâte avec du liquide vaisselle et du bicarbonate de sodium. Frottez cette préparation sur la tache, et laissez-la agir une heure, puis lavez.

732
Chewing-gum
Frottez le chewing-gum avec un glaçon jusqu'à ce qu'il gèle ; vous devriez ensuite pouvoir le tirer du tissu. Ensuite, frottez du vinaigre d'alcool blanc s'il reste encore des zones collantes.

733
Pour enlever de la cire
Avec un couteau émoussé, grattez autant de cire que possible de sur le tissu. Placez ensuite un sac en papier kraft sur les restes de cire, et appliquez dessus un fer à repasser chaud. La cire va fondre et se transférer sur le sac en papier. Placez un autre endroit du sac sur la tache et recommencez l'opération jusqu'à ce que toute la cire ait été enlevée du tissu.

734
Pour éviter les mites
Si les mites sont extrêmement destructrices, elles sont également très faciles à détruire, par le lavage, l'air frais et le soleil. Ces insectes sont attirés par la laine, le mohair, l'angora et les autres fibres animales, mais aussi par les taches alimentaires et la transpiration. Il convient donc de ne ranger que des vêtements propres. Une façon simple de tuer les larves de mites est de pendre son linge à l'extérieur, à l'air frais et au soleil. Pour vous protéger encore un peu plus, ajoutez quelques gouttes d'huile essentielle de cèdre ou d'eucalyptus à la dernière eau de rinçage lorsque vous lavez les polos et les pull-overs et laissez-les tremper 30 mn.

735
Antimite végétal
Les plantes qui fonctionnent bien pour repousser les mites sont l'eucalyptus, la lavande et la menthe poivrée. Placez une poignée d'herbes sèches au milieu d'un mouchoir en coton et attachez-le avec un ruban. Utilisez généreusement ces sachets d'herbes : plus l'odeur sera forte, plus son action se fera sentir. Pour protéger les vê-

tements et le linge de maison des mites, placez des boules de coton saupoudrées de quelques gouttes d'huile essentielle de patchouli dans les armoires et les tiroirs. Remettez de l'huile essentielle quand l'odeur commence à se dissiper.

736

Antimite au cèdre

Le cèdre est un excellent antimite. Dans une animalerie, vous pouvez acheter des copeaux de cèdre que vous placerez dans des sachets, ou utiliser des blocs de cèdre solides, que l'on trouve facilement au rayon des antimites des magasins. Les morceaux de cèdre doivent être frottés au papier de verre au bout de quelques mois pour faire ressortir leur fragrance, ou être traités avec quelques gouttes d'huile essentielle de cèdre.

737

Nettoyage des brosses et des peignes

Pour enlever les résidus laissés par les produits pour cheveux et pour que les brosses et les peignes restent propres et frais, trempez-les toutes les semaines dans une cuvette d'eau chaude savonneuse dans laquelle vous aurez ajouté 30 g de bicarbonate de sodium. Laissez tremper 30 mn, puis frottez si nécessaire avec une brosse à ongles. Rincez abondamment à l'eau chaude.

738

Trucs pour nettoyer les bijoux

La plupart des pierres précieuses, sauf les perles, peuvent être nettoyées dans de l'eau tiède savonneuse avec une brosse à dent souple. Rincez abondamment à l'eau propre puis séchez. Pour rehausser l'éclat des perles, frottez-les avec quelques gouttes de glycérine végétale puis avec un chiffon doux.

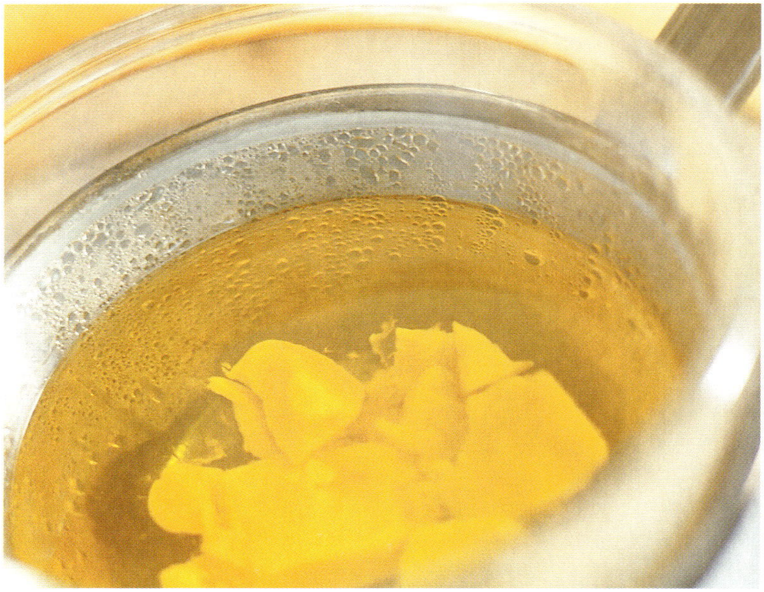

Ravivez le cuir avec de l'huile d'olive et de la cire d'abeilles

739

Nettoyage de l'or et de l'argent

Les bijoux contenant de l'argent ou de l'or peuvent être nettoyés avec la pâte suivante.

1/4 de cuiller à café de liquide vaisselle naturel

2 cuillers à soupe de bicarbonate de sodium

Mélangez les ingrédients de façon à former une pâte que vous appliquerez avec une brosse à dents souple, puis frottez doucement. Rincez à l'eau chaude, puis séchez.

740

Entretien du cuir

Nettoyez le cuir sale avec une éponge et une préparation d'eau légèrement savonneuse. Rincez abondamment puis séchez avec un chiffon doux.

60 ml d'huile d'olive

2 cuillers à café de cire d'abeille

Faites réchauffer les ingrédients dans une casserole, jusqu'à ce que la cire d'abeille ait fondu. Versez-les ensuite dans un petit pot et laissez refroidir. Appliquez une petite quantité de ce produit sur le cuir, au moins tous les trois mois pour l'empêcher de sécher et de craqueler. Frottez-le bien, puis essuyez-le bien pour enlever l'excès de produit.

741

Pour enlever les taches sur le cuir

Battez un blanc d'œuf en neige ferme et frottez-le sur le cuir avec un chiffon doux. Répétez l'opération jusqu'à ce que la tache ait disparu.

Terre, compost et paillis

Une terre saine est le fondement d'un jardin sans nuisibles, résistant aux maladies et qui donne en abondance. Au lieu d'utiliser des engrais chimiques, enrichissez votre sol avec du fumier et du compost. Achetez un kit pour tester votre terre et découvrir sa composition : ces informations vous aideront à tirer le meilleur parti possible de votre jardin.

742

Pour ameublir le sol argileux du jardin

Un sol argileux est lourd et collant et il peut étouffer les racines des plantes, mais en revanche il peut retenir beaucoup d'humidité et il est souvent riche en nutriments. Pour améliorer le drainage d'un sol argileux, travaillez-le à la fourche et ajoutez-y du sable horticole ou du gravier jusqu'à une profondeur d'au moins 30 cm. Évitez de travailler dans un sol argileux quand il est humide, car s'y tenir ou y creuser le rendra encore plus compact.

743

Pour améliorer un sol sablonneux

Les sols sablonneux s'assèchent rapidement, mais ils ne retiennent pas bien les nutriments, ni l'humidité. Ajoutez-y des produits améliorants, comme du compost ou du terreau de feuilles, à une profondeur d'au moins 30 cm. Pour vous faciliter la tâche, étalez simplement à l'automne une couche de produits organiques sur la surface des planches. Au printemps, une grande partie du compost ou du terreau se sera émiettée et se sera infiltrée dans le sol grâce aux vers de terre et aux autres organismes bienfaisants.

Nettoyez vos outils de jardinage dans un seau rempli de sable et d'huile

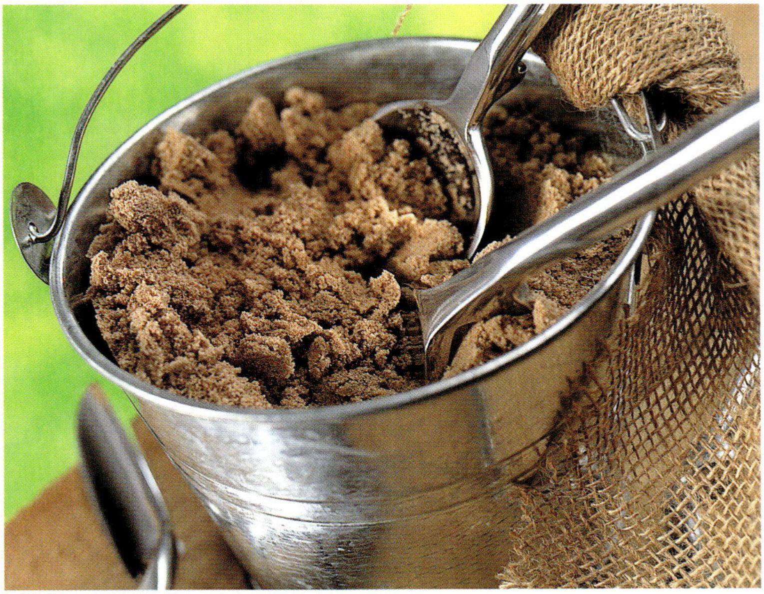

744

Créer de nouvelles planches

Nettoyer une zone remplie d'herbe et de mauvaises herbes donne beaucoup de travail. On peut se faciliter la tâche en commençant par les tuer. En été ou en automne, couvrez la zone que vous voulez nettoyer avec de grands cartons posés à plat. Placez dessus des feuilles, des tontes de gazon ou de la paille, afin de former une couche de paillis d'au moins 15 cm. Enlevez les cartons et le paillis au printemps suivant : votre sol sera prêt à être planté.

745

Pour des ongles propres

Pour que les ongles restent propres lorsqu'on jardine, griffez une savonnette avant de vous rendre au jardin : le savon ainsi glissé sous vos ongles empêchera la saleté de s'y incruster et il sera beaucoup plus facile de les nettoyer quand vous aurez terminé votre travail.

746

Pour des outils de jardinage propres

Si vos outils restent propres, ils resteront aiguisés et ils ne rouilleront pas, ce qui augmentera leur durée de vie. Essuyez-les bien avec un morceau de toile à sac grossière après chaque utilisation, puis appliquez-y une petite quantité d'huile minérale pour les empêcher de rouiller. Une façon facile de nettoyer les petits outils consiste à remplir un grand seau de sable et d'y ajouter de l'huile minérale pour humidifier le sable, et d'y planter la partie en métal des déplantoirs et autres outils à main et de les y laisser jusqu'à leur utilisation suivante.

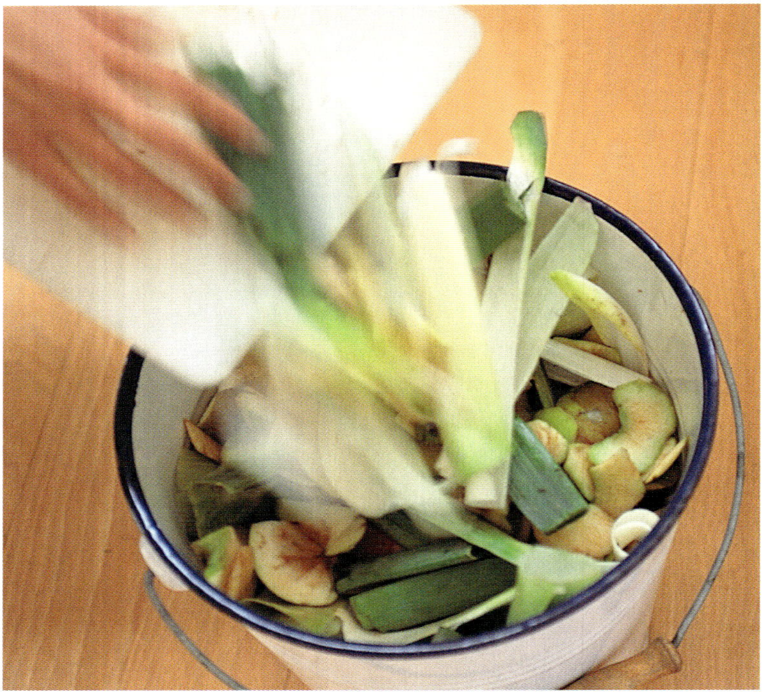

Les épluchures de légumes font un excellent compost

747

Compost pour la santé de la terre

L'une des façons les plus efficaces d'améliorer votre sol est d'utiliser du compost fait avec les tontes de gazon, les élagages, les feuilles et les épluchures de légumes, les coquilles d'œufs, les moutures de café et les feuilles de thé. Pour éviter d'attirer les animaux et les nuisibles, ne prenez ni viandes et aliments gras, ni plantes malades ou mauvaises herbes qui portent des graines.

748

Matériaux de compost verts et bruns

Pour qu'un compost soit bien sain, il doit être approximativement composé de la même quantité de matériaux verts et bruns.

Les matériaux bruns :
Feuilles mortes, fleurs et plantes de jardin desséchées, paille et journal déchiqueté.

Matériaux verts :
Tontes de gazon, plantes et fleurs fraîchement taillées, épluchures de fruits et légumes et fumier.

749

Pour faire un simple tas de compost

Une caisse en fil de fer ou en lattes de bois d'environ 1 m de côté fait un bon coffre à compost. Commencez votre tas en étalant une couche de matériaux bruns (comme des feuilles sèches) d'environ 15 cm d'épaisseur. Ensuite, placez une couche de matériaux verts (comme les tontes de gazon) sur environ 15 cm d'épaisseur. Couvrez le matériau vert avec environ 2,5 cm de terre de jardin. Ajoutez une autre couche de matériau brun puis humidifiez le tas de compost avec de l'eau. Continuez à ajouter des couches avec des quantités à peu près égales de matériaux bruns et verts mélangés à un peu de terre, et maintenez le tas aussi humide qu'une éponge. Retournez-le tous les quinze jours avec une fourche. Lorsque le tas atteint environ 1 m de haut, commencez-en un nouveau. Il faudra entre deux mois et un an au compost pour devenir brun foncé, doux, friable et prêt à être utilisé dans votre jardin.

750

Pour accélérer le compostage

Pour accélérer le processus, coupez en petits morceaux tous les matériaux que vous voulez utiliser avant de les ajouter à votre tas.

751

Pour faire du terreau de feuilles

Le terreau de feuilles est un compost riche en nutriments, excellent pour votre jardin. Une façon facile pour faire du terreau de feuilles consiste à remplir de grands sacs en plastique lourd avec les feuilles ratissées sur votre pelouse (ou celle d'un voisin). Humidifiez les feuilles en les vaporisant au tuyau d'arrosage et faites deux douzaines de trous dans le sac avec la fourche. Pliez le haut du sac pour le fermer et placez une brique lourde dessus. Laissez-le reposer pendant six mois au minimum dans un endroit ensoleillé, jusqu'à ce que les feuilles se soient décomposées en un compost riche. Un climat chaud et humide décomposera les feuilles plus rapidement qu'un climat froid et sec.

752

Utilisation du compost au jardin

Toutes les terres peuvent être améliorées par l'addition régulière de compost. Pour apporter des nutriments et améliorer la texture du terrain, étalez au printemps 5 cm de vieux compost sur les planches de légumes et d'annuelles. Tournez le compost dans le sol, puis faites vos semis ou mettez-y vos plants. Pendant la saison de pousse, ajoutez du compost comme paillis aux potagers pour enrichir davantage la terre.

753

Terre pour pots

Le compost fait une excellente terre pour pots. Avant de l'utiliser, commencez par le filtrer au travers d'un tamis pour enlever les grands morceaux de matériaux organiques.

350 g de bonne terre de jardin
160 g de compost ou de terreau de feuilles
120 g de vermiculite
1 cuiller à soupe d'engrais de cendre d'os

Mélangez les ingrédients et utilisez cette préparation pour vos plantes d'intérieur ou pour faire germer les graines.

754

Pour nourrir la terre

Pour vous assurer que vos plantes restent en bonne santé, il est plus important de nourrir la terre dans laquelle elles poussent, que d'ajouter de l'engrais aux plantes. Créez une terre riche en nutriments en ajoutant de grandes quantités de matériaux organiques comme du compost ou du terreau de feuilles à votre terre tout au long de l'année.

755

Pour nourrir les plantes au compost liquide

Les plantes prospèrent quand on les nourrit avec une solution obtenue avec du compost vieux. Le compost liquide peut être utilisé comme engrais pour les racines, et vaporisé sur les feuilles pour nourrir la plante par son feuillage. Il apporte une riche source de nutriments à tous les types de plantes et il aide à éliminer les nuisibles et les maladies quand on l'utilise en pulvérisations. Pour faire du compost liquide remplissez un sac en jute avec du vieux compost et nouez-en le haut pour le fermer. Placez le sac dans une poubelle propre et immergez-le sous 15 cm d'eau, puis couvrez. Laissez macérer pendant une quinzaine de jours. Pendant cette période, le compost va fermenter et une population de bactéries bienfaisantes va se développer. Pour l'utiliser, versez la quantité voulue dans un arrosoir ou un pulvérisateur de jardin et diluez avec trois fois son volume d'eau. Utilisez chaque semaine pour que vos plantes restent en bonne santé.

756

Pour pailler votre jardin

Pailler les plantes est l'une des pratiques qui vous font gagner le plus de temps au jardin. Ajouter de la paille à un jardin conserve l'humidité du sol, inhibe les mauvaises herbes et aide à maintenir une température constante du sol, qui protège les racines d'une chaleur ou d'un froid excessifs. Des copeaux d'écorce, des écorces de fèves de cacao et des aiguilles de pin sont des paillis intéressants, particulièrement indiqués pour les plates-bandes et pour mettre autour des arbustes et des arbres. Le compost, le terreau de feuilles, les feuilles hachées, les tontes de gazon et la paille sont des paillis excellents pour les potagers. Ils se décomposent assez rapidement et peuvent s'être infiltrés dans le sol à la fin de la saison, ce qui aide à améliorer la texture de la terre et qui lui apporte des nutriments. En général, on applique une couche de paillis d'au moins 7,5 cm d'épaisseur sur les planches et les plantes.

757

Utilisation correcte du paillis

Le paillage maintient le sol humide et empêche les plantes de se dessécher, mais il peut aussi abriter des nuisibles. Pour éviter ce problème, ratissez occasionnellement votre paillis pour empêcher les nuisibles de s'y faire un abri. Il est préférable de faire en sorte que son paillis soit à 2,5 cm de la base des plantes, ce qui améliore la circulation de l'air et empêche les problèmes potentiels d'humidité excessive.

758

Tuyaux d'arrosage perforés

Pour conserver l'eau et la livrer directement aux racines des plantes, placez des tuyaux d'arrosage perforés (dans les jardineries) sous le paillis.

759

Plantes acidophiles

Les aiguilles de pin forment un excellent paillis pour les plantes aimant l'acidité, comme les azalées et les rhododendrons.

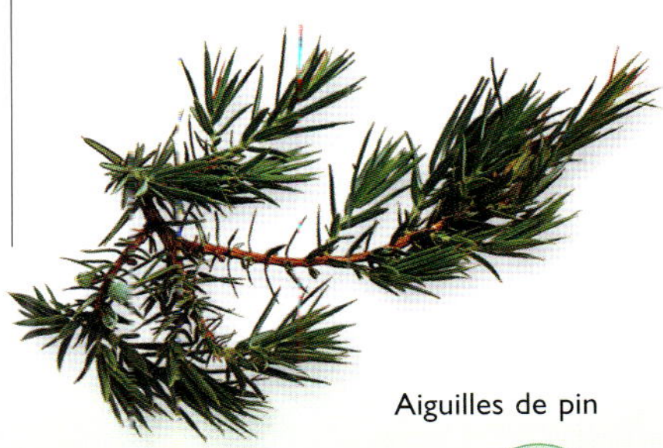

Aiguilles de pin

Un mot sur les plantes

Lorsque vous aurez choisi les plantes les plus adéquates pour votre jardin, assurez-vous qu'elles débutent bien dans la vie en les plantant correctement dans la terre. Ceci découragera les maladies et les nuisibles et vous assurera de meilleures récoltes.

760

Pour déterminer le bon espacement

Une erreur commune lorsqu'on fait ses plantations consiste à sous-estimer la taille que la plante (ou l'arbuste) aura quand elle sera adulte. Plantez les végétaux trop près les uns des autres, et les racines seront à l'étroit, ce qui augmentera les risques de maladies, et qui vous demandera beaucoup de travail supplémentaire puisqu'il faudra déplacer certaines plantes. En règle générale, il faut laisser entre deux plantes la place pour une demi-plante adulte. Par exemple, plantez une espèce qui fera 60 cm de large à 30 cm de ses voisines. Si vous n'êtes pas sûr de la taille qu'aura la plante à maturité, consultez un ouvrage sur le jardinage ou demandez conseil dans une jardinerie.

761

Plantations avantageuses

Plantez toutefois vos plantes suffisamment près les unes des autres afin que, quand elles seront matures, elles se touchent et que leurs feuilles se chevauchent légèrement. Cela créera un environnement bénéfique pour la plupart des plantes, en conservant l'humidité et en faisant une l'ombre fatale aux mauvaises herbes.

762

Rotation des cultures

La rotation des cultures joue un rôle important dans la prévention contre les nuisibles et les maladies dans votre jardin. En ne plantant pas la même plante constamment au même endroit, vous empêchez les nuisibles et les maladies spécifiques à certaines plantes de prendre de la vigueur pour attaquer. L'idéal consiste à éviter de planter la même culture dans une planche plus d'une fois tous les trois ans.

763

Pour éviter de rendre la terre compacte

Lorsque vous faites vos plantations, tenez-vous sur une planche d'au moins 30 cm de large, afin de pouvoir répartir votre poids sur une zone plus grande. Vous éviterez ainsi de rendre la terre compacte.

764

Alignez vos rangs nord-sud

Distribuez vos rangs de légumes du nord vers le sud afin que les deux côtés du rang reçoivent la même exposition au soleil pendant la journée.

765

Pour avoir des rangs droits

Si vous voulez faire pousser des légumes en rangs droits, posez une planche étroite sur la terre, et faites vos plantations le long du bord de cette planche ; vous pouvez aussi creuser un sillon de la longueur de la planche puis planter vos graines dans ce sillon. Une autre façon pour planter droit consiste à placer des tuteurs aux bouts de chaque rang que vous désirez faire et d'y attacher une ficelle, puis de planter sous la ficelle.

766

Préparation des graines à planter

Les graines sont souvent porteuses d'éléments pathogènes provoquant des maladies et, en conséquence, elles doivent être traitées avant d'être plantées ou stockées. Pour réduire le risque de maladie, utilisez ce bain stérilisant.

1 cuiller à soupe de vinaigre de cidre
1,25 l d'eau

Mélangez le vinaigre et l'eau dans un bol. Placez les graines au milieu d'une mousseline propre, resserrez les bords et attachez-les avec un élastique. Plongez le sac ainsi obtenu plusieurs fois dans la préparation de vinaigre. Retirez ensuite les graines du sac et placez-les sur plusieurs épaisseurs de papier essuie-tout pour les faire sécher. Assurez-vous que les graines sont complètement sèches avant de les entreposer.

767

Faites des pots avec des coquilles d'œufs

Pour faire des pots individuels pour vos semis, coupez le haut d'une boîte à œufs. Quand vous utilisez des œufs, conservez les moitiés de coquilles et faites un petit trou pour le drainage dans le fond. Placez les demi-coquilles dans les boîtes à œufs, remplissez-les avec du mélange de terre à planter, puis plantez-y vos graines. Lorsque les semis ont atteint la taille pour la transplantation, plantez-les dans votre jardin avec la coquille, après l'avoir toutefois écrasée.

768
Libérer les racines compactes
Les repiquages pour le jardin d'agrément ou le potager ont souvent des racines emmêlées dans leurs petits pots. Pour aider ces dernières à s'étaler et pour les empêcher de continuer à se développer en une masse compacte, utilisez une fourchette de table pour les séparer. Si les racines sont vraiment très emmêlées, faites une légère incision verticale descendante avec un couteau sur chacun des quatre côtés de la masse de racines.

769
Arrosez abondamment avant de planter
La meilleure façon de s'assurer que la plante sera suffisamment humide quand elle sera transplantée consiste à la faire tremper alors qu'elle est toujours dans son récipient. De plus, après avoir creusé le trou, remplissez-le d'eau et drainez-le avant d'y placer la nouvelle plante. Une fois celle-ci en place, et le trou rempli de terre, arrosez abondamment à nouveau.

770
Serres individuelles avec des bouteilles en plastique
Une bouteille en plastique fait une excellente serre qui protégera vos plans de légumes des gelées tardives. Coupez le fond d'une bouteille de 2 l environ, puis placez-la sur la plante en l'enfonçant de 5 cm dans la terre. Laissez-la débouchée, afin que la température ne grimpe pas trop pendant la journée.

771
Protection contre le gel
Une gelée tardive au printemps ou une nuit froide en automne peuvent causer des dégâts aux plantes tendres. Pour protéger votre jardin des dangers du gel, couvrez vos plantes avec une ou deux couches de journaux maintenus au sol par des cailloux, quand la météo annonce des gelées. Cette solution simple augmente la température autour de la plante d'au moins 4 °C.

772
Protégez les plantes en pot contre le gel
Protégez vos plantes en pot et leurs récipients des gelées inattendues. Emballez chaque pot dans plusieurs couches de journaux, avec une couche de papier d'emballage pour terminer, puis attachez-les avec une ficelle. Pour protéger la plante, couvrez-la avec un sac en papier d'emballage.

773
Pour éviter les brûlures
Évitez d'arroser vos plantes au moment le plus chaud de la journée afin que les feuilles et les fleurs ne soient pas brûlées par le soleil.

774
Pour blanchir les choux-fleurs
Si vous voulez faire pousser des choux-fleurs bien blancs, il faudra blanchir la plupart des variétés pendant leur croissance. Sans cette opération, les têtes prennent un ton brun jaunâtre pas très ragoûtant. Profitez d'une journée ensoleillée, quand la plante est bien sèche et que l'inflorescence du chou-fleur est à peu près de la taille d'une balle de golf. Attachez-lui les feuilles au-dessus de la tête avec un élastique. N'arrosez que les racines et démaillotez le chou-fleur tous les deux ou trois jours pour vérifier qu'il n'abrite pas de nuisibles.

775
Pour récolter des carottes droites
Les carottes ont besoin d'une terre lâche, non pierreuse, pour pousser correctement. Préparez votre planche en creusant le sol sur au moins 30 cm, en l'ameublissant et en prenant soin d'enlever toutes les pierres et les racines, et d'effriter les mottes. Cela permettra à vos carottes de pousser droites dans le sol. Étalez 5 cm de compost sur le dessus de la planche et enterrez-le pour ameublir la terre. Si celle-ci est vraiment lourde, ajoutez 5 cm de sable grossier de construction, et enterrez-le. Lorsque le haut des carottes atteint 5 cm, éclaircissez les plants à 25 mm les uns des autres. Éclaircissez-les à nouveau, environ quinze jours plus tard, à 7,5 cm. Si vous ne les éclaircissez pas correctement, vous obtiendrez des carottes biscornues.

776
Pour récolter beaucoup de brocolis
De nombreuses variétés de brocolis ne produisent pas seulement une tête centrale, mais aussi des pousses latérales qui sont tout aussi goûteuses que la tête. Essayez de favoriser la production de ces pousses, afin d'obtenir une récolte plus abondante. Lorsque vous enlevez la tête centrale, coupez-la juste 5 cm au-dessus de la tige, et en même temps, appliquez davantage d'engrais à la plante en distribuant 30 g d'engrais organique équilibré par plant. Si vous voulez produire des têtes bien tendres, paillez bien vos plants et arrosez-les régulièrement.

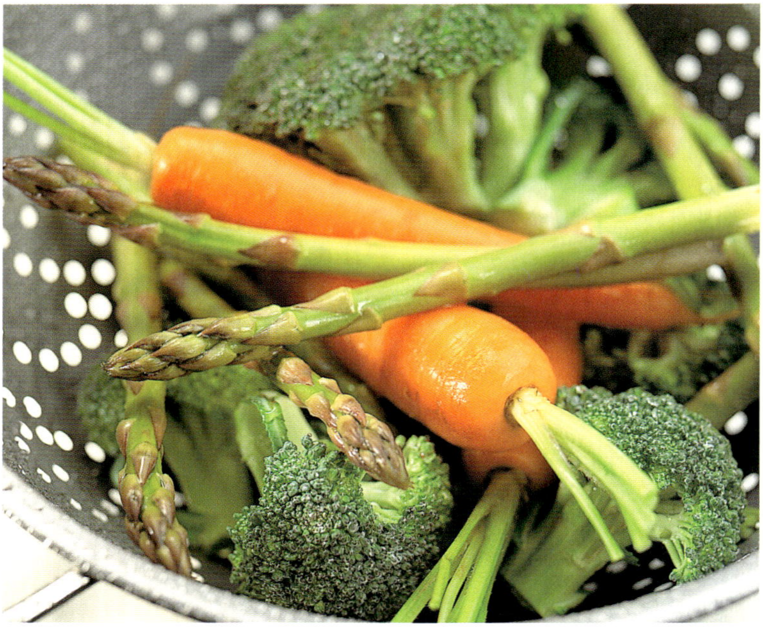

Faites pousser des légumes de meilleure qualité avec des méthodes naturelles

777

Pour produire plus d'asperges et plus belles

Pour améliorer la productivité et la santé de vos planches d'asperges, ajoutez du chlorure de sodium à la terre à raison de 1,5 kg par rang de 30 m. Le chlorure de sodium améliore la croissance des asperges et augmente leur résistance à la maladie. Ne mettez pas ce sel sur les planches d'asperges âgées de moins d'un an, et n'utilisez pas de sel de table iodé non plus.

778

Pour récolter plus de haricots

Nettoyez les graines de haricots et de pois avec une inoculation bactérienne juste avant de les planter. Ceci aidera les haricots à accumuler l'azote, ce qui améliorera leur croissance et augmentera votre récolte. Cueillez les haricots quand ils sont tendres et environ du diamètre d'un crayon. Une cueillette journalière favorise également la production de haricots.

779

Pour avoir des concombres extra

Pour réduire l'espace et produire des concombres plus sains, attachez les branches sur un treillis au lieu de les laisser s'étaler sur le sol. Les concombres ont besoin de beaucoup d'eau pendant leur croissance pour éviter les déformations ou l'amertume. Pour que la plante produise, cueillez les concombres fréquemment, quand ils sont encore jeunes.

780

Produisez plus de pommes

Pour améliorer la production d'un pommier, pulvérisez son feuillage avec de l'extrait d'algues marines (disponible dans les jardineries), en trois fois : quand les bourgeons gonflent, après la chute des pétales et enfin, quand les fruits font 12 mm de diamètre. Pour augmenter la taille et la saveur des pommes, éclaircissez-les sur l'arbre, en enlevant les individus les plus petits de chaque bouquet de fruits, avant qu'ils aient atteint 25 mm de diamètre. Ne laissez qu'une seule pomme par bouquet sur les petits arbres ; vous pouvez en laisser deux sur les arbres plus grands.

781

Faites de l'ombre à vos laitues

Plantez les légumes à feuilles et les plantes aimant la fraîcheur, comme les laitues et les épinards, sous les grandes plantes à fleurs, comme le tabac d'ornement et le tournesol, ou sous des treillis de concombre ou de pâtissons.

782

Pollinisez vos plantes à la main

Les fleurs des plantes grimpantes ou rampantes comme les pâtissons, les courgettes et les citrouilles doivent être fécondées pour pouvoir produire des fruits. L'idéal est que cette pollinisation soit faite par les insectes, mais les plantes ont parfois besoin d'assistance. Si le minuscule fruit est en train de mourir, c'est qu'il n'a pas été fécondé. Pour féconder manuellement les fleurs, prenez un petit pinceau souple d'artiste avec lequel vous effleurez les étamines portant le pollen dans les fleurs mâles, puis passez-le délicatement sur le bout du pistil des fleurs femelles (celles qui ont un petit fruit à leur base).

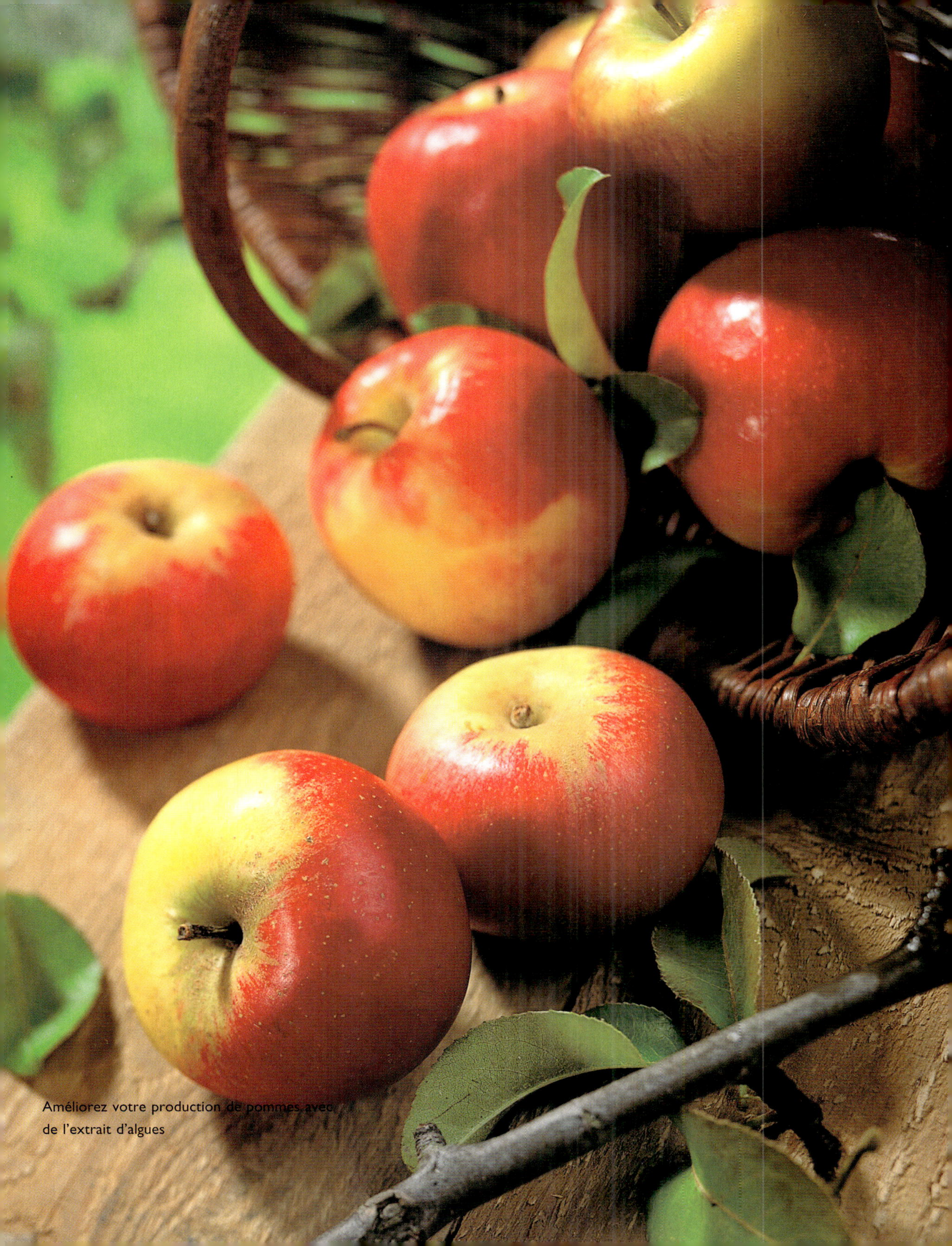

Améliorez votre production de pommes avec de l'extrait d'algues

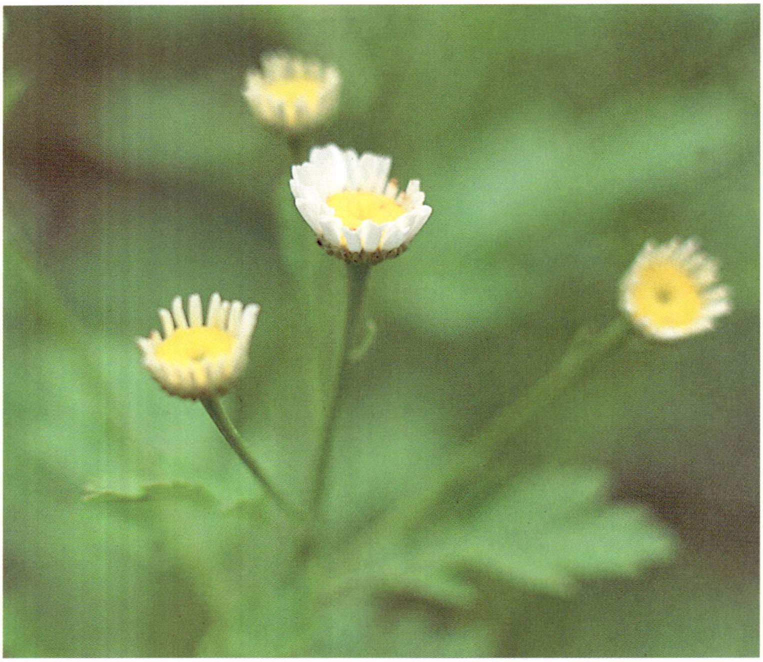

La matricaire attire des insectes utiles

Animaux et plantes utiles

Beaucoup d'insectes, dont les coccinelles, les chrysopes et les guêpes parasites, sont des visiteurs bienfaisants dans votre jardin, tout comme les araignées et de nombreux oiseaux. Leurs proies sont les nuisibles destructeurs, comme les pucerons et les larves de piéride du chou, et ils empêchent que vos récoltes de légumes et de fleurs soient endommagées. Certaines plantes, comme l'aneth et l'ail sont également bénéfiques, car elles peuvent protéger vos récoltes, ainsi que des fleurs comme les roses.

783

Plantes pour attirer les insectes utiles

On peut encourager les insectes utiles à visiter son jardin en leur fournissant leur habitat et leurs sources alimentaires favoris, comme l'agastache (*Agastache foeniculum*), la bourrache, l'herbe-aux-chats, la consoude, le bleuet, l'échinacée, le fenouil, la matricaire, l'ail, la ciboulette, l'alysse odorante, l'anthémis des teinturiers, la lavande, la menthe et l'achillée mille-feuille.

784

Donnez de l'eau aux insectes utiles

Les insectes utiles ont besoin d'eau pour boire, et leur en fournir les attirera dans votre jardin, mais il faut prévoir des zones sèches pour l'atterrissage. Remplissez un récipient peu profond avec des cailloux et ajoutez-y de l'eau, de façon à ce que certains cailloux dépassent.

785

Laissez fleurir certains légumes

Pour attirer des insectes utiles dans votre jardin, laissez fleurir quelques-uns de vos légumes, comme les salades ou les brocolis, les choux verts et autres membres de la famille des choux.

786

Aneth pour protéger vos choux

Plantez de l'aneth au milieu de vos brocolis et autres choux. Les feuilles délicates de cette herbe attirent les guêpes parasites qui maîtrisent les nuisibles comme les larves de piéride du chou.

787

Capucines pour garder vos concombres

Plantez des capucines colorées parmi vos concombres pour repousser les chrysomèles maculées du concombre. Les larges feuilles des capucines s'entrecroisent avec les branches de concombre, ce qui fournit un habitat protégé aux araignées utiles qui piègent et dévorent les nuisibles destructeurs.

788

Ail pour protéger vos roses

Plantez de l'ail sous vos rosiers pour éloigner les nuisibles qui s'y attaquent. Les hauts dahlias pourpres font un ajout attrayant à votre jardin. Les autres membres de la famille des allium, comme la ciboulette sont également efficaces.

789

Basilic pour protéger vos tomates

Planter du basilic avec vos plants de tomates aide à maîtriser le sphinx de la tomate. Les feuilles de cette herbe fournissent en plus des garnitures goûteuses à vos plats de tomates.

790

Haricots pour protéger le maïs

Le maïs et les haricots grimpants font bon voisinage au jardin. Les hautes tiges du maïs font un support naturel pour y faire grimper les haricots, que ces derniers repaient en attirant des insectes utiles qui protègent à leur tour le maïs des nuisibles.

791

Soucis contre les nuisibles

Le souci commun aide à repousser de nombreux insectes de votre potager. Plus il sent fort, plus ses propriétés répulsives sont vigoureuses. L'œillet d'Inde aide aussi à repousser les nématodes des plantes voisines. Pour des résultats encore meilleurs, plantez des carrés de soucis partout dans votre jardin.

792

Thym pour garder vos choux

Plantez du thym parmi vos planches de choux pour décourager les nuisibles des choux, comme le papillon blanc du chou, les larves d'hylémyie et les piérides du chou.

793

Attirez les oiseaux

Les oiseaux sont merveilleux pour aider à éradiquer les nuisibles du jardin. Fournissez-leur de la nourriture et de l'eau pour les attirer. Un mélange de millet et de graines de tournesol noires attirera de nombreux oiseaux insectivores comme les roitelets, les rouges-gorges et les geais. Mettez-leur une vasque ou un récipient peu profond plein d'eau ; un abri avec entrée de la bonne taille pour l'espèce que vous voulez faire venir, attirera des résidents près de chez vous.

794

Attirez les insectes pollinisateurs

Les arbres fruitiers et les légumes comme les concombres et les pâtissons, ont besoin d'insectes pollinisateurs pour produire une récolte. On peut attirer ces insectes utiles dans son jardin en vaporisant de l'eau sucrée sur les feuilles.

55 g de sucre
25 cl d'eau
2,5 l d'eau

Faites bouillir le sucre dans une tasse d'eau jusqu'à dissolution, puis laissez refroidir à température ambiante. Versez dans un pulvérisateur de jardin, ajoutez le reste d'eau et vaporisez dans votre jardin.

795

Zinnias pour attirer les coccinelles

Les zinnias communs de jardin attirent les coccinelles qui se délectent des pucerons. Plantez généreusement des zinnias dans vos potagers pour protéger les brocolis, les choux-fleurs et les légumes verts à feuilles.

Dans le jardin, les coccinelles se régalent des pucerons

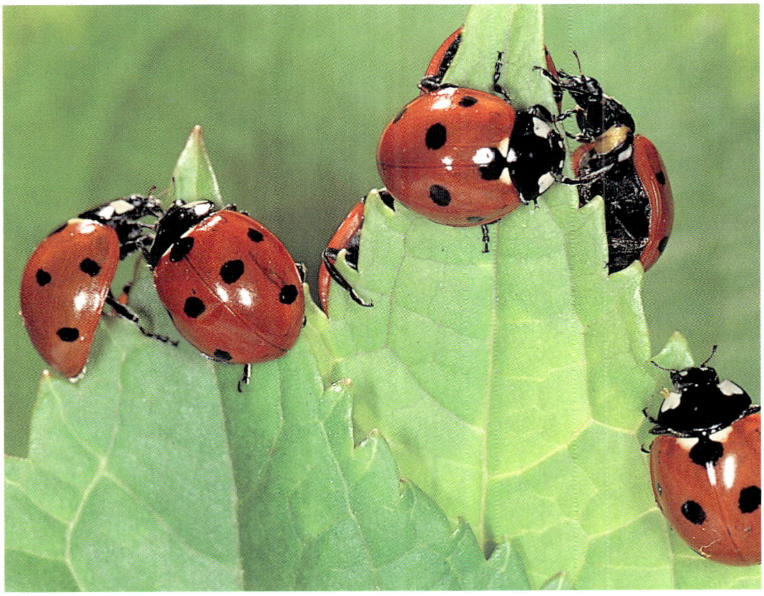

Pesticides non toxiques

Il est plus facile de prévenir les dommages provoqués par les insectes si vous surveillez votre jardin de près. Vérifiez au moins une fois par semaine que vos plantes ne sont pas la proie des nuisibles. On peut enlever les limaces, les escargots et autres gros nuisibles à la main et évacuer les pucerons avec une pulvérisation puissante d'eau au jet. Pour que les populations de nuisibles restent faibles, faites en sorte que vos planches soient propres, sans mauvaises herbes et autres saletés.

796

Pulvérisateurs de jardin

Les sprays insecticides naturels peuvent être efficaces pour empêcher la prolifération des nuisibles de jardins, mais ils peuvent aussi provoquer des dommages en brûlant les feuilles ou en attaquant les jeunes plantes. Pour plus de sûreté, commencez par tester quelques plantes (ou quelques feuilles, si vous traitez une grande plante) pour leur sensibilité, avant de vaporiser une planche entière. Vérifiez au bout de deux jours qu'il n'y a aucun dommage. Passez le spray insecticide le soir, en vaporisant minutieusement la plante, même au revers des feuilles.

797

Spray au savon

Ce spray tue une grande variété d'invertébrés, dont les tétranyques de l'épinette, les cochenilles des serres, les pucerons et les aleurodes des serres.

1 cuiller à soupe de liquide vaisselle naturel
2,5 l d'eau

Mélangez les ingrédients dans un pulvérisateur de jardin à pompe et secouez énergiquement. Vaporisez généreusement vos plantes chaque semaine et après une pluie, jusqu'à ce que les nuisibles soient sous contrôle.

798

Pas de vaporisation sous le soleil

Pour que les rayons du soleil n'endommagent pas les feuilles de vos plantes, utilisez vos savons et autres insecticides le soir, ou par temps couvert.

799

Spray simple à l'ail

L'ail repousse de nombreux insectes mangeurs de feuilles.

1 tête d'ail hachée
1,25 l d'eau chaude

Mélangez les ingrédients puis laissez mariner pendant quatre heures. Passez au travers d'un filtre à café, versez dans un pulvérisateur puis vaporisez sur les plantes affectées un jour sur deux, pendant quinze jours.

800

Spray à l'ail et au piment

Une vaporisation d'ail et de piment empêche les insectes de dévorer les plantes.

1 tête d'ail
8 piments forts
1,25 l d'eau
1/2 cuiller à café de liquide vaisselle naturel

Passez des gants de caoutchouc et hachez l'ail et le piment, puis mélangez-les avec l'eau dans un robot. Laissez macérer une nuit, passez dans un filtre à café et mettez dans un pulvérisateur de jardin à pompe. Ajoutez le liquide vaisselle et secouez bien. Vaporisez vos plantes généreusement une fois par semaine et après chaque averse jusqu'à ce que les nuisibles soient sous contrôle. Ce spray peut se garder au réfrigérateur jusqu'à un mois.

801

Spray anti-insectes

Un spray fait avec de la rue, de la matricaire et de la ciboulette aide à repousser les insectes qui dévorent les plantes du jardin.

40 g de matricaire fraîche, hachée
20 g de ciboulette fraîche, hachée
20 g de rue fraîche, hachée
1,25 l d'eau bouillante
1/2 cuiller à café de liquide vaisselle naturel

Versez l'eau bouillante sur les herbes, couvrez et laissez infuser jusqu'à refroidissement. Passez, puis versez dans un pulvérisateur de jardin à pompe. Ajoutez le liquide vaisselle, secouez bien puis vaporisez sur vos plantes.

802

Spray anti-piérides du chou

Une infusion de tanaisie vaporisée sur les choux-fleurs, les brocolis et autres choux, aide à repousser les piérides du chou.

80 g de feuilles fraîches de tanaisie, hachées
1,25 l d'eau bouillante
1/2 cuiller à café de liquide vaisselle naturel

Versez l'eau sur la tanaisie, couvrez et laissez macérer jusqu'à refroidissement. Passez au travers d'un filtre à café puis versez dans un pulvérisateur de jardin à pompe. Ajoutez le liquide vaisselle, secouez bien puis vaporisez sur vos plantes.

803

Spray anti-pucerons

Une infusion forte d'absinthe aide à repousser les pucerons des plantes.

80 g d'absinthe fraîche, hachée
1,25 l d'eau bouillante
1/2 cuiller à café de liquide vaisselle naturel

Versez l'eau bouillante sur l'absinthe, couvrez et laissez macérer jusqu'à refroidissement. Passez à travers un filtre à café, puis versez dans un pulvérisateur de jardin à pompe. Ajoutez le liquide vaisselle, secouez bien et vaporisez sur vos plantes.

804

Spray anti-insectes aux huiles essentielles

Les huiles essentielles de thym, de sauge et de lavande, aident à se débarrasser d'une grande variété de nuisibles au jardin.

3 gouttes d'huile essentielle de thym
3 gouttes d'huile essentielle de sauge
5 gouttes d'huile essentielle de lavande
1 cuiller à café de vodka ou d'alcool à 90°
2,50 l d'eau

Mélangez les huiles essentielles avec la vodka pour qu'elles se dispersent uniment dans l'eau, incorporez à l'eau dans un pulvérisateur de jardin à pompe, puis vaporisez minutieusement sur vos plantes.

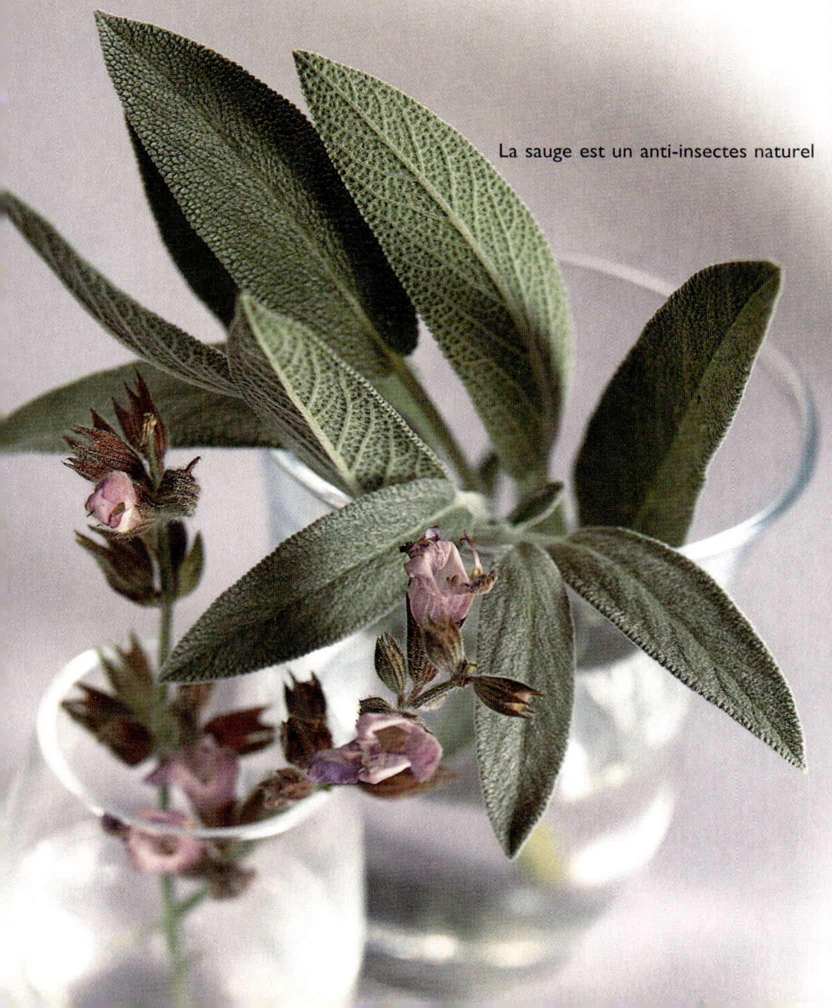

La sauge est un anti-insectes naturel

805

Spray au tabac

La nicotine est toxique pour de nombreux nuisibles, surtout les pucerons, les cicadelles du pommier, les thrips et les adèles, mais elle est également toxique pour les insectes utiles, il ne faut donc l'utiliser qu'en dernier recours.

15 g de feuilles de tabac sèches hachées
2,5 l d'eau chaude
1 cuiller à café de liquide vaisselle naturel

Faites tremper le tabac dans l'eau pendant une demi-heure, puis passez. Ajoutez le liquide vaisselle et secouez vivement. Avec un pulvérisateur de jardin à pompe, vaporisez les feuilles à fond avec cette préparation. Vous pourrez la conserver jusqu'à deux semaines dans un récipient hermétique dans un endroit frais.

806

Spray aux feuilles de tomates

Les feuilles de tomates sont riches en alcaloïdes, très nocifs pour les insectes. Une vaporisation aux feuilles de tomates peut aider à maîtriser les pucerons et les noctuelles de la tomate

80 g de feuilles de tomates hachées
1,25 l d'eau
1 cuiller à café de liquide vaisselle naturel

Faites tremper les feuilles de tomate dans l'eau pendant une nuit, puis passez au travers d'une mousseline, versez dans un pulvérisateur de jardin à pompe, puis ajoutez le liquide vaisselle. Secouez bien, puis vaporisez généreusement sur vos plantes.

807

Piment contre les fourmis

Un mélange de piment de Cayenne, d'ail et d'aneth repousse les fourmis des plantes.

65 g de piment de Cayenne en poudre
60 g d'ail en poudre
60 g d'aneth en poudre

Achetez ces ingrédients en poudre ou moulez des plantes sèches au moulin à café. Mélangez-les puis saupoudrez-les généreusement autour des plantes affectées sur une large marge.

808

Spray à la fécule de pomme de terre pour étouffer les nuisibles

Une vaporisation de fécule de pomme de terre n'est pas toxique, mais elle tue les nuisibles en les étouffant. Elle débarrasse des pucerons, des thrips, des aleurodes des serres et des tétranyques de l'épinette.

30 g de fécule de pomme de terre
1,25 l d'eau chaude
1 cuiller à café de liquide vaisselle naturel

Mélangez la fécule de pomme de terre avec l'eau jusqu'à ce qu'elle soit bien diluée. Versez dans un pulvérisateur de jardin à pompe, puis ajoutez le liquide vaisselle. Secouez bien et vaporisez généreusement sur vos plantes.

809

Vainquez l'hylémyie avec du papier

L'hylémyie dépose ses œufs autour de la base des différentes espèces de choux. Ces œufs donnent naissance à des asticots, qui creusent des tunnels dans les racines, ce qui tue la plante. Pour contrecarrer l'hylémyie, placez un carré de 15 cm de papier d'emballage autour de la base de chacune des jeunes plantes après y avoir découpé une fente suffisamment large pour y passer la tige de la plante avant de planter.

810

Éradiquez les pucerons

Parmi les nuisibles les plus communs des jardins on trouve les pucerons qui se multiplient rapidement et qui recouvrent les pousses tendres des rosiers, des légumes et des plantes pérennes. Ces insectes affaiblissent les plantes en leur suçant la sève. Ce spray va vous aider à les éradiquer.

1 cuiller à café de liquide vaisselle naturel
2 cuillers à café d'huile de cuisine légère
2,5 l d'eau

Mélangez bien le liquide vaisselle, l'huile et 25 cl d'eau. Versez cette préparation dans un pulvérisateur de jardin à pompe. Secouez bien, ajoutez le reste d'eau, puis secouez à nouveau. Une fois par semaine, vaporisez généreusement chaque plante infestée, puis après chaque averse jusqu'à ce que les pucerons aient disparu.

811

Barrière en coquille d'œufs contre les gastéropodes

Pour décourager les limaces et les escargots de grimper sur vos plantes, placez une barrière généreuse de coquilles d'œufs grossièrement broyées autour de la base de chaque plante.

812

Plus de gastéropodes

Les escargots et les limaces sortent la nuit : ils trouent les feuilles en en mangeant de grandes portions et dévorent les nouvelles pousses. Ramassez-les manuellement la nuit. Saupoudrez les limaces de sel, pour les déshydrater. Pendant la journée, elles se cachent dans des endroits frais et humides. Placez des pots de fleurs à l'envers, avec une partie légèrement surélevée afin que l'animal puisse se glisser dessous. Tous

Des coquilles d'œufs broyées repoussent limaces et escargots

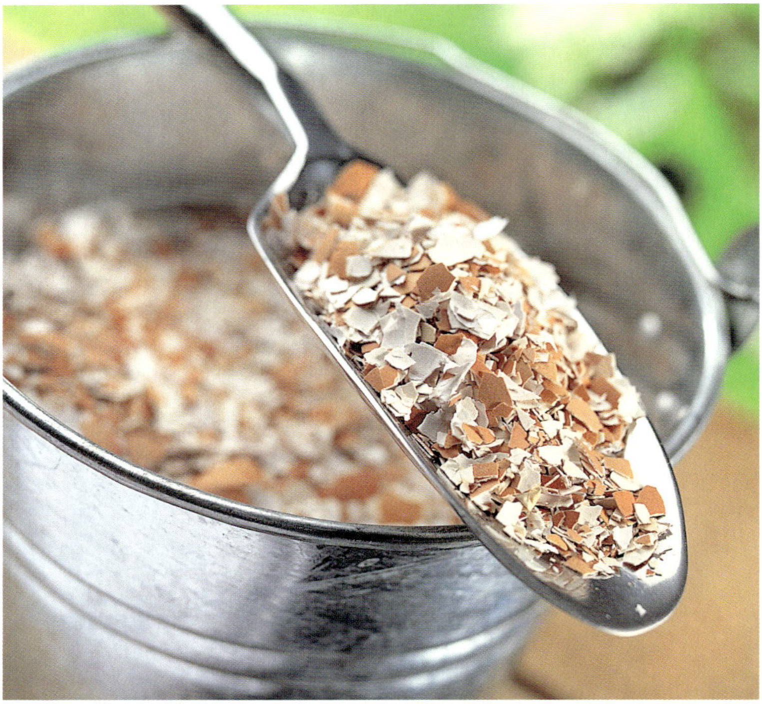

les matins débarrassez-vous des limaces et escargots que vous y trouvez.

813
Protégez vos plantes des gastéropodes

Pour empêcher les limaces et les escargots de dévorer vos plantes, placez un anneau de terre d'infusoires tout autour de votre jardin ou autour de la plante particulière que vous désirez protéger. La terre d'infusoires, ou diatomite, est une poudre qu'on peut acheter dans les jardineries ; elle est constituée de squelettes d'algues marines microscopiques dont la structure aussi coupante qu'une lame de rasoir coupe les gastéropodes et les déshydrate. Pour être efficace, la terre d'infusoires doit être appliquée à nouveau après chaque pluie.

814
Piégez les gastéropodes avec de la bière

Les escargots et les limaces sont attirés dans des pièges de bière éventée. Enterrez une poêle peu profonde de telle façon que le bord soit au niveau du sol puis remplissez-la à moitié avec de la bière. Placez ces poêles, là où vous avez vu des traces de limaces et d'escargots. Lorsqu'ils essaieront de boire la bière, ils tomberont dedans et se noieront.

815
Barrières en cuivre

On peut acheter des bandes de cuivre dans les jardineries pour faire une barrière efficace contre les limaces et les escargots. En général ces gastéropodes ne traversent pas le cuivre, car ils reçoivent un léger choc électrique quand leur corps visqueux touche ce métal. Pour protéger les planches de votre jardin enfoncez de 2,5 cm dans le sol une bande de cuivre de 10 cm de large et repliez le bord d'1,2 cm vers l'extérieur pour créer un rebord.

816
Enlevez les chenilles blanches des choux

Ces chenilles adorent toutes les espèces de choux, mais elles mangent aussi les feuilles de laitues, d'épinards, de tomates et de pois. Elles sont facilement décelables et l'on peut les retirer à la main. Un spray à l'ail (*voir n° 799*) peut aussi les faire fuir. Les cultures peuvent être traitées au *Bacasillus thuringiensis* (BT), bactérie naturelle qui tue les chenilles mais qui n'est pas nocive pour les mammifères, humains compris. Utilisez le BT seulement sur les plantes infestées par les chenilles nuisibles afin d'éviter de tuer les larves d'autres papillons.

817
Couvrez les plantes avec du tissu

Pour protéger vos plantes des nuisibles, couvrez-les de simples tissus, comme de la maille nylon ou de la mousseline, attachés à de simples bambous ou armatures en bois. Achetez dans les jardineries des couvertures spéciales, flottantes et légères, pour vos rangs ; vos plantes profiteront du soleil, tout en étant protégées des insectes.

818
Anti-insectes naturel

Les huiles de citronnelle, de lavande et d'eucalyptus repoussent les moustiques et autres insectes piqueurs, sans les effets secondaires des anti-insectes chimiques.

1,5 cuiller à café d'huile essentielle de citronnelle

1,5 cuiller à café d'huile essentielle de lavande

3/4 de cuiller à café d'huile essentielle d'eucalyptus

1 cuiller à café d'huile de jojoba

25 cl d'hamamélis distillé

Mélangez les huiles essentielles et l'huile de jojoba dans un vaporisateur en verre et secouez bien. Ajoutez l'hamamélis et secouez à nouveau. Vaporisez sur votre corps et vos vêtements en évitant les yeux et les muqueuses.

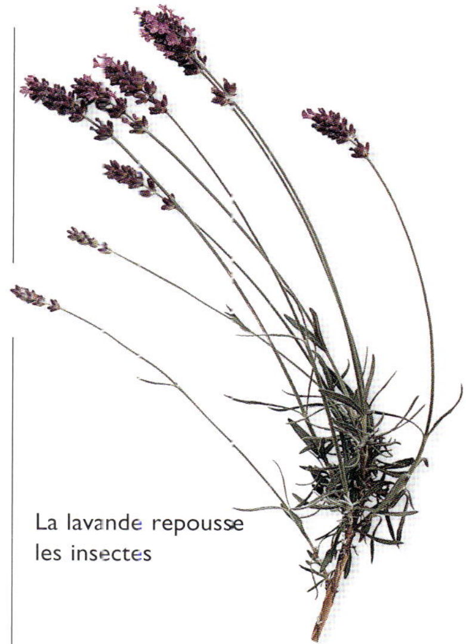

La lavande repousse les insectes

819
Éliminez les vers des moissons

Les vers des moissons sont rarement visibles dans la journée, mais la nuit, ces chenilles grasses, grises ou brunes, provoquent des dégâts considérables dans les potagers. Elles dévorent en effet les plants et les transplants et coupent les tiges des jeunes plants au niveau du sol. Protéger les plantes de ces vers est l'approche la plus efficace. Gardez les rouleaux de carton du papier toilette et du papier de cuisine ; coupez-les de façon qu'ils fassent 15 cm de haut et placez-les autour de la plante pour créer une barrière physique, en enfonçant le tube de 2,5 cm dans la terre.

820
Enrôlez les oiseaux contre les vers des moissons

Les oiseaux adorent les larves de vers des moissons, et, si vous les laissez faire, ils auront tôt fait d'éliminer un nombre important de ces nuisibles de votre jardin. Pour que les larves soient visibles, retournez votre terre plusieurs fois en quelques jours avant d'y effectuer vos plantations : vous découvrirez que les oiseaux feront des descentes sur votre jardin pour se régaler des vers des moissons.

821
Piégez les larves de taupins

Les larves de taupins s'enfouissent dans les racines de légumes comme les carottes et les pommes de terre ainsi que dans les bulbes des fleurs. Pour les attraper, coupez des morceaux de pommes de terre et enfilez-en un ou deux sur une tige de bambou, puis enterrez les morceaux près des racines de vos cultures en utilisant le bambou comme marqueur. Inspectez vos pièges après deux jours et débarrassez-vous des morceaux de pommes de terre infestés par les larves.

822
Éradiquez les nématodes

Ces nématodes (*Meloidogyne incognita*) sont des vers microscopiques qui habitent la terre et qui infestent les racines de nombreux légumes du potager, particulièrement les laitues, les tomates et les carottes. Les nématodes affaiblissent les plantes et en font faner ou jaunir les feuilles, et la plante donne alors des fleurs et des fruits rabougris. Si vous déterrez une plante, vous constaterez que sa racine est enflée et forme des nœuds. Pour traiter une infestation de nématodes, retirez la plante de la planche puis faites à la place une culture serrée de soucis à forte senteur. À l'automne, tournez les soucis dans la planche.

823
Éliminez les perce-oreilles grâce à l'huile et la mélasse

Les perce-oreilles sont de petits insectes bruns avec des pinces éloquentes qui dépassent de leur postérieur. Ils aiment se nourrir de plantes tendres comme les laitues et les fleurs. Cachés dans la journée, ils sortent la nuit pour manger. Pour faire un piège à perce-oreilles, remplissez une boîte de thon en conserve – sans l'avoir lavée au préalable – de 1,2 cm d'huile végétale et d'une demi-cuiller à café de mélasse. Placez plusieurs boîtes avec cette préparation dans votre jardin, près des plantes sensibles. Remplacez chaque semaine ou quand nécessaire.

824
Pièges en journal contre perce-oreilles

Les perce-oreilles cherchent les endroits obscurs et humides pendant la journée. Des journaux roulés et attachés avec un élastique et humidifiés avec un peu d'eau fournissent exactement l'endroit où ils aimeront se cacher. Placez quelques-uns de ces pièges en journal dans votre jardin, et le matin débarrassez-vous des nuisibles.

Pour éviter les maladies

Empêcher les maladies de se répandre dans son jardin est un bon moyen pour que celui-ci reste sain. Surveillez de près votre jardin et prenez des mesures dès les premiers signes de maladie. Pour éviter les problèmes, choisissez des variétés de plantes résistantes aux maladies chaque fois que c'est possible.

825
Arrosage correct

Pour empêcher les maladies cryptogamiques comme l'oïdium arrosez les plantes de votre jardin tôt le matin (c'est le meilleur moment pour arroser) afin que le feuillage soit complètement sec à la tombée de la nuit. Évitez de le faire au moment le plus chaud de la journée, car les plantes sont facilement brûlées lorsque les gouttes d'eau laissées sur les feuilles amplifient les rayons du soleil.

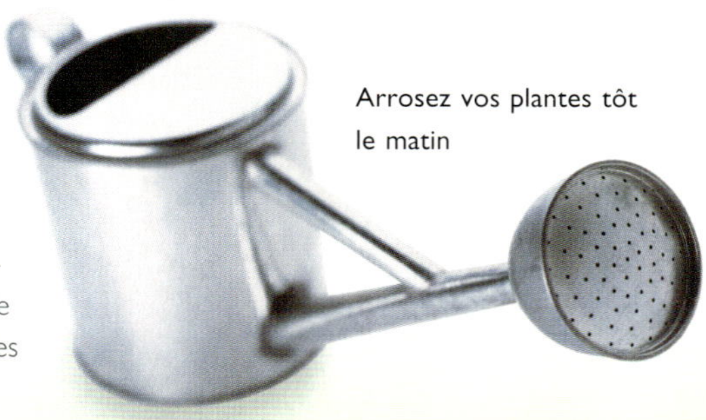

Arrosez vos plantes tôt le matin

826
Pour des plantes saines

Faites en sorte que votre terre soit saine et nourrie en lui ajoutant du compost et d'autres nutriments organiques tout au long de l'année. Apportez suffisamment d'eau aux plantes pour qu'elles restent robustes, en les nourrissant quand nécessaire avec des engrais organiques. Votre jardin doit rester propre ; ramassez régulièrement les feuilles mortes, les fruits et les baies tombés au sol.

827
Utilisez le soleil contre les nuisibles du sol

Si vous vous débattez avec des nuisibles du sol ou avec des ravageurs tenaces comme les nématodes, essayez de solariser votre terre. Ceci augmente suffisamment la température pour éradiquer les maladies et les nuisibles. La solarisation tuant également les insectes utiles et les organismes de la terre, il ne faut la pratiquer qu'en dernier ressort. Pour solariser le sol, enlevez toutes les plantes et mauvaises herbes, cultivez-le, ratissez-le et arrosez-le abondamment. Creusez une tranchée de 15 cm de profondeur autour de la planche et étendez une feuille de plastique de poids moyen sur la planche en appuyant dessus afin qu'elle touche le sol. Bordez le plastique dans la tranchée, puis remplissez-la de terre, et laissez le plastique en place pendant deux mois. Lorsque vous l'enlèverez, ajoutez du compost afin de restaurer les micro-organismes bienfaisants dans la terre.

828
Traitez l'oïdium

L'oïdium ressemble à une couche de poudre blanche ou grise sur les feuilles. Il se propage rapidement et provoque le racornissement des feuilles et déforme les nouvelles pousses. Ce fongus affecte de nombreux légumes et plantes à fleurs en automne. Lavez les feuilles toutes les semaines pour empêcher les spores de germer ou de se disséminer, puis pulvérisez la préparation suivante.

1 cuiller à café d'huile de table light
10 gouttes d'huile essentielle de tea tree
1 cuiller à café de bicarbonate de sodium
5 l d'eau

Mélangez les huiles et ajoutez-y le bicarbonate de sodium et l'eau. Secouez bien et vaporisez généreusement une fois par semaine sur les plantes affectées.

829
Empêchez la pourriture apicale

Les tomates, les poivrons, les concombres, les pâtissons et les melons peuvent souffrir de la pourriture apicale, maladie qui provoque une zone foncée et cave au bout du bouton, qui peut s'élargir et couvrir jusqu'à la moitié du fruit. Elle est souvent provoquée par une déficience en calcium ou par un arrosage irrégulier. Pour l'éviter, ajoutez du fumier composté ou de l'engrais de cendre d'os pour apporter du calcium lorsque vous préparez vos planches, avant d'y effectuer vos plantations. Assurez-vous que les plantes reçoivent environ 2,5 cm d'eau par semaine, que ce soit par la pluie ou par l'arrosage, et paillez pour que la terre reste humide.

830
Évitez la fonte des semis

La fonte des semis est provoquée par des champignons phytopathogènes véhiculés par la terre, qui font pourrir les tiges des plants qui s'écroulent au niveau du sol. Le champignon peut aussi pourrir les graines avant qu'elles germent. Pour empêcher ceci, évitez de planter vos graines trop profondément et maintenez la terre humide, mais pas détrempée. Assurez-vous que les plantes sont bien aérées si vous les plantez à l'intérieur. Faire les plantations dans un mélange stérile pour plantes élimine la possibilité de fongus dans la terre. Si vous réutilisez des récipients qui ont déjà servi pour faire pousser des plantes, nettoyez-les à fond pour détruire les fongus de la fonte des semis. Lavez-les à l'eau chaude savonneuse, rincez bien puis laissez-les sécher au soleil pendant un jour ou deux.

831
Empêchez les taches noires

La maladie des taches noires est une infection fongique commune qui affecte de nombreux rosiers. Elle prend la forme de taches noires, rondes, entourées d'anneaux jaunes, sur les feuilles ; elle peut affaiblir sérieusement les plantes. Pour la prévenir, évitez d'arroser vos rosiers par le dessus, et appliquez-leur du paillage frais à chaque printemps. Pour les traiter, enlevez et jetez les feuilles infectées et vaporisez la préparation suivante.

1 cuiller à soupe de bicarbonate de sodium
1 cuiller à soupe de liquide vaisselle naturel
5 l d'eau tiède

Mélangez les ingrédients dans un pulvérisateur de jardin à pompe, puis vaporisez une fois par semaine sur vos plantes.

832
Sels d'Epsom stimulants

Pour améliorer l'assimilation du calcium et éviter les maladies comme la pourriture apicale, ajoutez deux cuillers à soupe de sels d'Epsom (sulfate de magnésium) dans le trou dans lequel vous allez planter vos tomates, vos poivrons, vos concombres, vos pâtissons ou vos melons.

Pelouses & fleurs

Les techniques de jardinage biologique fonctionnent tout aussi bien pour les pelouses et les jardins d'agrément que pour les potagers. Il n'y a pas besoin de produits chimiques toxiques et d'engrais chimiques lorsqu'on suit les principes d'un jardinage sain.

833

Pour nourrir la pelouse

Tous les ans, à l'automne, nourrissez votre pelouse en étalant 6-12 mm de compost sur l'herbe ou utilisez de l'engrais organique spécial pelouses. Ne suralimentez cependant pas votre pelouse, car un excès d'engrais fait pousser le gazon trop rapidement, ce qui le rend plus enclin aux maladies.

834

Tonte de la pelouse

Tondez souvent votre pelouse et laissez l'herbe monter jusqu'à 5 cm de haut pour l'aider à développer des racines robustes. Pour réduire le besoin d'engrais, laissez les tontes de gazon sur la pelouse afin qu'elles fournissent des nutriments en se décomposant.

835

Arrosage de la pelouse

L'arrosage fréquent d'une pelouse fait que l'herbe développe un système racinaire peu profond. Il est préférable d'arroser à fond une fois par semaine, ou deux si c'est absolument nécessaire. Pour calculer combien vous avez donné d'eau à votre pelouse, placez un pot à bords droits près de l'arroseur. Lorsque 2,5 cm ont été collectés, il est temps de déplacer l'arroseur dans un autre endroit.

836

Contre l'urine animale

Si vous surprenez un chien ou un chat entrain d'uriner sur votre pelouse arrosez immédiatement l'endroit avec de l'eau pour éviter la brûlure de l'herbe et son brunissement.

837

Pas de mauvaises herbes

Les mauvaises herbes sont faciles à contenir sans herbicides chimiques si vous établissez un programme de prévention et d'éradication conséquent. Pour empêcher les mauvaises herbes de se développer ne leur laissez pas de zones de terre nue. Paillez fortement vos planches et étalez des graines d'herbe aux endroits dénudés de votre pelouse, dès leur apparition. Tondez souvent votre pelouse, mais ne la coupez pas trop court, laissez l'herbe faire 5-7 cm, pour qu'elle soit plus robuste et ne laisse ainsi pas la place aux mauvaises herbes. Une tonte fréquente tue également les mauvaises herbes en coupant leurs sommités fleuries qui répandent les graines.

838

Désherbez lors de sécheresses

Lorsque la terre est excessivement sèche, n'arrachez pas les mauvaises herbes, ce qui dérangerait la terre et provoquerait une perte supplémentaire d'humidité. Enlevez plutôt les mauvaises herbes de la surface avec une binette.

839

Mangez vos mauvaises herbes

Beaucoup de mauvaises herbes communes, comme le chénopode blanc, le pissenlit et le pourpier, apportent de la saveur à vos salades de printemps et sont excellentes pour la santé. Utilisez les feuilles tendres, pas les racines.

840

Soins aux tulipes et aux jonquilles

Coupez les tiges des tulipes et des jonquilles au ras du sol quand elles sont fanées, mais laissez les feuilles pendant au moins 8 semaines pour que le bulbe génère de l'énergie pour les fleurs du printemps suivant. Attachez les feuilles ensemble avec un élastique afin de faire propre.

841

Pour des bisannuelles toujours en fleurs

Les plantes bisannuelles, comme les digitales, les myosotis et la sauge sclarée, ne fleurissent que la seconde année de leur cycle de vie, puis elles meurent. Ce sont d'excellents auto-ensemenseurs, et une nouvelle récolte apparaîtra à chaque printemps. Pour créer un feu d'artifice annuel de fleurs, plantez vos bisannuelles deux ans d'affilée, et chaque année, laissez quelques fleurs monter en graine. Secouez les fleurs sèches au-dessus de l'endroit sur lequel vous voulez que poussent de nouvelles plantes avant d'enlever les pieds morts.

842

Stimulez la floraison

Pour que vos annuelles fleurissent un maximum de temps, enlevez régulièrement les fleurs fanées afin que la plante ne fasse pas de graines et pour stimuler une nouvelle floraison. Pour favoriser la croissance de plantes touffues et buissonneuses, pincez le bout des nouvelles pousses avec vos doigts.

843

Régénérez les vivaces

La plupart des vivaces doivent être divisées tous les deux ou trois ans, pour élaguer les sections faibles ou mortes et régénérer la plante. Le meilleur moment pour le faire est pendant une journée fraîche de printemps ou d'automne, période la moins traumatisante pour la plante. Déracinez la plante, avec autant de racine que possible. Divisez-la avec une pelle aiguisée en coupant au milieu de la masse racinaire ; divisez encore jusqu'à obtenir une plante de la taille que vous voulez. Jetez les parties malades ou endommagées, puis replantez immédiatement les sections coupées.

844

Des roses toujours fleuries

Enlevez régulièrement les fleurs fanées, avant qu'elles produisent une cosse à graines : cela encourage le rosier à produire plus de fleurs au lieu de mettre son énergie dans la fabrication de graines. Pour stimuler une meilleure floraison, enlevez les fleurs en coupant la tige de biais, juste au-dessus de la 3e série de feuilles.

845

Stimulez les roses et ravivez leur couleur

Le magnésium contenu dans les sels d'Epsom aide les rosiers à absorber les nutriments plus facilement, ce qui stimule la floraison et donne de plus belles couleurs. Saupoudrez une cuiller à café par 30 cm de hauteur de plante et binez le sol au printemps. Répétez l'opération après que les roses ont fleuri.

Soins aux plantes d'intérieur

Les plantes d'intérieur proviennent de divers coins du monde. Certaines s'acclimatent facilement en intérieur, mais les autres ont besoin de soins particuliers pour s'adapter à des conditions moins qu'optimales, comme chaleur excessive, luminosité médiocre et manque d'humidité.

846

Arrosage

Les besoins en eau de vos plantes d'intérieur dépendent de leur espèce, et ils varient selon l'environnement de votre maison, surtout de sa température, de son hygrométrie et sa luminosité. En règle générale, arrosez vos plantes quand leur terre sèche, plutôt que selon un planning. Trempez bien, puis laissez la terre sécher avant de tremper à nouveau.

847

Utilisez de l'eau tiède

Arrosez toujours vos plantes d'intérieur avec de l'eau tiède, car l'eau froide peut les commotionner et endommager leurs racines.

Plante d'intérieur de type herbe

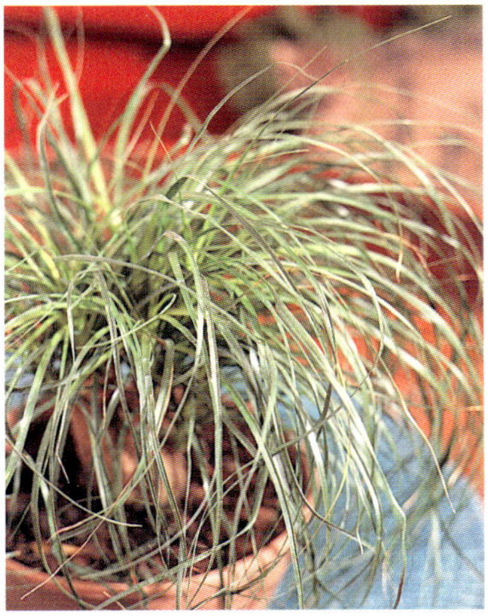

848

Vaporisez-les pour leur santé

La plupart des foyers sont très secs, à cause de l'air conditionné et du chauffage. Si le bout des feuilles de vos plantes d'intérieur tourne au brun, ceci indique que la plante a besoin de plus d'humidité. Pour que vos plantes d'intérieur restent saines, vaporisez-les d'eau au moins deux fois par semaine.

849

Spray nutritif

L'infusion de consoude apporte des minéraux bienfaisants et aide à la croissance.

50 cl d'eau bouillante

2 cuillers à soupe de feuilles de consoude séchées

Versez l'eau sur la consoude, laissez refroidir à température ambiante, puis passez. Vaporisez généreusement sur vos plantes une fois par semaine. L'infusion de consoude tache, il faut donc éviter le contact avec le tissu. Vous pouvez garder les restes au réfrigérateur jusqu'à une semaine.

850

Eau sucrée pour fleurs coupées

Les fleurs coupées dureront plus longtemps si vous les nourrissez avec de l'eau sucrée tiède. Dissolvez une cuiller à café de sucre dans 50 cl d'eau. Changez l'eau du vase tous les deux jours.

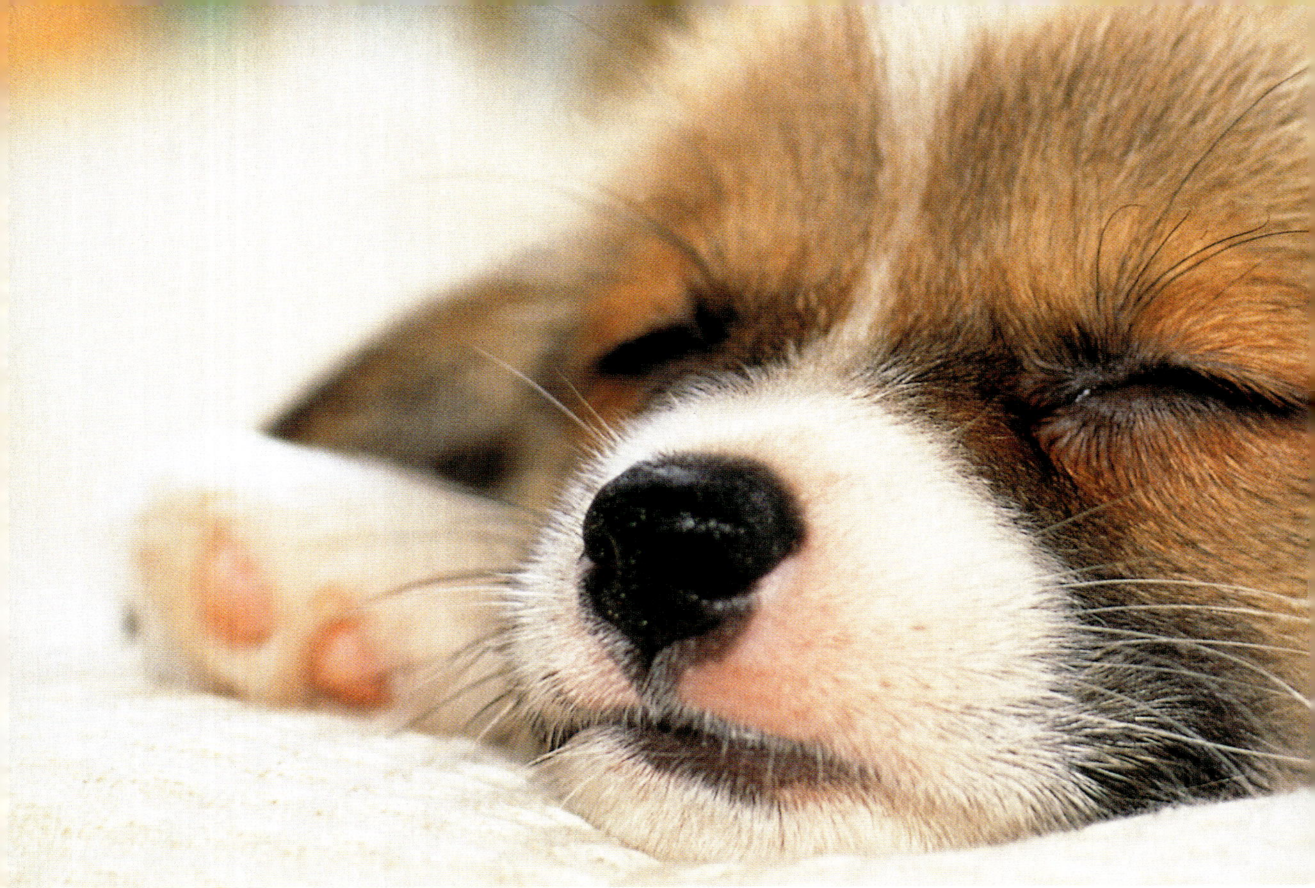

SOINS NATURELS AUX

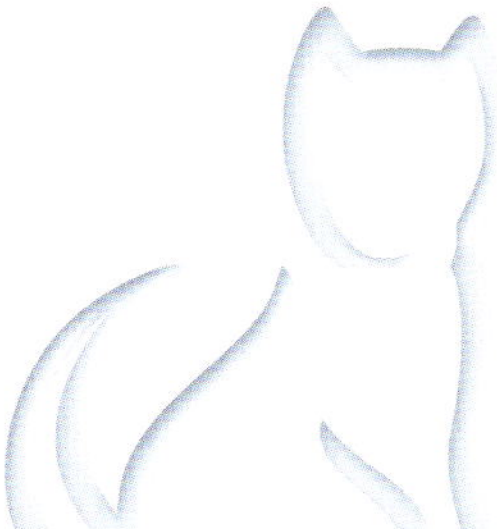

Pour nombre d'entre nous, nos animaux sont des membres à part entière de la famille. Ils nous tiennent compagnie, nous apportent de la joie et leur amour inconditionnel, mais, en retour, nous devons leur apporter une alimentation équilibrée, un foyer sûr et confortable, la possibilité de jouer et de se dépenser, et des soins vétérinaires réguliers. De plus, les chiens et les chats savent d'instinct rendre leur vie quotidienne agréable en s'amusant et en se détendant, ce qui peut nous enseigner beaucoup.

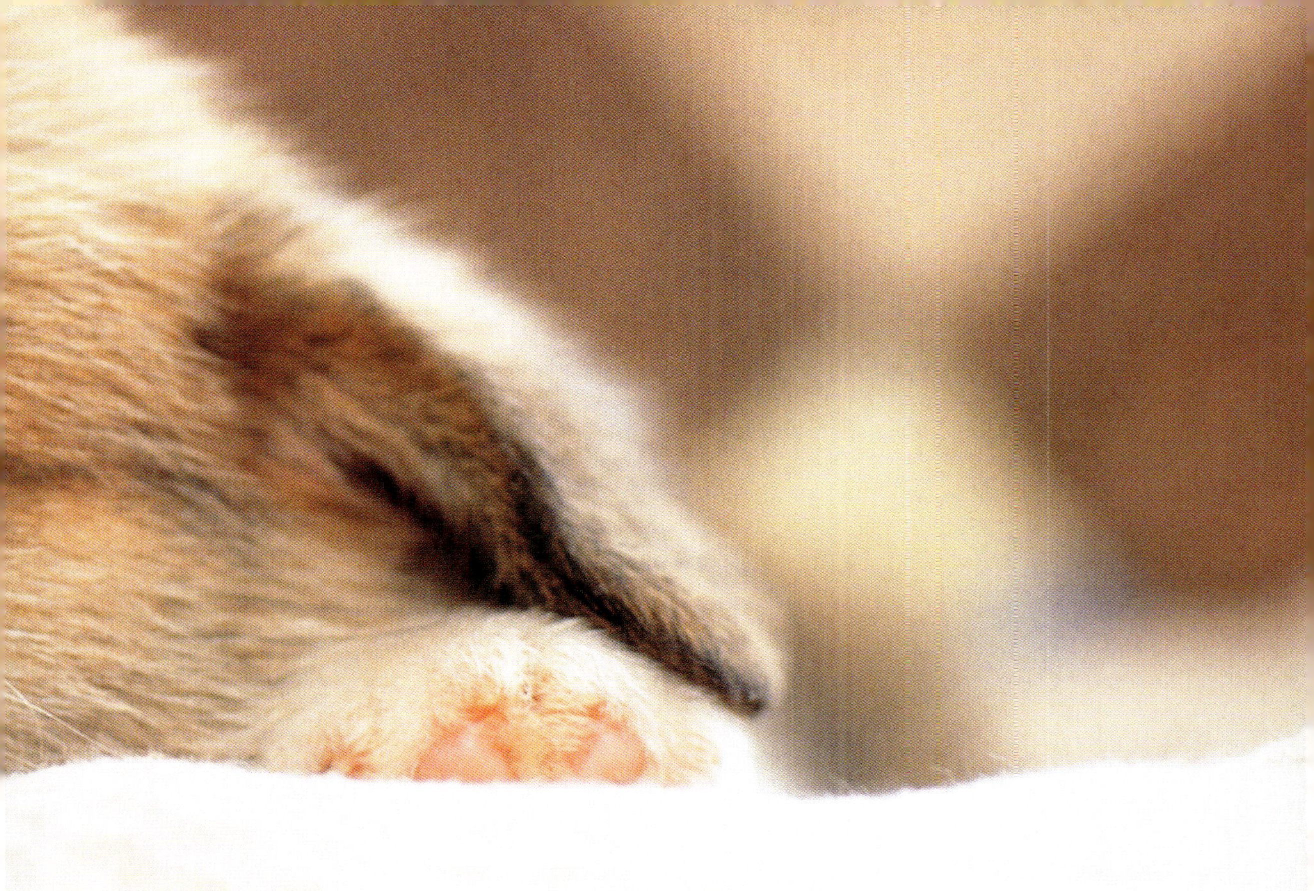

ANIMAUX DE COMPAGNIE

Les remèdes naturels sont généralement un moyen facile et sans danger de traiter les nombreux problèmes mineurs de santé que votre animal peut rencontrer. Les plantes, les vitamines, l'aromathérapie, l'homéopathie et l'hydrothérapie sont tout aussi efficaces pour votre animal qu'elles le sont pour les humains, et elles sont beaucoup plus sûres que de nombreux médicaments pharmaceutiques. Cependant, tous les remèdes appropriés pour les humains ne sont pas adéquats pour les animaux : il convient donc en cas de doute, de demander conseil à un vétérinaire ou un herboriste.

Dans la première partie de ce chapitre, vous trouverez des propositions afin que votre chien ou votre chat ait un style de vie sain. Dans la seconde partie, *Soins à l'animal malade*, vous trouverez des remèdes pour traiter des problèmes courants de santé, qui affectent les chats et les chiens.

Beaucoup des remèdes cités fournissent des indications spécifiques pour traiter les chiens et les chats. Vérifiez toutefois auprès de votre vétérinaire au cas où les symptômes ne disparaîtraient pas en 48 heures, comme par exemple des vomissements ou une diarrhée prolongée.

Un foyer sain pour votre chien

Les chiens ont besoin d'un endroit bien à eux, et la plupart d'entre eux ont des préférences bien précises en ce qui concerne cet endroit. Certains aiment qu'il soit à l'extérieur, tandis que d'autres le préfèrent à l'intérieur ; certains apprécient une couche moelleuse ; d'autres choisissent de dormir sur le sol froid de la cuisine ou dans l'herbe. Si vous prêtez attention aux goûts de votre chien, la vie sera plus facile pour vous deux. Quel que soit l'endroit où votre animal est le plus à son aise, assurez-vous qu'il est sain et sans danger.

851

Une couche confortable

La plupart des chiens aiment dormir sur une litière moelleuse et confortable. Choisissez une couche matelassée pour chiens, recouverste d'une housse ou d'un drap lavable en coton ou en flanelle. Évitez les paniers d'osier : de nombreux chiens ne peuvent s'empêcher de les mâchonner, et les échardes peuvent être dangereuses s'ils les avalent. Lavez régulièrement la couche avec un détergent doux, naturel et non parfumé, puis rincez-la bien pour éviter toute irritation cutanée.

852

Quand il fait chaud

Quand il fait chaud, assurez-vous que votre chien a un abri couvert, comme une véranda ou une niche, qui le protège contre le soleil. De plus, veillez à ce qu'il ait toujours beaucoup d'eau fraîche et propre à sa disposition, aussi bien à l'extérieur qu'à l'intérieur.

853

Attention aux substances toxiques

Veillez à ce que l'environnement de votre chien soit sans danger, en vérifiant qu'il n'y a pas de substances toxiques (produits chimiques ménagers et de jardinage, insecticides, peintures et solvants) dans la maison, le garage et le jardin. Évitez d'utiliser des engrais chimiques et des pesticides toxiques sur votre pelouse ou dans votre jardin. Choisissez plutôt l'une des nombreuses alternatives naturelles, non chimiques, que l'on trouve dans la plupart des centres de jardinage. Faites particulièrement attention à bien nettoyer les flaques d'antigel renversé, car les chiens ne manqueront pas de les laper s'ils les trouvent. ***Attention*** : L'antigel est toxique et il endommage gravement les reins ; si vous soupçonnez que votre chien en a bu, consultez immédiatement un vétérinaire.

854

Pas de distributeur

Les distributeurs automatiques sont pratiques pour les maîtres, mais ils ont des inconvénients considérables pour la santé de l'animal : tout d'abord, les bactéries peuvent contaminer rapidement les aliments (souvent en quelques heures) ; ensuite, les mouches, les cafards et autre vermine, peuvent les infester. Enfin, beaucoup de chiens vont se goinfrer et devenir obèses. Il est donc préférable, si c'est possible, de nourrir votre animal avec une ration d'aliments frais une ou deux fois par jour.

Alimentation saine pour le chien

La santé d'un chien est en rapport direct avec ce qu'il mange, et il ne tient qu'à vous de lui fournir la nutrition optimale. Les signes d'une alimentation déficiente comprennent un pelage terne, une peau sèche ou qui démange, des gaz, peu d'énergie, une odeur corporelle désagréable, la diarrhée, des vomissements et des problèmes comportementaux. Un changement pour un régime sain apporte généralement des résultats positifs en l'espace de quelques semaines.

855

Nourrir votre chien

De nombreuses marques d'aliments pour chiens sont de médiocre qualité et elles n'assureront pas une santé optimale à votre animal. Les meilleurs aliments sont à base de viande de qualité supérieure. N'employez pas d'aliments à base de soja, qui n'est pas approprié au système digestif canin. Évitez les marques qui contiennent des conservateurs, des additifs chimiques, des saveurs et des colorants artificiels. La plupart des chiens préfèrent les pâtées en boîtes, mais celles-ci sont très grasses. Les croquettes fournissent plus de protéines concentrées et elles les aident à garder des dents propres et saines. La meilleure solution consiste donc à mélanger les pâtées en boîte et les croquettes à proportions égales, et de leur donner en supplément des aliments bons pour la santé comme les légumes, les œufs et le fromage.

856

Des friandises saines

Donnez à votre chien différentes friandises, comme de la viande maigre, des os d'articulations crus, du fromage, du fromage frais, des légumes, des fruits frais et secs, des biscuits complets pour chiens et du yaourt.

857

Ajoutez des produits crus à son alimentation

Un régime à base de croquettes ou de pâtées en boîte, quelle qu'en soit la qualité, n'est pas suffisant pour assurer une santé optimale à votre animal. Les chiens ont en effet besoin chaque jour d'aliments crus afin de leur fournir les nutriments et les enzymes absents des aliments industriels. Parmi les produits nutritifs crus que les chiens adorent on trouve les carottes, les pommes, la laitue et les brocolis. Râpez-les ou coupez-les et incorporez-en deux cuillers à soupe par 4,5 kg de masse corporelle, à la ration de votre chien. Commencez par de petites quantités pour que son appareil digestif s'y habitue en douceur, car une trop grande quantité d'aliments crus pourrait lui déclencher une diarrhée.

858

Ajoutez un peu de viande crue

L'ajout d'un peu de viande crue au régime du chien permet de se rapprocher de l'alimentation naturelle de ses ancêtres. La plupart des chiens aiment manger un peu de bœuf cru ou d'abats une ou deux fois par semaine. Choisissez de la viande biologique pour éviter les hormones et autres substances chimiques. Commencez par de petites quantités pour éviter des problèmes digestifs et pour donner à son système le temps de s'adapter. Donnez-lui environ 60 g de viande crue par 4,5 kg de masse corporelle à chaque repas.

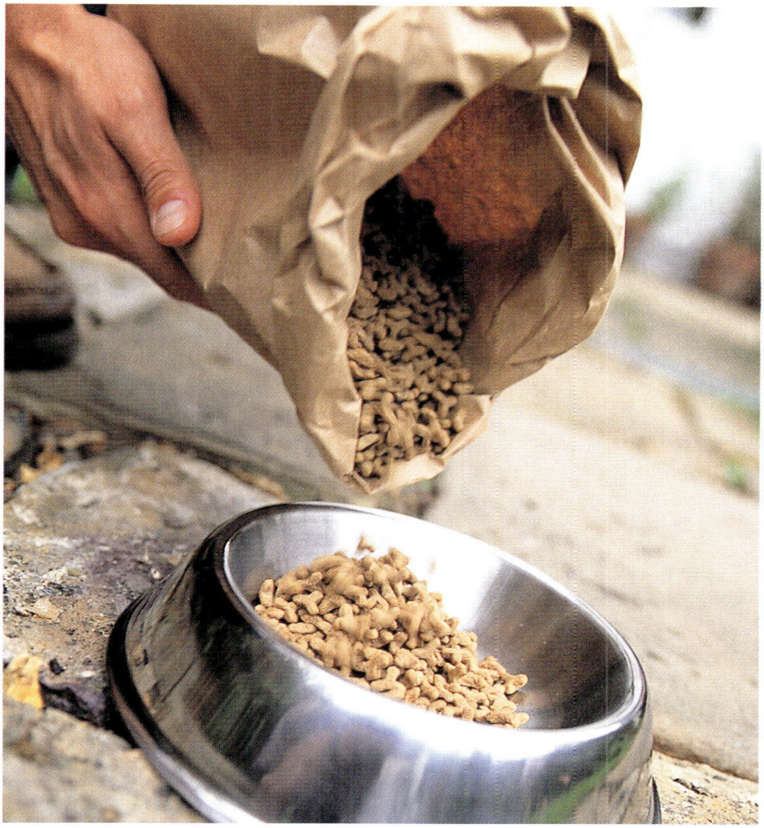

Utilisez uniquement des gamelles en inox ou en céramique

859

Nourrissez-le à heure fixe

Votre chien sera en meilleure santé si vous le nourrissez à heure fixe : deux fois par jour, le matin et en début de soirée. Servez-lui ses repas à température ambiante, plutôt que sortant directement du réfrigérateur : ils seront plus attrayants et plus faciles à digérer. Pour les aliments et l'eau, il vaut mieux des gamelles en acier inoxydable ou en céramique ; évitez le plastique, car des molécules toxiques de plastique peuvent s'infiltrer dans les aliments et l'eau.

860

Des œufs crus pour un poil brillant

Les œufs crus sont riches en protéines et en minéraux qui donnent une fourrure épaisse et saine. Ajoutez un jaune d'œuf cru à la ration quotidienne de votre chien si vous le désirez, mais ne lui donnez pas de blancs plus d'une fois par semaine car ils pourraient entraîner un déséquilibre en protéines.

861

De l'ail pour l'immuniser

Les chiens tirent profit de l'ail frais mangé quotidiennement, parce qu'il combat les bactéries, les virus et les parasites nocifs et qu'il renforce les systèmes cardio-vasculaire et immunitaire. Certaines personnes ont également constaté que l'ail aidait à combattre les puces. Ajoutez un quart de gousse finement hachée par 4,5 kg de masse corporelle dans l'alimentation quotidienne de votre chien.

862

Du yaourt pour une bonne digestion

Ajouter un peu de yaourt nature à l'alimentation quotidienne de votre chien aidera son appareil digestif à fonctionner de manière optimale. Le yaourt naturel contient des bactéries bienfaisantes, comme le *Lactobacillus acidophilus*, qui maintiennent un environnement sain dans l'appareil intestinal. Choisissez des yaourts contenant des micro-organismes vivants et ajoutez-en une cuiller à soupe par 4,5 kg de masse corporelle à sa ration quotidienne.

863

Des fibres pour une bonne digestion

Ajoutez une petite quantité de fibres, sous forme de son de blé, dans la gamelle quotidienne de votre animal pour que son appareil digestif fonctionne de manière optimale. Le son agit comme un balai naturel, en nettoyant l'intestin et en empêchant la constipation. Ajoutez un quart de cuiller à café de son par 4,5 kg de masse corporelle à sa ration quotidienne.

864

Des petits plats pour votre chien

Si vous préparez des repas pour votre chien, basez-les sur des céréales complètes cuites, comme les flocons d'avoine, le riz complet, le millet ou le boulgour. Utilisez environ 130 g de céréales pour un chien de 4,5 kg. Ajoutez-y les ingrédients suivants : 75 g de protéines sous forme de poulet cuit, de dinde ou de bœuf ; deux cuillers à soupe de légumes crus râpés ; une demi-cuiller à café d'huile d'olive vierge extra ; un quart de gousse d'ail crue ; une cuiller à soupe de yaourt et un supplément de vitamines et de minéraux en poudre. Ajustez les proportions de ces ingrédients au poids de votre chien, à son métabolisme et à son degré d'activité.

865

Biscuits à l'ail

Les chiens aiment le goût de l'ail et ces biscuits délicieux sont en plus nutritifs.

260 g de farine de blé complète
115 g de farine de maïs meulée à la pierre
100 g de grains de sésame
3 œufs
6 cl de lait
12,5 cl de bouillon de poulet
2 cuillers à soupe d'huile d'olive
2 gousses d'ail hachées
(Pour la recette, voir ci-dessous à droite)

866

Le plaisir d'un os cru

Un os cru bien juteux est un plaisir pour la plupart des chiens, mais n'achetez que de grands os, avec une articulation ronde, que votre chien pourra grignoter en toute

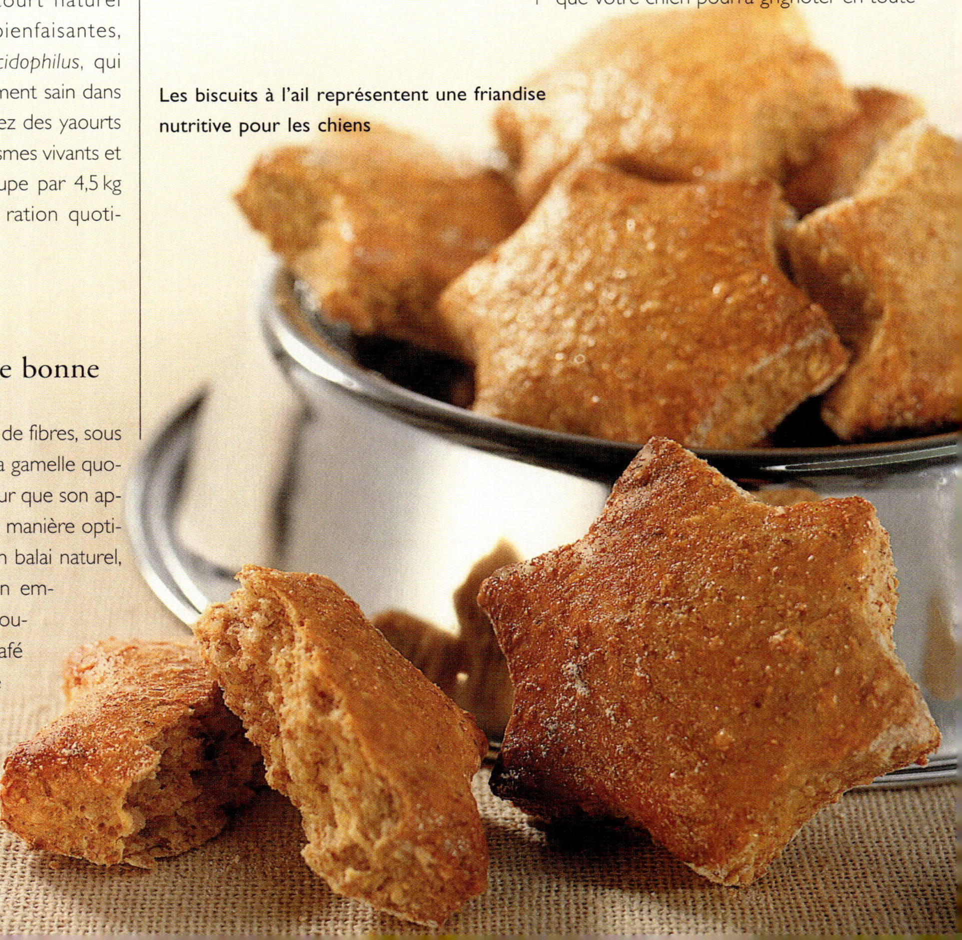

Les biscuits à l'ail représentent une friandise nutritive pour les chiens

sécurité et tout son saoul. Les os plus petits peuvent être dangereux car le chien risque de les avaler. Ne lui donnez jamais d'os cuits non plus : ils peuvent se fendre en éclats susceptibles de lui percer la gorge ou les intestins.

867
Suppléments nutritionnels

Pour une santé optimale, donnez à votre chien un supplément nutritionnel fait d'un mélange d'aliments complets concentrés. La levure de bière est une bonne source de vitamines du groupe B et les germes de blé sont riches en vitamine E. L'orge en herbe est une excellente source de chlorophylle, qui aide le processus de détoxication, et le varech est riche en fer et autres minéraux.

120 g de levure de bière
30 g de germes de blé crus
2 cuillers à soupe de jus d'orge en herbe en poudre
2 cuillers à soupe de varech séché en poudre

Mélangez les ingrédients et ajoutez-en une demi-cuiller à café par 4,5 kg de masse corporelle de votre chien à sa ration journalière.

868
Autres friandises pour le chien

Les chiens adorent les friandises ; bien choisies elles peuvent compléter sainement son alimentation quotidienne. Beaucoup de friandises industrielles sont chargées de graisses nocives, de sucres et de substances chimiques, et les chiens aiment tout autant les biscuits durs, des petits morceaux de viande, et même des fruits et des légumes. Donnez-leur ces petites friandises en faible quantité pour éviter de déranger leur appareil digestif ; en aucun cas elles ne doivent remplacer des repas réguliers et équilibrés.

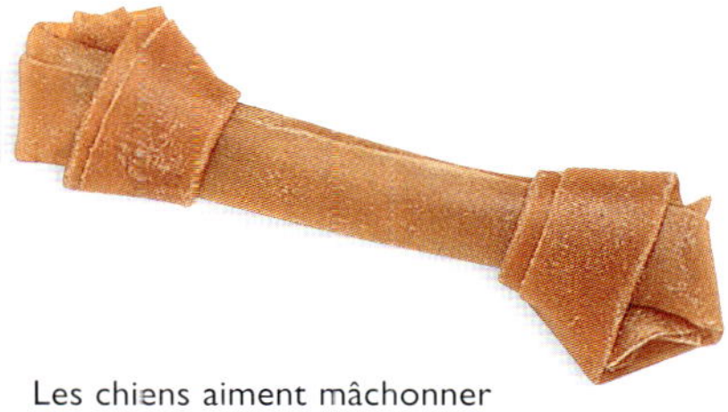

Les chiens aiment mâchonner des jouets durs.

869
Donnez beaucoup d'eau à votre chien

Assurez-vous que votre chien a tout le temps suffisamment d'eau fraîche à sa disposition pour éviter la déshydratation. Laissez-lui un bol plein à l'intérieur comme à l'extérieur tout au long de la journée, et pas seulement à l'heure des repas.

POUR FAIRE DES BISCUITS À L'AIL POUR VOTRE CHIEN

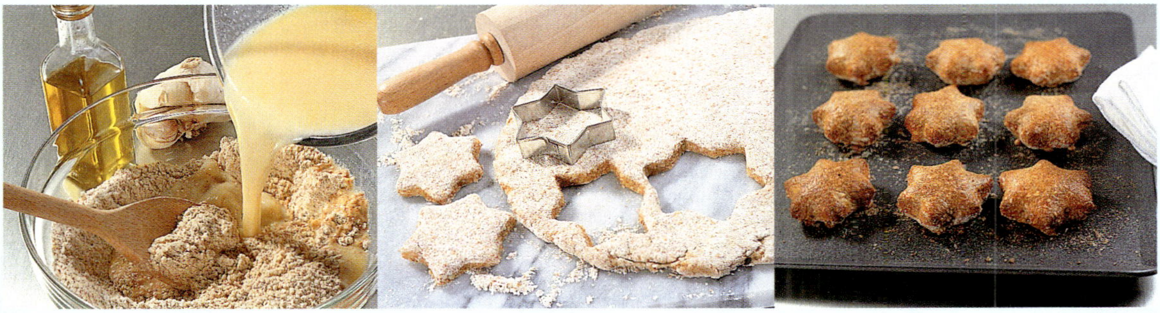

1 Mélangez la farine de blé et de maïs et les graines de sésame dans un saladier. Battez 2 œufs avec le lait et ajoutez le bouillon de poulet, l'huile d'olive et l'ail. Versez les ingrédients liquides dans les produits secs et pétrissez jusqu'à obtention d'une pâte ferme. Laissez reposer 15 mn.

2 Placez la pâte sur une surface légèrement farinée. Abaissez-la au rouleau jusqu'à ce qu'elle fasse 6 mm d'épaisseur et coupez-la de la forme de votre choix. Battez les œufs restants et étalez-les au pinceau sur le biscuit.

3 Placez les biscuits sur une feuille de papier sulfurisé légèrement huilé et faites-les cuire 25-35 mn, ou jusqu'à ce qu'ils soient dorés. Enlevez-les de sur la feuille et laissez-les refroidir.

Importance de l'exercice

L'exercice quotidien empêche l'obésité, renforce le système cardio-vasculaire, favorise une bonne digestion et garantit des muscles et des os robustes. Une promenade quotidienne vous donne l'opportunité de faire de l'exercice avec votre chien et de partager sa compagnie.

870

Conseils pour l'exercice

La plupart des chiens aiment faire des promenades. Soyez conscient de leur besoin en eau et ne les laissez pas trop s'échauffer. Recherchez les indices de surmenage : halètements lourds, fatigue et démarche empotée sont les signes que le chien a besoin de ralentir et de se reposer. Si l'exercice est plus énergique, si vous le faites courir à côté de vous par exemple, demandez d'abord à votre vétérinaire de s'assurer qu'il peut le faire ; certaines races souffrent de problèmes qui empirent avec un exercice stressant.

871

Pour éviter les blessures

Après vous être promené ou avoir couru avec votre chien, vérifiez qu'il n'a pas de gravillons ou de morceaux de verre incrustés sous les pattes, dans ses coussinets, ni d'éventuelles blessures. Si vous en trouvez, lavez-les à l'eau tiède savonneuse et rincez-les avec un antiseptique végétal fait avec une quantité égale d'eau et d'extrait d'échinacée. Appliquez ensuite du gel de *Calendula* (souci) pour accélérer la cicatrisation.

873

Protégez-lui les oreilles

Lorsque vous baignez votre chien, placez-lui délicatement une boule de coton dans les oreilles pour empêcher l'eau d'y entrer. En effet, de l'eau dans une oreille n'est pas seulement inconfortable, cela peut entraîner des infections.

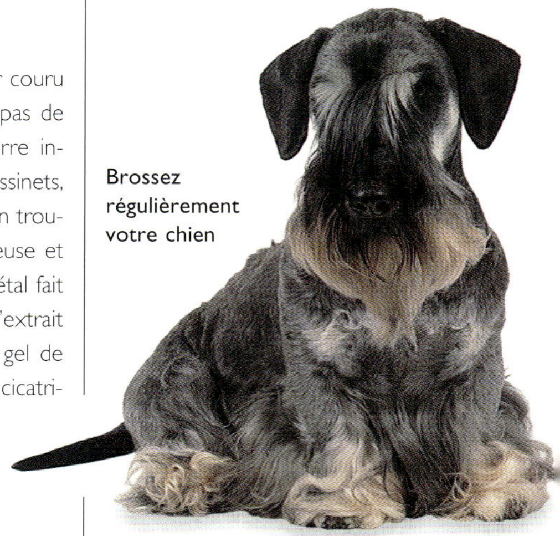

Brossez régulièrement votre chien

Toilettage de votre chien

Selon la longueur et l'épaisseur de leur pelage, selon qu'ils sont d'intérieur ou d'extérieur, les chiens ont différents besoins en matière de toilettage. Un certain nombre de tâches de toilettage comme le bain, le brossage, le nettoyage des oreilles et des yeux sont faciles à accomplir chez soi, et elles permettront à votre chien de rester en bonne santé et d'avoir fière allure.

872

Bain pour le chien

Beaucoup de chiens se rebellent quand il s'agit de prendre un bain, même ceux qui aiment jouer dans l'eau. La fréquence des bains dépend du degré de salissure, et de l'odeur que le chien dégage. Baignez-le au maximum une fois par semaine, car des bains plus fréquents dépouilleraient son pelage de ses huiles protectrices et provoqueraient une sécheresse et une irritation cutanées. Avant de lui faire prendre un bain, brossez-lui minutieusement le poil pour le démêler. Pour qu'il soit moins traumatisé, utilisez de l'eau tiède et un shampooing doux dilué dans de l'eau. Agissez avec douceur et complimentez-le pendant que vous lui donnez son bain. Pour éviter les refroidissements et le stress, essuyez-le bien en le frottant énergiquement avec une serviette ou avec un sèche-cheveux sur « tiède ».

874

Brossage du chien

Les chiens à poil long doivent être brossés quotidiennement pour éviter que leurs poils s'emmêlent et forment des nœuds, mais tous les chiens tirent profit d'un brossage fréquent. Le brossage permet en effet de lui nettoyer et de lui traiter la peau et le pelage et de le débarrasser des poils morts. Choisissez vos instruments d'après la quantité et le type de poils de l'animal. Un pelage épais demande un peigne à grosses dents et les poils fins nécessitent un peigne à dents serrées. Pour éviter de l'égratigner, vérifiez que les dents du peigne sont arrondies. Peignez le pelage minutieusement pour enlever les nœuds et les poils morts, puis terminez en le brossant afin de redistribuer les huiles partout sur son pelage.

875

Pour enlever goudron, peinture et autres substances

Les substances collantes comme le goudron, la peinture, la colle et la gomme, sont difficiles à retirer des poils d'un chien. N'utilisez pas de solvants comme la térébenthine, qui pourraient lui brûler la peau et qui sont toxiques s'ils sont ingérés. Frottez de la vaseline sur le goudron pour le dissoudre ; la glace fera durcir la gomme et elle sera ainsi plus facile à retirer. En général, les substances les plus poisseuses devront être enlevées en coupant les poils aux ciseaux.

876

Nettoyage des oreilles

Le nettoyage des oreilles de votre chien devrait faire partie de son toilettage régulier. Une fois par mois lavez-lui l'oreille externe ainsi que les plis externes de l'oreille interne avec un coton-tige trempé dans de l'huile végétale pure. Enlevez délicatement le cérumen en faisant bien attention à ne pas le repousser dans le canal. La plupart des chiens finiront par accepter cette opération si vous êtes patient, doux et persévérant. Certains chiens, particulièrement ceux aux oreilles pendantes, ont beaucoup de poils dans les oreilles. Demandez au toiletteur de le leur couper afin de prévenir les infections.

877

Enlevez les traces de larmes

Certains chiens sont sujets, sur les poils de la face, aux traces noires de larmes dans les coins internes des yeux. Enlevez-les avec une préparation d'eau oxygénée.

1 cuiller à café d'eau oxygénée
3 cuillers à soupe d'eau

Mélangez l'eau oxygénée et l'eau. Trempez un coton-tige dans la préparation et tamponnez-le doucement sur les poils tachés jusqu'à ce qu'ils retrouvent leur couleur d'origine. ***Attention*** : faites particulièrement attention à ce que cette préparation n'entre pas dans les yeux de votre chien.

878

Pour lui couper les griffes

Si votre chien se promène régulièrement dehors sur des surfaces dures, ses griffes n'auront probablement besoin d'être coupées que rarement. Mais les chiens qui passent le plus clair de leur temps à l'intérieur ou qui ne courent que sur la pelouse du jardin ont besoin que leurs griffes soient régulièrement coupées pour éviter les blessures : des griffes longues peuvent s'accrocher dans les tapis ou gêner la marche du chien. Pour vous faciliter la tâche, achetez une paire de coupe-ongles dans une animalerie. Faites bien attention à couper les griffes à l'endroit où elles se recourbent vers le bas, juste sous la zone rose, afin d'éviter de sectionner les vaisseaux sanguins. La plupart des chiens se dérobent quand on veut leur couper les griffes, et vous obtiendrez de meilleurs résultats si vous habituez votre animal dès son plus jeune âge à rester calme lors de l'opération. Si vous trouvez que c'est trop difficile, faites-le faire par le toiletteur.

879

Nettoyage des dents du chien

Si votre chien a les dents propres, il n'aura pas mauvaise haleine et sa santé sera protégée. Tout comme les humains, les chiens peuvent souffrir de caries et de maladies parodontales ; certains se laissent nettoyer les dents, surtout s'ils y ont été habitués dès leur plus jeune âge. Frottez doucement les dents de votre animal avec un chiffon propre ou une brosse à dents pour chiens et de l'eau, au moins une fois par semaine. S'il ne se laisse pas faire, demandez au vétérinaire de s'en occuper.

880

Dentifrice au bicarbonate de sodium

Pour blanchir et nettoyer les dents de votre chien, faites une pâte avec du bicarbonate de sodium et de l'eau et utilisez-en une petite quantité comme dentifrice. Le bicarbonate polit les dents et neutralise la mauvaise haleine. Évitez le dentifrice, car les chiens n'en aiment pas le goût.

881

Le biscuit quotidien

Pour que les dents et les gencives de votre chien restent robustes et saines donnez-lui quotidiennement des biscuits durs pour chiens : leur surface rugueuse racle la plaque dentaire et contribue à garder des dents aiguisées.

Biscuits pour chiens

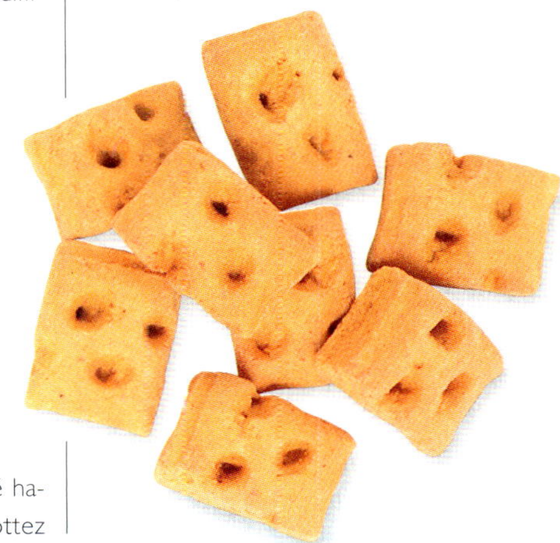

Un foyer sain pour votre chat

Les chats sont curieux et indépendants par nature, ce qui fait leur charme. La plupart ont des idées bien arrêtées, et ils préfèrent choisir eux-mêmes l'endroit où ils vont dormir, ce qu'ils veulent manger et quand, et s'ils ont envie ou non de voir du monde. Quel que soit le degré d'indépendance de votre chat, c'est malgré tout à vous qu'il revient de lui donner un foyer sûr et sain.

882
Acclimatation au nouveau foyer

Pour aider votre chat ou chaton à s'adapter à son nouveau foyer, rendez l'endroit aussi rassurant que possible en laissant de la lumière et une musique apaisante dans la pièce où il dormira. Laissez-le s'acclimater à son environnement à son propre rythme. Il se cachera peut-être ou mangera très peu pendant son adaptation, mais en général il deviendra un membre actif de la famille en quelques jours. Enlevez les objets fragiles et mettez les fils électriques hors de sa portée jusqu'à ce qu'il soit bien dressé.

883
Une couche douillette pour votre chat

Bien qu'il ne fasse aucun doute que votre chat choisira lui-même ses coins favoris pour se pelotonner et dormir, il appréciera néanmoins une couche à lui. Les chats adorent les endroits moelleux, chauds et confortables. Un coussin lavable et un drap de coton douillet sont un bon choix. Lavez-les tous les quinze jours avec un détergent doux et naturel (magasins de produits naturels) et rincez-les bien pour éviter les irritations cutanées.

884
Un griffoir

Il est normal et nécessaire pour un chat de se faire les griffes sur des objets, afin de se renforcer les muscles et d'aiguiser ou de se couper les griffes. Pour protéger vos meubles – et éviter une tension inutile entre vous deux – procurez-lui un griffoir. Les meilleurs sont les poteaux hauts, droits et rugueux. Pour encourager votre chat à l'utiliser, saupoudrez-le d'herbe-aux-chats.

885
Protégez-le des produits toxiques

Suivez les conseils donnés pour les chiens (*voir n° 853*), mais en plus, si vous avez à la maison ou dans votre cour, des plantes vénéneuses, comme les philodendrons, les dieffenbachias et les lis blancs, susceptibles d'empoisonner votre chat, il est préférable de les enlever ou de les mettre hors de sa portée.

Alimentation saine pour le chat

La santé de votre chat dépend de ce qu'il mange, et c'est à vous de le nourrir correctement. Les signes d'un régime déficient comprennent un pelage terne, une peau sèche ou qui démange, des gaz, une faible énergie, une odeur corporelle désagréable, la diarrhée, des vomissements et des problèmes comportementaux. Une alimentation saine apportera généralement des résultats positifs en quelques semaines.

886
Comment nourrir votre chat

Il est de notoriété publique que les chats sont difficiles en matière d'alimentation. Pour que votre chat reste heureux et en bonne santé donnez-lui une alimentation variée avec des produits nutritifs et des « friandises ». Ajoutez une cuiller à soupe de croquettes à ses boîtes d'aliments de qualité supérieure et complétez-les avec des restes de votre table et des produits complets. Évitez les marques qui contiennent des sous-produits carnés, des additifs chimiques, des conservateurs, des saveurs et des colorants artificiels.

887
Des restes savoureux

La plupart des chats aiment manger les restes. Une cuiller à café ou deux de restes appropriés (*voir n° 888*) apportera une variété intéressante ainsi qu'un complément savoureux et bénéfique à ses repas. Les aliments protéinés comme le poisson, la viande, les œufs et le fromage sont recommandés, ainsi que les légumes à la vapeur comme le maïs, les ignames et les brocolis.

888
Friandises saines pour chats

Donnez à votre chat différentes friandises comme des ignames ou du potiron cuits, du fromage, du maïs cuit, du foie de poulet cuit, des vertèbres de volaille crues, des sardines, des œufs mollets, des comprimés de levure de bière, des légumes cuits à la vapeur et du yaourt.

889
Les os sont dangereux

Ne donnez jamais à votre chat des os de volaille cuits qui peuvent éclater en morceaux et lui endommager l'intestin. Les vertèbres du cou sont l'exception, car elles s'effritent.

890
Des repas réguliers

Votre chat sera en meilleure santé si vous le nourrissez deux fois par jour, le matin et le soir. Évitez les distributeurs automatiques si possible (*voir n° 854*). Laissez-lui sa nourriture 30 mn, puis retirez-la. Servez-la à température ambiante, pas directement du réfrigérateur. Des gamelles lourdes, en céramique ou en inox, sont ce qu'il y a de mieux pour les aliments et l'eau ; évitez le plastique qui peut laisser échapper des molécules toxiques dans la nourriture et la boisson.

891
Des aliments crus

Les chats ont besoin de manger tous les jours un certain nombre d'aliments frais crus qui leur apportent les nutriments et les enzymes ne figurant pas dans les boîtes industrielles. Parmi les aliments que les chats adorent on trouve le bœuf, le poisson, la volaille, les jaunes d'œuf, les carottes et les courgettes. Commencez par une demi-cuiller à café d'aliments crus, mélangée avec le contenu de sa boîte pour l'habituer à un régime nouveau et plus sain. On peut aussi lui donner un supplément (*voir n° 867*) ; mélangez-en une demi-cuiller à café par 4,5 kg de masse corporelle, à sa ration quotidienne.

892
Des œufs crus pour un poil brillant

Les œufs crus sont riches en protéines et en minéraux qui donnent un pelage épais et sain. Vous pouvez ajouter plusieurs fois par semaine un jaune d'œuf cru à la ration de votre chat. Ne lui donnez toutefois pas de blancs, qui pourraient entraîner un déséquilibre en protéines et provoquer une déficience nutritionnelle.

893
Des fibres pour une bonne digestion

Ajouter une petite quantité de fibres, sous forme de son, à son alimentation quotidienne, permettra à son appareil digestif de fonctionner de manière optimale. Le son joue en effet le rôle d'un balai naturel dans l'intestin et prévient la constipation. Ajoutez une demi-cuiller à café de son à sa ration quotidienne.

894
Cuisiner de petits plats pour son chat

Si vous voulez préparer vous-même les repas de votre chat, basez-les sur les protéines, comme le bœuf haché, le poulet cru, les jaunes d'œuf crus et la volaille ou le bœuf cuits. Elles doivent représenter environ 60 % du repas, les 40 % restants doivent comprendre, à parts égales, des céréales cuites et des légumes. Les céréales adéquates comprennent le riz complet, le millet, l'avoine et le maïs ; les légumes sains comprennent les brocolis cuits à la vapeur, les légumes verts, les carottes, les patates douces et le potiron. Supplémentez les repas de votre chat avec des vitamines et des minéraux naturels en poudre pour chats, pour vous assurer que votre animal a tous les nutriments dont il a besoin pour sa santé.

895
De la levure de bière pour son plaisir

Offrez à votre chat quelques comprimés de levure de bière, comme si c'étaient des bonbons, en dehors des repas. La levure de bière est riche en vitamines du groupe B et la plupart des chats en adorent le goût.

Sardines

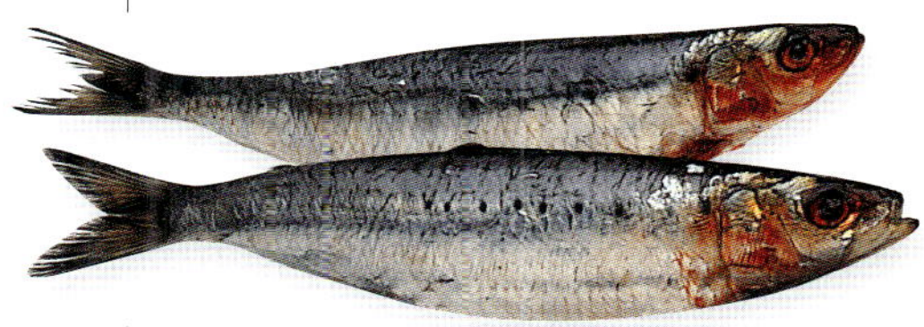

896
Friandises spéciales

Les chats adorent les extra. Distribuez-les avec modération, pour récompenser un bon comportement. Les aliments industriels pour chats sont riches en sucres, en sel et en saveurs artificielles, auxquels de nombreux félins deviennent « accros ». Sevrez-en votre chat pour un régime plus naturel en y ajoutant de petites quantités de friandises, dont les sardines, le foie de poulet cuit et les petits pots pour bébés.

Importance du jeu

Les chats ont besoin de jouer pour leur bien-être physique et mental. Le jeu quotidien leur permet de dépenser leur énergie, qui pourrait être destructive. De plus, le jeu est une activité physique saine.

897

Jouets pour chats

Les chats sont de nature espiègle et ils essaieront de vous impliquer dans leur jeu en se frottant sur vos jambes ou en vous tendant une embuscade lorsque vous entrez dans une pièce. Des jouets comme les souris à l'herbe à chat ou les balles attachées à une ficelle les amuseront et ils vous éviteront d'être blessé par un coup de griffe ou de dent malencontreux.

898

Prévention des blessures

Une ficelle ou un fil peuvent être avalés et étouffer, ou provoquer une occlusion intestinale, parfois létale. Il vaut donc mieux utiliser une écharpe ou un ruban large pour le jeu. Évitez d'acheter des jouets qui peuvent finir en lambeaux, ou en morceaux si leurs parties sont collées. Les jouets sans danger et bon marché comprennent les sachets en papier, les balles de ping-pong et les tubes en carton situés à l'intérieur des rouleaux de papier toilette.

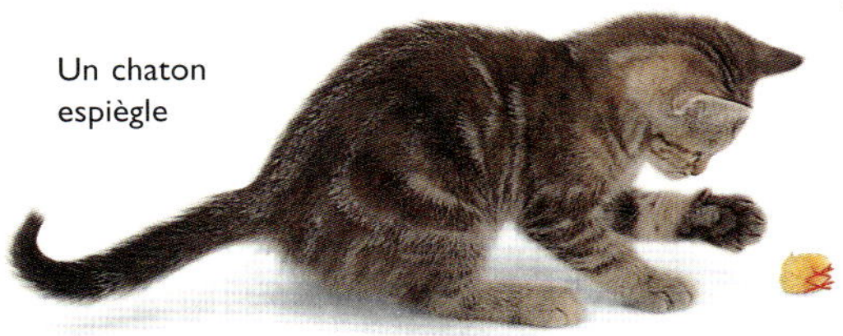

Un chaton espiègle

Le toilettage de votre chat

Les chats passent beaucoup de temps à se toiletter, mais ils tirent également profit d'un toilettage régulier de la part de leur maître. Leurs besoins sont différents selon la longueur et l'épaisseur de leur pelage. De nombreuses tâches de toilettage, comme le brossage, le nettoyage des oreilles et des yeux sont faciles à faire à la maison et elles permettront à votre chat de rester en bonne santé et d'avoir fière allure.

899

Pour lui donner un bain

En général les chats détestent les bains, et la plupart d'entre eux n'en auront que rarement, ou même jamais besoin. Cependant, il faudra baigner votre animal s'il s'est trop sali ou s'il est infesté par les parasites. Pour rendre le bain moins traumatisant, utilisez de l'eau tiède et un shampooing doux dilué dans de l'eau tiède. Agissez avec douceur, complimentez-le et encouragez-le. Ne l'éclaboussez pas, ne lui mettez pas la tête sous l'eau, ni de l'eau dans les yeux. Pour prévenir les refroidissements et le stress, séchez-le minutieusement en le tamponnant avec une serviette et laissez-le dans une pièce chaude jusqu'à ce qu'il soit complètement sec, puis brossez-le pour redistribuer ses huiles naturelles protectrices.

900

Pour éviter les nœuds

Brossez toujours minutieusement votre chat avant de lui donner un bain afin que les poils emmêlés ne forment pas de nœuds qui seront difficiles à enlever.

901

Brossage et peignage

Les chats à poils longs doivent être brossés au moins une fois par semaine pour éviter les poils emmêlés et les nœuds, mais le brossage est bénéfique à tous les chats. Le toilettage aide à nettoyer et à traiter la peau et le pelage du chat tout en le débarrassant des poils morts. Choisissez vos instruments de toilettage en fonction de la quantité et du type de poils de votre chat. Pour un poil épais, il faut un peigne à dents larges ; un poil fin nécessite un peigne avec des dents plus serrées ; les chats à poils courts, quant à eux, ont besoin d'une brosse. Pour éviter d'égratigner la peau de votre animal, les dents du peigne doivent être arrondies. Enlevez les nœuds en passant les doigts dans les poils ; si ce n'est pas possible, coupez-les avec soin, ou amenez votre chat chez un toiletteur.

902

Pour rincer le shampooing

Un rinçage à l'eau tiède et au vinaigre de cidre enlève toute trace de shampooing du pelage du chat et il aide à équilibrer l'acidité naturelle de sa peau. Mélangez une cuiller à soupe de vinaigre de cidre à 50 cl d'eau tiède que vous verserez sur son pelage. Rincez-le bien à l'eau tiède.

903

Pour un pelage brillant

Un rinçage au romarin et à la lavande rend brillant le pelage du chat et lui donne une odeur agréable. Versez 25 cl d'eau bouillante sur une cuiller à café de romarin et une de lavande (séchés) ; couvrez et laissez infuser. Passez et diluez avec la même quantité d'eau tiède.

904

Pour enlever goudron, peinture et autres substances

Des substances collantes comme le goudron, la peinture, la colle et la gomme sont difficiles à enlever du pelage d'un chat. N'utilisez pas sur votre chat de solvants comme la térébenthine qui pourraient lui brûler la peau et qui sont toxiques s'ils sont ingérés. Frottez de la vaseline sur du goudron pour le faire dissoudre ; un glaçon fera durcir la gomme et la rendra plus facile à enlever. En général, les substances les plus poisseuses devront être enlevées en coupant les poils.

905

Nettoyage des oreilles du chat

Une fois par semaine, vérifiez que les oreilles de votre chat ne sont pas envahies par le cérumen ou la saleté. Si nécessaire, nettoyez l'ouverture de l'oreille externe et les plis externes de l'oreille interne avec un coton-tige trempé dans de l'huile végétale. Enlevez délicatement l'excès de cérumen, en faisant bien attention à ne pas le pousser dans le canal. La plupart des chats apprennent à tolérer cette opération si vous êtes patient, doux et persévérant.

906

Nettoyage des yeux du chat

Certains chats, particulièrement les Persans, sont susceptibles d'avoir des canaux lacrymaux étroits, ce qui provoque la formation de larmes, lesquelles laissent des traînées brunes sur le pelage au coin des yeux. Ces larmes doivent être essuyées au moins deux fois par jour avec un tissu doux. Votre vétérinaire peut vous prescrire des gouttes pour remédier à ce problème, mais vous pouvez préparer ces gouttes salines vous-même.

1/8 de cuiller à café de sel marin
12,5 cl d'eau bouillante

Faites une préparation saline douce en faisant dissoudre le sel marin dans l'eau bouillante. Laissez refroidir, puis mettez au réfrigérateur pendant une semaine dans un bocal en verre fermé. Avant utilisation, réchauffez la préparation jusqu'à ce qu'elle soit tiede en plaçant le bocal au bain-marie. Mettez quelques gouttes dans le coin interne de chaque œil de votre chat deux fois par jour.

907

Pour enlevez les traces brunes

Les traces foncées laissées par les larmes peuvent être enlevées avec de l'eau oxygénée. Mélangez une cuiller à café d'eau oxygénée avec trois cuillers à soupe d'eau. Trempez un coton-tige dans cette préparation puis tamponnez-le doucement sur les poils tachés, en faisant bien attention à ce que la préparation n'entre pas dans les yeux de l'animal.

908

Pour des dents fortes et saines

Pour que votre chat garde des dents et des gencives robustes et saines, donnez-lui quotidiennement une petite quantité d'aliments secs, ainsi qu'un cou de poulet cru à grignoter une ou deux fois par semaine.

Recherchez régulièrement le cérumen dans les oreilles de votre chat

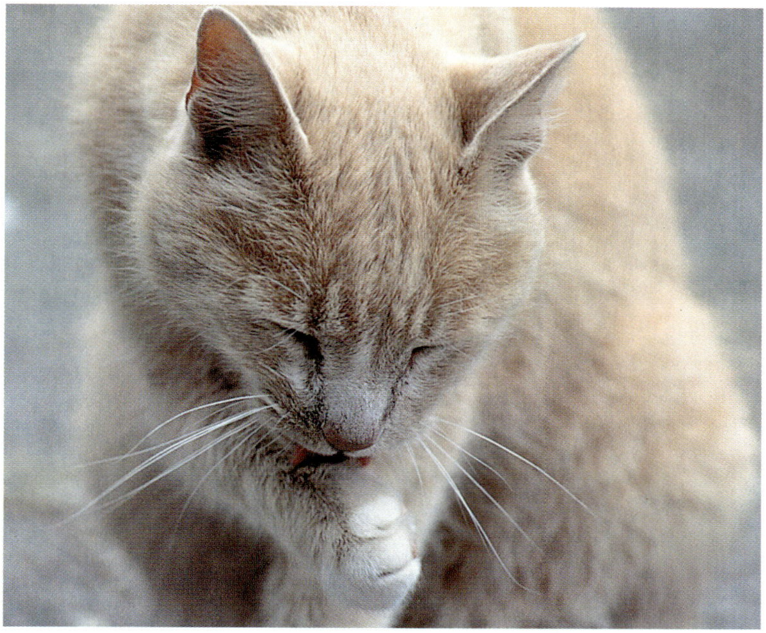

909
Pour nettoyer les dents du chat
Si vous faites en sorte que votre chat ait les dents propres, il n'aura pas mauvaise haleine et sera protégé des maladies parodontales. La préparation suivante est utile.

1/2 cuiller à café de sel marin
1/2 cuiller à café de bicarbonate de sodium
12,5 cl d'eau tiède

Faites la préparation en mélangeant ces ingrédients et humidifiez un chiffon propre avec. Si votre chat se laisse faire, essuyez-lui les dents et les gencives avec le chiffon une fois par semaine. S'il résiste, demandez à votre vétérinaire de lui vérifier et de lui nettoyer les dents.

910
Pour enlever les poils tombés
À la saison de la mue, la plupart des chats régurgitent de temps en temps des pelotes de poils qu'ils avalent en se toilettant ; or ces pelotes peuvent provoquer des problèmes si elles s'enclavent dans l'intestin. Les symptômes de l'occlusion intestinale comprennent une constipation ou une diarrhée, des vomissements de boules de poils plus d'une fois par semaine, ou des hauts le cœur et essais infructueux pour s'en débarrasser. Pour prévenir les pelotes de poils et les constipations qui en résultent, toilettez votre chat tous les jours. Un brossage quotidien, surtout au printemps et à l'automne, quand la plupart des chats muent, empêche au félin d'avaler de grandes quantités de poils quand il se toilette.

Soins à l'animal malade

Que votre chat ou votre chien ait une blessure mineure ou une maladie grave, vous pouvez beaucoup accélérer sa guérison en lui assurant l'environnement adéquat pour une guérison optimale : du repos, de la chaleur, une alimentation saine et des soins pleins d'amour. Cependant, si vous êtes inquiet, consultez votre vétérinaire.

911
Une couche douillette
Lorsque votre animal est malade, un endroit chaud et moelleux est indispensable pour qu'il se repose afin de se remettre. Faites-lui une couche douillette avec des serviettes ou des draps que l'on peut laver tous les deux jours. Choisissez une pièce calme, tiède et bien aérée et placez sa couche à l'abri des courants d'air. Quand il fait froid, ou si votre animal semble avoir froid, réchauffez sa couche avec une bouillotte placée sous un drap ou une serviette. Surveillez votre animal de temps en temps pour vérifier que sa couche n'est toutefois pas trop chaude.

Un endroit douillet

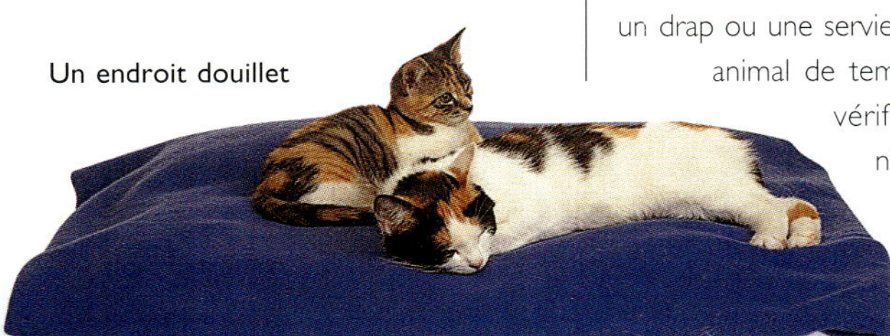

912
Environnement pour guérir
Un animal malade a besoin de paix et de calme. Dites-lui des paroles apaisantes, et prodiguez-lui des soins attentifs, tout en lui accordant le repos et le calme dont il a besoin pour se remettre. Lorsque vous quittez la maison, laissez la radio allumée pour lui tenir compagnie. Les chats malades sont sujets à la dépression et ils ont besoin d'encore plus d'attention. Occupez-vous de votre chat le plus possible, caressez-le doucement et toilettez-le.

913
Du repos
Lorsqu'il se remet d'une maladie ou d'une blessure, votre animal a besoin de se reposer le plus possible. Laissez-le enfermé jusqu'à ce qu'il soit complètement guéri, avec toutefois des sorties fréquentes dans le jardin pour qu'il puisse se soulager.

914
Aliments nutritifs
Pendant une maladie, votre animal perdra peut-être son appétit. Des aliments nutritifs sont pourtant indispensables pour qu'il recouvre sa force et sa vitalité. Essayez de le nourrir plusieurs fois par jour avec de petites quantités d'aliments faciles à digérer. Pour les chiens, préférez du poulet ou de l'agneau bouilli, du riz blanc, des pommes de terre et des œufs mollets ; du rosbif, un petit pot pour bébés à la viande, et du fromage blanc, peuvent constituer une friandise, s'il ne souffre pas de problèmes digestifs. Pour les chats, choisissez du poulet bouilli et des œufs brouillés, et en tant que friandises qui l'encourageront à manger, donnez-leur des petits pots pour bébés à la viande et du saumon en boîte.

915

Dissimulez les comprimés

Arriver à faire avaler une pilule à son animal n'est pas chose facile. Pour les chiens, on peut essayer de dissimuler le comprimé dans une petite quantité de son aliment favori, comme le fromage blanc, ou l'écraser et le mélanger à son repas habituel, mais le goût étant déplaisant le chien risque de refuser de manger. Pour les chats, experts pour avaler toute la gamelle, sauf la pilule qui y était cachée, mélangez le comprimé écrasé dans une petite quantité d'un aliment fortement aromatique qu'ils adorent, comme les sardines.

916

Pour faire descendre la pilule

Si votre animal est trop faible pour manger, il faudra trouver un moyen pour que la pilule lui descende dans la gorge. Le mieux est de demander à votre vétérinaire de vous montrer comment vous y prendre pour éviter de traumatiser votre animal. Pour un chien, parlez-lui doucement, ouvrez-lui la gueule et placez le comprimé à l'arrière de la gorge. Pour un chat, parlez-lui doucement, renversez-lui la tête en arrière, ouvrez-lui la gueule, et placez le comprimé à l'arrière de la langue. Dans les deux cas, tenez-leur la bouche fermée et massez-leur la gorge pour les aider à déglutir.

917

Médicament liquide

Pour un chien, tenez-lui le museau et renversez-lui la tête en arrière à 45° environ et faites gicler le liquide, avec un compte-gouttes en plastique, entre les canines. Caressez-lui la gorge pour le pousser à déglutir. Pour un chat, renversez-lui la tête en arrière au même angle et faites gicler le liquide entre les dents et la joue, jamais directement dans la gorge.

Coupures et écorchures

Si une coupure est superficielle, on peut la traiter à la maison. Une coupure profonde peut nécessiter des points de suture, et une coupure qui saigne sans arrêt demande des soins médicaux. Une écorchure est une partie de peau râpée, ou arrachée, mais qui n'est pas profonde. Une écorchure cornéenne provoque un strabisme, des larmoiements, et une éventuelle enflure de l'œil. S'il y a du sang dans l'œil ou si l'état de la blessure ne s'améliore pas visiblement dans les deux jours, consultez le vétérinaire. Pour les coupures et les écorchures, les antiseptiques aux plantes aident à la cicatrisation et combattent l'infection.

918

Premiers soins aux coupures

Pour qu'une coupure arrête de saigner, pressez fermement dessus un tissu propre plié. L'achillée mille-feuille est un astringent puissant qui peut arrêter le saignement ; saupoudrez généreusement la poudre sèche dans la coupure. Une coupure de plus de 12 mm de profondeur demande des points de suture ; amenez immédiatement votre animal chez le vétérinaire pour que la blessure cicatrise correctement.

919

Plantes vulnéraires

Lorsque la coupure ne saigne plus, nettoyez-la sous l'eau courante froide et rincez-la avec un antiseptique végétal fait avec la même quantité d'extrait d'échinacée et d'eau. Si le saignement recommence après le nettoyage, exercez à nouveau de la pression sur la plaie. Coupez les poils autour de la zone affectée. Appliquez du gel de *Calendula* (souci), deux fois par jour, pour accélérer la cicatrisation.

920

Traiter une égratignure

Nettoyez minutieusement la zone avec de l'eau froide pour enlever les éventuels débris encastrés, comme de la terre ou des gravillons, puis rincez avec un désinfectant végétal fait en mélangeant la même quantité d'extrait d'échinacée et d'eau. Appliquez de la pommade au *Calendula* deux fois par jour pour aider la peau à cicatriser. Si l'égratignure présente des signes d'infection, comme une rougeur, une enflure ou un écoulement, consultez votre vétérinaire.

921

Collyre pour les égratignures cornéennes

Les égratignures sur la cornée sont souvent provoquées par les griffes. Elles sont extrêmement douloureuses, mais en général, elles cicatrisent rapidement. Un collyre fait à base de boutons de soucis aide à apaiser l'œil blessé et accélère la guérison.

25 cl d'eau bouillante
1 cuiller à soupe de fleurs de *Calendula* séchées
1/8 de cuiller à cafe de sel marin

Faites une infusion forte en versant l'eau sur les fleurs de souci et le sel de mer. Couvrez et laissez macérer jusqu'à ce que l'infusion soit à température ambiante. Passez dans un filtre à café propre. Plongez une boule de coton dans le liquide tiède puis pressez-la quatre fois par jour au-dessus de l'œil malade pour que quelques gouttes tombent dedans, jusqu'à ce que l'égratignure soit guérie.

Morsures et piqûres

La plupart des morsures, à moins qu'elles soient graves, peuvent être soignées à la maison avec des antiseptiques végétaux comme l'échinacée. Si la morsure est profonde ou déchiquetée, consultez votre vétérinaire. Les piqûres de guêpes et d'abeilles peuvent être douloureuses et s'infecter si on ne les soigne pas. Si votre animal a été piqué en plusieurs endroits ou s'il a une réaction allergique, comme des vomissements, une léthargie ou s'il est faible, appelez immédiatement votre vétérinaire.

922
« Rescue » pour calmer le stress

Si votre animal est stressé ou en état de choc, donnez-lui quelques gouttes du remède « Rescue » des fleurs de Bach dans un peu d'eau et frottez-en quelques gouttes sur son museau et ses pattes. Le remède « Rescue » aide à calmer la détresse émotionnelle.

923
Traiter une morsure

Nettoyez minutieusement la blessure au savon doux naturel et à l'eau tiède, puis arrosez-la d'un mélange à parts égales d'extrait d'échinacée et d'eau. L'échinacée est un antiseptique naturel qui aide à tuer les bactéries nocives.

924
Soigner une morsure par l'homéopathie

Une fois la morsure propre, appliquez du gel de *Calendula* deux fois par jour pour favoriser la cicatrisation. Combinez avec une dose de ledum, deux fois par jour. Le ledum est un remède homéopathique utile pour tous les types de perforations, dont les morsures. Il aide à apaiser les rougeurs, les enflures et la douleur.

925
Traiter une piqûre

Si votre animal a été piqué par un insecte, et si vous pouvez voir le dard, enlevez-le en lui raclant une carte de crédit sur la peau, ou extrayez-le avec une pince à épiler, en l'attrapant aussi près que possible de la peau. Appliquez une compresse froide pendant 15 mn pour soulager l'inflammation et l'enflure. Pour faire sortir les toxines et éviter l'infection, faites une pâte avec de l'argile cosmétique et de l'extrait d'échinacée que vous appliquerez sur la zone affectée. Laissez sécher et réappliquez deux fois par jour pendant deux jours.

926
Soulager une piqûre

Pour les piqûres d'insectes, le ledum est le remède homéopathique de choix. Il aide en effet à soulager l'enflure, la rougeur et la douleur. Donnez-lui une première dose, puis une seconde, une demi-heure plus tard. Répétez toutes les heures jusqu'à ce que vous constatiez une amélioration.

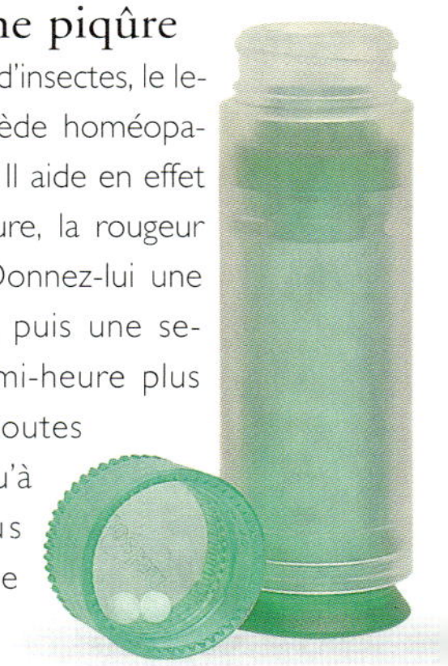

Granules homéopathiques

Brûlures cutanées

Les animaux peuvent être brûlés par des liquides chauds, des éclaboussures d'huile bouillante dans la cuisine, ou par des substances corrosives, comme les produits ménagers, les produits chimiques de jardinage et les produits pour les voitures. Traitez immédiatement les brûlures pour éviter les infections, mais si elles sont plus que mineures, consultez votre vétérinaire le plus vite possible.

927
Brûlure thermique

Lorsque vous traitez une brûlure thermique rafraîchissez en priorité la peau de votre animal. Cela fera sortir la chaleur, et empêchera des dégâts supplémentaires aux tissus, tout en soulageant la douleur. Appliquez doucement un tissu humide glacé sur la zone brûlée, pendant environ 15 mn. Ensuite, appliquez du gel de *Calendula* deux fois par jour pour que la peau cicatrise. Si vous êtes inquiet pour votre animal, contactez immédiatement votre vétérinaire.

928
Brûlure chimique

Préparez une préparation avec une cuiller à café de bicarbonate de sodium dissoute dans 50 cl d'eau tiède. Utilisez-la pour laver la peau autour de la brûlure chimique. Empêchez votre animal de lécher sa blessure ; une muselière ou un collier « en entonnoir » seront peut-être nécessaires. Consultez votre vétérinaire dès que possible. Pour que la peau cicatrise, appliquez deux fois par jour du gel de *Calendula* sur la zone affectée.

Abcès

Les chats sont plus sujets aux abcès que les chiens car les morsures de leurs congénères provoquent de petites perforations qui peuvent s'infecter facilement. Les abcès sont des enflures molles, douloureuses et remplies de pus. Si un abcès ne s'améliore pas en deux jours avec le traitement fait à la maison, consultez votre vétérinaire.

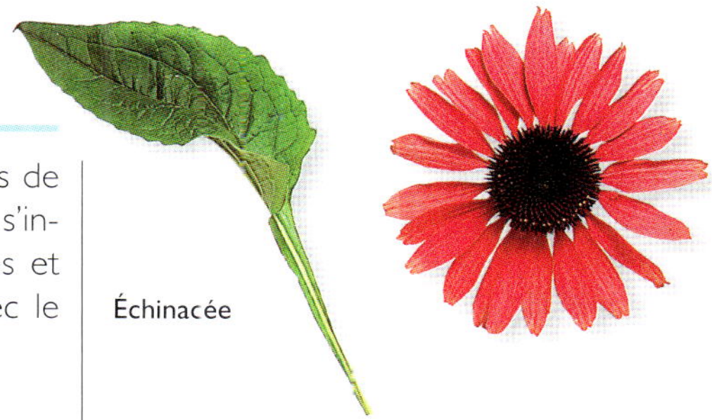

Échinacée

929

Pour traiter un abcès

Des compresses chaudes aident à faire « mûrir » les abcès, ce qui les draine naturellement. Le *Calendula* combat l'infection et guérit.

25 cl d'eau bouillante

1 cuiller à soupe de fleurs de *Calendula*

Versez l'eau bouillante sur les fleurs séchées. Couvrez, laissez infuser un quart d'heure puis passez. Trempez un gant de toilette dans cette infusion chaude (si nécessaire faites-la réchauffer), et appliquez-le sur la zone affectée pendant 15 mn, trois fois par jour. La compresse doit être chaude sans toutefois brûler la peau. Remouillez le gant dans l'infusion chaude selon les besoins.

930

Pour nettoyer un abcès

Si un abcès éclate, nettoyez-le minutieusement avec de l'échinacée et de l'hydraste pour combattre l'infection et accélérer la guérison.

1/2 cuiller à café de sel de mer

25 cl d'eau tiède

25 gouttes d'extrait d'échinacée

25 gouttes d'extrait d'hydraste

Faites dissoudre le sel dans l'eau puis versez les extraits dedans. Avec une seringue en plastique, aspergez doucement l'abcès trois fois par jour. Sachez toutefois que l'hydraste peut tacher une fourrure claire.

931

Pour éviter les abcès

Nettoyez toute blessure immédiatement et minutieusement avec un mélange à parts égales de teinture d'échinacée et d'eau. L'échinacée est un antiseptique naturel qui combat les bactéries qui provoquent les infections. Nettoyez la zone deux fois par jour jusqu'à ce que la blessure soit guérie.

932

Combattez l'infection avec l'échinacée

Pour que le système immunitaire de votre animal reprenne des forces pour combattre l'infection, donnez-lui cinq gouttes de teinture d'échinacée diluées dans une cuiller à café d'eau deux fois par jour, pendant dix jours. Si nécessaire répétez la cure après une coupure de trois jours.

Pellicules

Les pellicules des animaux ressemblent à des paillettes blanches ou brunes disséminées dans la fourrure. Le pelage peut être gras et dégager une odeur désagréable. Des déséquilibres alimentaires, des vers intestinaux et des déficiences nutritionnelles en sont les causes courantes. Des bains trop fréquents avec des shampooings trop durs peuvent aussi les provoquer. Les chats d'intérieur sont sujets aux pellicules à cause du chauffage, de l'air conditionné et d'un manque d'air frais qui dessèchent la peau.

933

Pas de pellicules

Les animaux familiers ont dans leur fourrure des huiles naturelles qui permettent aux poils et à la peau de rester en bonne santé. Pour que la peau de votre animal ne devienne sèche et se desquame, évitez de lui faire prendre des bains trop souvent. Lorsque vous lui en donnez un, utilisez toujours un shampooing doux naturel que vous diluerez dans la même quantité d'eau. Un régime alimentaire sain et varié apportera les vitamines et minéraux nécessaires à une peau saine.

934

Huile de lin pour les peaux sèches

Les peaux sèches desquamées sont souvent le signe d'une insuffisance en acides gras essentiels, problème auquel on peut remédier en supplémentant la ration alimentaire quotidienne avec de l'huile de lin pressée à froid. Pour les chiens, donnez-leur une demi-cuiller à café par 4,5 kg de masse corporelle. Pour les chats, ajoutez un quart de cuiller à café à leur ration quotidienne, deux fois par jour. Gardez-la au réfrigérateur pour éviter qu'elle rancisse.

935
Traitement aux plantes pour la peau

Le vinaigre de cidre redonne à la peau un équilibre acide sain, et le *Calendula* aide à la guérir.

25 cl de vinaigre de cidre

2 cuillers à soupe de fleurs de *Calendula* séchées

Faites chauffer le vinaigre et le *Calendula* à feu doux pendant 5 mn sans porter à ébullition. Enlevez du feu, laissez infuser jusqu'à refroidissement, puis passez. Pour les chiens, diluez 2 cuillers à soupe de ce vinaigre aux herbes avec 25 cl d'eau. Pour les chats, diluez une cuiller à café avec 6 cl d'eau. Dans les deux cas plongez une brosse dans la préparation puis brossez votre animal, en remouillant la brosse fréquemment pour nettoyer à fond la fourrure et la peau.

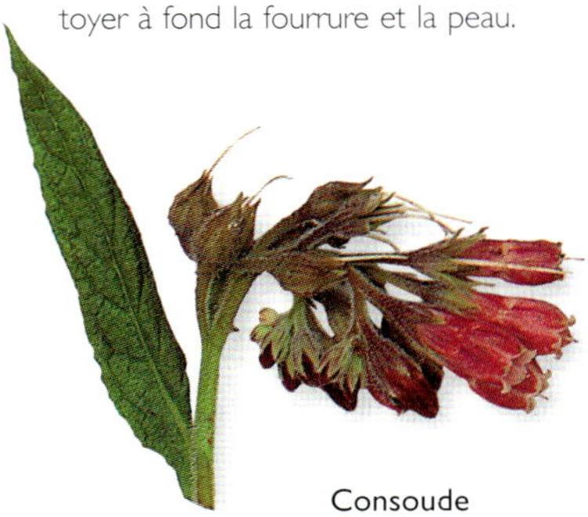

Consoude

936
Rinçage antipelliculaire

Un rinçage aux plantes fait avec du thym et de la consoude aide à apaiser et à guérir les peaux sèches et desquamées.

2 cuillers à soupe de thym séché

2 cuillers à soupe de consoude séchée

1,25 l d'eau

Laissez frémir les plantes et l'eau dans un récipient couvert pendant 5 mn, puis laissez refroidir. Passez et utilisez comme rinçage final au bain de votre animal.

Puces & tiques

Les puces ressemblent à de petits grains brun foncé qui sautent dans la fourrure de votre animal. Sur les chiens, elles ont tendance à se rassembler sur l'abdomen, autour du cou et le long du dos. Sur les chats, on les trouve plutôt sur la tête, les oreilles, le cou, le postérieur et la queue. Les tiques sont vecteurs de maladies graves, comme la maladie de Lyme. On les trouve plus souvent sur les chiens que sur les chats, car ces derniers se toilettent plus minutieusement.

937
Donner-lui de l'ail pour le débarrasser des puces

L'ail est un excellent remède naturel pour repousser les puces. La plupart des chiens en aiment le goût. Ajoutez une demi-gousse d'ail frais, finement hachée, par 4,5 kg de masse corporelle, dans la nourriture quotidienne de votre chien. Vous pouvez aussi mélanger dans sa ration un ou deux comprimés d'extrait d'ail par 4,5 kg de masse corporelle. La plupart des chats n'aiment pas le goût de l'ail frais, et vous trouverez peut-être que l'extrait d'ail sec est efficace. Mélangez bien un demi-comprimé d'extrait d'ail dans la ration quotidienne de votre chat.

938
Levure de bière contre les puces

La levure de bière est une source importante de vitamines B bienfaisantes, qui peut aider à éliminer les puces si vous l'incluez dans l'alimentation quotidienne de votre animal. Pour les chiens, mélangez une demi-cuiller à café de levure de bière par 4,5 kg de masse corporelle à leur ration quotidienne. Pour les chats, mélangez une demi-cuiller à café de levure de bière à leur ration quotidienne.

939
Jetez les puces avec l'eau du bain

Si votre chat ou votre chien est infesté par les puces, donnez-lui un bain quotidien afin d'éliminer le parasite. Baignez votre animal avec une dose de shampooing naturel doux diluée dans une dose d'eau, puis rincez son pelage avec une infusion forte d'eucalyptus. Les huiles essentielles de l'eucalyptus ont des propriétés insecticides naturelles qui aident à tuer les puces, mais aussi à les repousser. Pour préparer cette infusion d'eucalyptus, faites bouillir 4 cuillers à soupe de feuilles sèches d'eucalyptus dans 1,25 l d'eau pendant 5 mn dans un récipient couvert. Laissez refroidir et utilisez comme rinçage final après avoir shampooiné et baigné votre animal.

940
Poudre anti-puces

Une poudre faite avec de la diatomite et des huiles essentielles d'eucalyptus, de citronnelle et de lavande, qui repoussent les puces, permet d'éliminer naturellement ces parasites. La diatomite est une poudre composée de squelettes microscopiques de minuscules algues marines qui coupent les puces et les tuent. Achetez-en dans un centre de jardinage (le type pour mares est en poudre très fine qui peut être nocive pour les poumons de votre animal).

225 g de diatomite

2 cuillers à soupe d'huile essentielle d'eucalyptus
2 cuillers à soupe d'huile essentielle de citronnelle
2 cuillers à soupe d'huile essentielle de lavande

Versez les huiles dans la diatomite et couvrez avec un linge. Lorsque la poudre est sèche, mélangez-la au batteur et placez-la dans un récipient hermétique. Saupoudrez la poudre obtenue sur le pelage de votre animal dès que nécessaire en frottant pour la faire pénétrer. ***Attention*** : À ne pas utiliser sur les chatons.

941
Peignez les puces

Le toilettage quotidien est le moment idéal pour débarrasser votre animal de ses puces. Les peignes anti-puces aux dents fines ont été élaborés pour vous permettre de retirer les puces de la fourrure de votre animal, lorsque vous le toilettez minutieusement chaque jour. Il est indispensable de tuer les parasites immédiatement, sinon ils sautent à nouveau sur l'animal. Préparez un bol d'eau savonneuse tiède et trempez-y le peigne pour y noyer les puces pendant le peignage.

Débarrassez votre animal des puces de manière naturelle

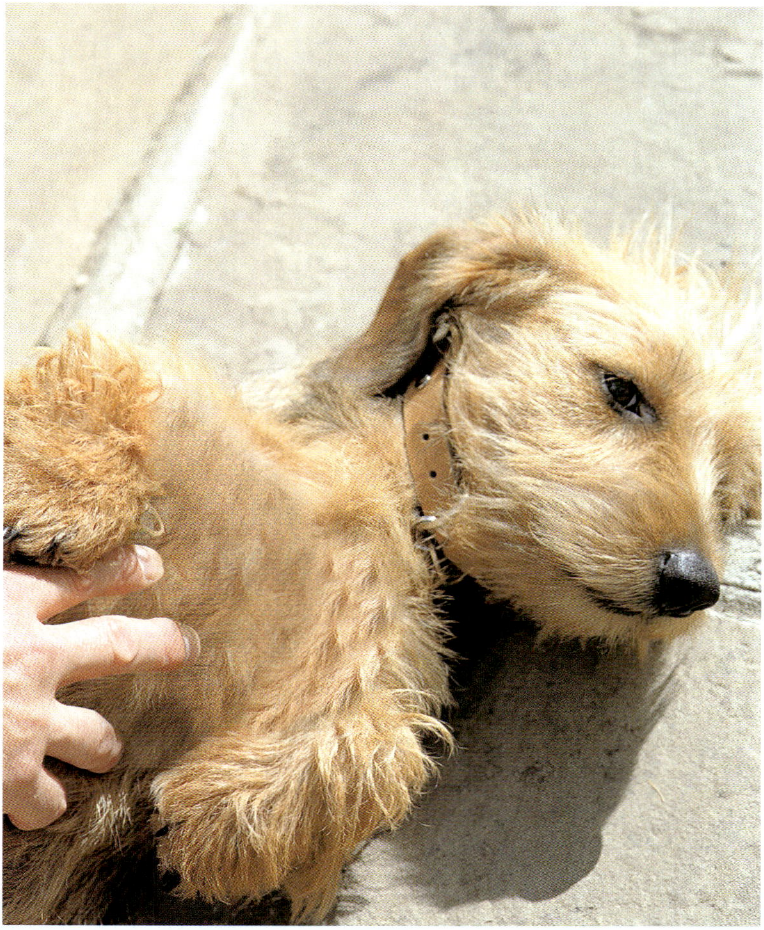

942
Spray anti-puces

Composez un spray anti-puces naturel en mélangeant des huiles essentielles d'eucalyptus, de citronnelle et de lavande avec de l'hamamélis distillé. Pulvérisez sur votre chat ou votre chien au moins une fois par jour. Attention à bien éviter ses yeux.

25 cl d'hamamélis distillé
1/2 cuiller à café d'huile essentielle de citronnelle
1/2 cuiller à café d'huile essentielle d'eucalyptus
1 cuiller à café d'huile essentielle de lavande

Mélangez les ingrédients dans un vaporisateur et secouez énergiquement.

943
Rinçage contre les démangeaisons

Ce rinçage végétal aide à apaiser et à soigner les crises d'urticaire provoquées par les allergies aux puces.

2 cuillers à soupe de *Calendula* séché
2 cuillers à soupe de consoude séchée
2 cuillers à soupe de camomille séchée
1,25 l d'eau

Faites bouillir les plantes séchées et l'eau dans un récipient couvert pendant environ 5 mn. Retirez du feu et laissez infuser jusqu'à refroidissement. Passez et versez sur votre animal après son bain, comme rinçage.

944
Éradiquez les puces de la maison

Pour venir à bout définitivement des puces de votre animal, il faut en même temps les éliminer de votre foyer. Pour tuer les puces et leurs œufs, lavez sa couche au moins une fois par semaine dans de l'eau chaude, avec un détergent naturel doux, puis faites-la sécher dans un sèche-linge chaud. Lavez le sol et passez minutieusement l'aspirateur, sans oublier les tapis, les meubles et les rideaux. Enlevez le sac de l'aspirateur et jetez-le après utilisation afin d'éviter une nouvelle infestation.

945

Plus de puces dans les tapis

Les puces sont tenaces et elles peuvent survivre pendant des mois dans les tapis. Si vous en voyez qui sautent sur vous ou votre animal, essayez de traiter vos tapis avec du borate de sodium, minéral naturel qui peut aider à éliminer ces nuisances. Saupoudrez une fine couche de borate de sodium sur les tapis et les moquettes. Laissez agir une nuit, puis passez l'aspirateur à fond dans la matinée. Jetez immédiatement le sac de l'aspirateur pour éviter une nouvelle infestation de puces.

946

Pour traiter les allergies aux puces

Certains animaux sont allergiques aux piqûres de puces, et souffrent de symptômes comme des démangeaisons graves, qui leur font perdre leurs poils. Un moyen efficace pour éviter l'allergie aux puces, est de nourrir votre animal avec un régime optimal ; un système immunitaire sain le rend plus résistant. Incluez l'ail et la levure de bière (*voir n° 937 et 938*) au régime alimentaire de votre animal pour l'aider à tenir les puces à l'écart. L'huile de lin est riche en acides gras essentiels qui protègent le poil et la peau. Pour les chiens, ajoutez une demi-cuiller à café d'huile de lin pour 4,5 kg de masse corporelle à leur ration quotidienne. Pour les chats, ajoutez-y un quart de cuiller à café d'huile de lin.

947

Enlevez les tiques

Si vous découvrez une tique dans le pelage de votre animal, attrapez-la aussi près que possible de la peau avec une pince à épiler, puis tirez-la doucement et régulièrement sans la faire tourner, ni la tirer d'un coup sec, ce qui ne ferait qu'augmenter la possibilité d'en laisser un morceau incrusté dans la peau. Mettez le parasite dans un papier et jetez-le immédiatement dans les toilettes.

948

Morsure de tique

Lorsqu'on retire une tique, il n'est pas rare qu'une partie de sa tête reste incrustée dans la peau, ce qui risque de provoquer une inflammation ou une infection locale. Nettoyez la zone avec une boule de coton trempée dans une quantité égale d'extrait d'échinacée et d'eau. Tamponnez un coton sur lequel vous aurez mis une goutte d'huile essentielle de tea tree, antiseptique puissant qui aidera à prévenir l'infection.

Gale auriculaire

La gale des oreilles est due à de minuscules parasites contagieux. Ils s'enfouissent dans le canal auditif et y déposent leurs œufs, ce qui provoque une irritation, une inflammation et des démangeaisons et l'animal secoue la tête, et se gratte les oreilles, lesquelles sécrètent du cérumen foncé. Débarrasser son animal de la gale demande patience et persévérance, et peut-être aussi l'aide du vétérinaire.

949

Nettoyage des oreilles

Commencez par enlever l'excès de cérumen dans ses oreilles. Ensuite, réchauffez une cuiller à café en métal d'huile d'amande douce dans un petit récipient au-dessus de la flamme d'une bougie. Faites un essai sur le dos de votre main pour vous assurer que sa température est agréable. À l'aide d'un compte-gouttes versez l'huile dans le canal auditif, puis enfoncez un coton-tige dans l'oreille. Après plusieurs heures, utilisez une seringue en caoutchouc ou un compte-gouttes en plastique pour évacuer le cérumen ramolli avec une préparation composée de la même quantité d'eau tiède et de vinaigre d'alcool blanc. Enlevez doucement la cire avec des cotons tige. Répétez le traitement pendant trois jours d'affilée, puis dès que ce sera nécessaire.

950

Gouttes à l'huile d'ail

L'huile d'ail aide à éliminer la gale auriculaire et prévient une nouvelle infestation. Pour la faire, hachez une tête d'ail frais et placez-la dans un petit récipient lourd. Ajoutez de l'huile d'olive jusqu'à ce qu'elle recouvre l'ail de 25 mm. Couvrez et réchauffez doucement à petit feu pendant environ une heure. Passez l'huile d'olive au travers d'une gaze et stockez-la au réfrigérateur, dans un bocal de verre fermé. Faites-la réchauffer dans une cuiller à café en métal au-dessus de la flamme d'une bougie. Utilisez le dos de la main pour vérifier qu'elle n'est pas trop chaude. Nettoyez l'oreille, mettez-y quelques gouttes au compte-gouttes puis bouchez-la avec une boule de coton. Répétez deux fois par jour. Si votre animal est sujet à la gale, utilisez préventivement ces gouttes deux fois par semaine.

Teigne

La teigne est une infection fongique cutanée. Chez les chiens, elle prend une forme caractéristique circulaire et en relief et elle est souvent localisée sur la tête. Chez les chats, la mycose crée de petites zones circulaires croûteuses, avec perte des poils, le plus souvent sur la face, les oreilles, le cou et la queue. La teigne est contagieuse et peut se propager à d'autres chiens, chats et même aux humains.

951

Renforcez son immunité

Un animal sain au système immunitaire robuste est naturellement résistant aux infections fongiques. Alimentez votre animal avec des produits de qualité supérieure, sans sucre ni substances chimiques. Chaque jour, supplémentez son régime alimentaire avec un quart de cuiller à café d'huile de lin. Pour renforcer son immunité et améliorer l'état de sa peau et de ses poils, ajoutez de la vitamine E ; chaque jour pour les chiens 50 unités par 4,5 kg de masse corporelle ; pour les chats 100 unités.

952

Bain antifongique

Coupez le poil autour de la zone affectée. Ajoutez 3 gouttes d'huile de tea tree à une cuiller à café de shampooing doux naturel, ou pour animaux, et lavez votre animal avec, une fois par semaine. S'il s'agit d'un gros chien, doublez les quantités. Après ce bain, utilisez le rinçage suivant.

2 cuillers à soupe de thym séché
2 cuillers à soupe d'eucalyptus séché
2 cuillers à soupe de lavande séchée
1,25 l d'eau

Faites bouillir les ingrédients à couvert pendant 5 mn. Retirez du feu puis laissez macérer jusqu'à refroidissement. Passez et utilisez cette infusion de plantes comme rinçage final.

953

Traitement antifongique

Le vinaigre de cidre restaure l'acidité saine de la peau, ce qui la rend plus résistante à l'invasion fongique. L'huile essentielle de lavande est antimicrobienne et elle apaise les démangeaisons ainsi que l'inflammation. L'huile essentielle de tea tree est un puissant antifongique naturel.

12,5 cl de vinaigre de cidre
1/2 cuiller à café d'huile essentielle de lavande
1/2 cuiller à café d'huile essentielle de tea tree

Mélangez les ingrédients et secouez énergiquement. Appliquez deux fois par jour avec une boule de coton sur la zone affectée.

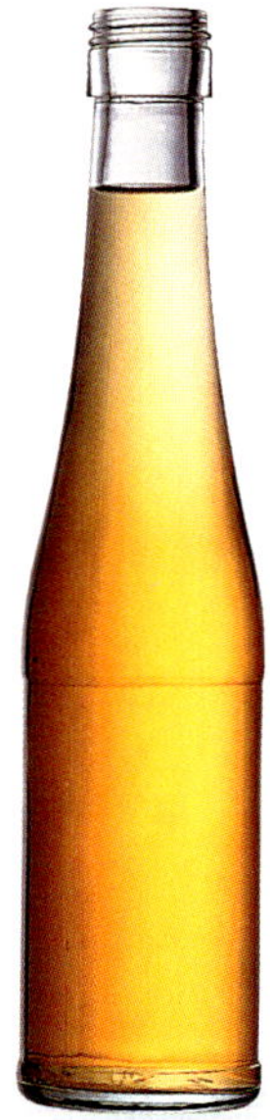

Vinaigre de cidre

Conjonctivite

La conjonctivite est provoquée la plupart du temps par des escarbilles de poussière ou de sable. Les symptômes sont des yeux rouges, un écoulement et des croûtes sur la paupière. Elle peut aussi être provoquée par une allergie, une infection bactérienne ou une infection des voies respiratoires supérieures. Si les soins prodigués à la maison ne donnent pas de résultats dans les 24 heures, appelez votre vétérinaire.

954

Traiter une conjonctivite

Ce collyre apaise l'irritation et aide à la guérison de l'œil.

25 cl d'eau bouillante filtrée
1 cuiller à café de *Calendula* séché
1 cuiller à café de camomille séchée

Versez l'eau sur les plantes, couvrez et laissez infuser pendant 15 mn. Passez au travers d'un filtre à café. Trempez une boule de coton dans la préparation tiède puis pressez-la plusieurs fois par jour au-dessus de l'œil affecté jusqu'à la guérison de l'œil. Si vous ne remarquez pas d'amélioration dans les 24 heures, consultez votre vétérinaire.

955

Pour éviter la conjonctivite

Ramenez votre chat ou votre chien à l'intérieur lorsqu'il y a beaucoup de vent ou beaucoup de poussière. Essayez d'empêcher votre animal d'aller dans un environnement poussiéreux. Si vous avez un chien, ne le laissez pas sortir la tête par la portière lorsque vous êtes en voiture ; les particules de poussière en suspension et les gravillons peuvent lui irriter les yeux et provoquer une conjonctivite. Si vous avez un chat à poils longs, coupez-les lui courts autour des yeux pour éviter l'irritation des membranes oculaires.

Allergies

Les allergies provoquent des symptômes comme l'irritation cutanée, la chute des poils, l'urticaire, les éternuements, le nez et les yeux qui coulent, les diarrhées et les vomissements. Elles peuvent être déclenchées par des aliments spécifiques, des pollens, des moisissures, des insectes, des substances chimiques et des polluants. Il faut du temps et de la patience pour les repérer précisément, il faut donc demander l'aide du vétérinaire et améliorer la santé générale de votre animal, ce qui l'aidera à recouvrer son équilibre.

956

Alimentation et allergies

Essayez d'éliminer pendant un mois certains produits de l'alimentation de votre animal. Pour les chiens, les allergènes les plus fréquents sont le soja, la levure, le blé, le maïs et le bœuf. Changez pour une alimentation non-allergène en choisissant du riz, de l'agneau, du poulet, des légumes, du yaourt et de l'huile d'olive. Pour les chats, reportez-vous sur une alimentation non-allergène avec du poulet, des légumes et des céréales complètes cuites (sauf le blé). Après un mois, testez d'autres aliments sains, un par un, en en ajoutant une petite quantité dans la ration quotidienne de votre animal pendant une semaine. Si vous remarquez le moindre symptôme allergique, éliminez définitivement ce produit de l'alimentation de votre animal.

957

Renforcez sa digestion

Améliorer la fonction digestive peut souvent calmer les allergies. L'un des moyens pour que l'appareil digestif de votre animal fonctionne de manière optimale est d'ajouter une petite quantité de bactéries *Lactobacillus acidophilus* à sa ration quotidienne. Pour un chien, donnez-lui une cuiller à soupe de yaourt par 4,5 kg de masse corporelle. Pour un chat, ajoutez un quart de comprimé d'*acidophilus* en poudre à sa ration. Les enzymes digestives en poudre qui ont été élaborées spécialement pour votre animal pourront aussi lui apporter un support supplémentaire.

958

Un environnement sain

Les moisissures, la poussière, les produits chimiques ménagers, les produits d'entretien et les insecticides peuvent provoquer des réactions allergiques. Évitez dans la mesure du possible d'utiliser des produits chimiques dans et autour de votre maison ; les produits naturels d'entretien et de jardinage sont plus sûrs pour vous et votre animal. Lavez sa couche une fois par semaine dans un détergent naturel doux et rincez-la abondamment. Des substances chimiques comme les teintures et les parfums des produits de lavage peuvent lui irriter la peau et l'appareil respiratoire.

Hypothermie

L'hypothermie, température corporelle dangereusement basse, peut avoir lieu si un animal a été exposé trop longtemps à de l'eau froide ou au froid extérieur. Les symptômes de l'hypothermie incluent des tremblements, une léthargie et une température corporelle inférieure à 37°2. Si elle n'est pas traitée immédiatement, votre animal peut en mourir. Les animaux les plus exposés sont les chiens de petite taille ou à poils courts et les chats mouillés laissés dehors.

959

Pour traiter l'hypothermie

Si vous pensez que votre animal souffre d'hypothermie, enveloppez-le immédiatement dans une couverture ou un pull, et amenez-le dans une pièce chaude. S'il est mouillé, séchez-lui vigoureusement le pelage avec une serviette ; cela lui stimulera également la circulation. Faites-lui une couche chaude avec des bouillottes et couvrez-le avec une couverture. Si les symptômes d'hypothermie persistent, appelez sans attendre votre vétérinaire.

960

Remède contre le stress

Le remède « Rescue » des fleurs de Bach est un traitement d'urgence, subtil et efficace, pour soulager le stress et l'anxiété. C'est un remède homéopathique composé de cinq essences de fleurs. « Rescue » aide à calmer après un choc et en cas de détresse émotionnelle en temps de crise. Donnez à votre animal quelques gouttes de « Rescue » dans un peu d'eau et frottez-en doucement quelques gouttes sur son museau et ses pattes.

Parasites

Divers parasites comme les ascarides, les ankylostomes et les vers solitaires peuvent provoquer de graves problèmes de santé si l'on ne les traite pas. Un système immunitaire sain est la meilleure défense. Faites examiner votre animal deux fois par an pour vérifier qu'il n'a pas de parasites. S'il montre des signes d'infestation, comme des vers dans ses selles, une diarrhée, des vomissements ou une léthargie, consultez votre vétérinaire.

961

Empêchez les parasites

De nombreux parasites sont attrapés par l'intermédiaire d'un sol contaminé, de détritus, ou au contact d'excréments infectés. Entretenez votre jardin et débarrassez-le de toute déjection animale où l'infestation peut se développer. Pour éviter le ténia (ver solitaire) éradiquez les puces. Les propriétaires de chiens doivent utiliser des poubelles à couvercle fermant bien et décourager leur animal d'aller y fouiller dès qu'ils sont laissés sans surveillance. Les propriétaires de chats doivent faire en sorte que la caisse de leur animal soit toujours propre et les décourager de manger des rongeurs et des oiseaux.

962

Donnez-lui de l'ail

L'ail est un antimicrobien qui aide à tuer les parasites intestinaux. Pour un chien, donnez-lui quotidiennement une demi-gousse d'ail frais par 4,5 kg de masse corporelle. En cas d'infestation parasitaire, donnez-lui de fortes doses d'ail pendant plusieurs jours : deux gousses finement hachées par 4,5 kg de masse corporelle que vous mélangerez avec ses aliments pour éviter les problèmes d'estomac. Pour les chats, mélangez une demi-cuiller à café d'extrait d'ail en poudre à leur ration quotidienne.

Problèmes digestifs

Les problèmes digestifs, comme les indigestions, les flatulences, les diarrhées ou la constipation, résultent en général d'un déséquilibre alimentaire ou de l'ingestion d'aliments gâtés ou de substances non comestibles. Une diarrhée peut aussi être le signe d'un état plus grave. Consultez votre vétérinaire si vous soupçonnez que votre animal a ingéré une substance toxique, ou si les symptômes empirent ou persistent pendant plus de 24 heures.

963

Pour traiter une indigestion

Faites jeûner l'animal 24 h pour permettre à son estomac de récupérer. Donnez-lui beaucoup d'eau puis réintroduisez les aliments solides en lui donnant de petites quantités de poulet bouilli et de riz blanc.

964

Infusion de camomille pour le calmer

Pour soulager une indigestion donnez à votre animal une infusion de camomille. La camomille contient des composants apaisants et antispasmodiques qui peuvent soulager les crampes d'estomac et d'intestin. Faites une infusion en versant 25 cl d'eau bouillante sur deux cuillers à café de camomille séchée. Couvrez et laissez infuser pendant 10 mn. Passez et laissez refroidir à température ambiante. Avec un gros compte-gouttes en plastique, donnez à un chien adulte 2 cuillers à café par jour. Pour les chats, une cuiller à café trois fois par jour.

965

Régime anti-flatulences

Les changements de régime alimentaire permettent souvent d'éliminer les flatulences. Les aliments connus pour provoquer des gaz sont le lait, les légumineuses et les légumes de la famille des choux, comme le brocoli. Pour les chiens, évitez les aliments à base de soja ou de farine de maïs, et donnez-leur deux repas par jour afin d'éviter de surcharger leur appareil digestif. Pour les chats, donnez-leur une alimentation de qualité supérieure avec beaucoup d'aliments crus à fibres comme les carottes.

Les changements d'alimentation peuvent éliminer les gaz

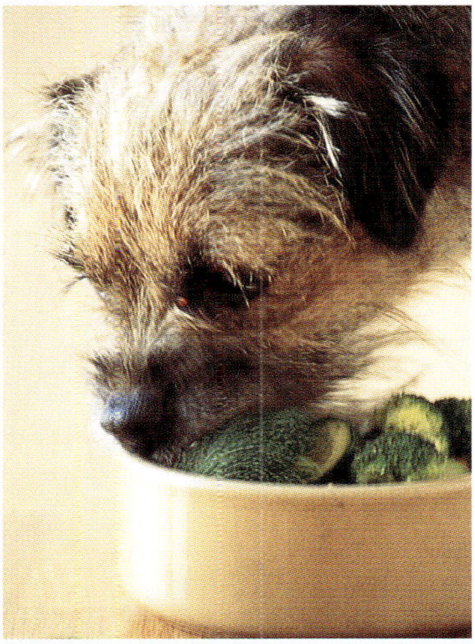

966

Contre les gaz

L'infusion de graines de fenouil a des propriétés antispasmodiques et soulage des gaz, ce qui aide à résoudre les problèmes de flatulences.

25 cl d'eau

1 c. à café de graines de fenouil écrasées

Faites une infusion en faisant bouillir pendant 5 mn les graines et l'eau dans un récipient couvert. Laissez tiédir et passez. Pour les chiens, donnez-leur une cuiller à café par 4,5 kg de masse corporelle deux fois par jour si nécessaire. Pour les chats, donnez-leur une cuiller à café deux fois par jour.

967

Un intestin sain

Incluez du *Lactobacillus acidophilus* dans le régime quotidien de votre animal pour l'aider à avoir une flore intestinale saine et pour éviter les gaz. Pour les chiens, donnez-leur quotidiennement une ou deux cuillers à soupe de yaourt par 4,5 kg de masse corporelle. Pour les chats, ajoutez un quart de gélule d'*acidophilus* en poudre à leur ration deux fois par jour.

968

Pas de constipation

Une alimentation équilibrée, à haute teneur en fibres, empêche généralement la constipation. La viande crue a un effet laxatif et les aliments riches en fibres (les céréales complètes comme les flocons d'avoine, le riz complet et le boulgour, ainsi que les légumes et les fruits frais comme les carottes et les pommes) agissent comme des nettoyeurs intestinaux. Pour que la digestion se fasse efficacement, donnez à votre animal beaucoup d'eau fraîche et encouragez-le à faire régulièrement de l'exercice ou a jouer.

969

Ajoutez des fibres

Certains animaux ont besoin de fibres supplémentaires pour éviter la constipation. Les téguments de psyllium sont une excellente source de fibre et ils n'ont pas de goût. Pour les chiens, ajouter un quart de cuiller à café de téguments de psyllium en poudre par 4,5 kg de masse corporelle à leur alimentation en mélangeant bien. Pour les chats, mélangez un huitième de cuiller à café de téguments de psyllium en poudre et 30 ml d'eau à leur nourriture. Dans les deux cas, donnez beaucoup d'eau à l'animal.

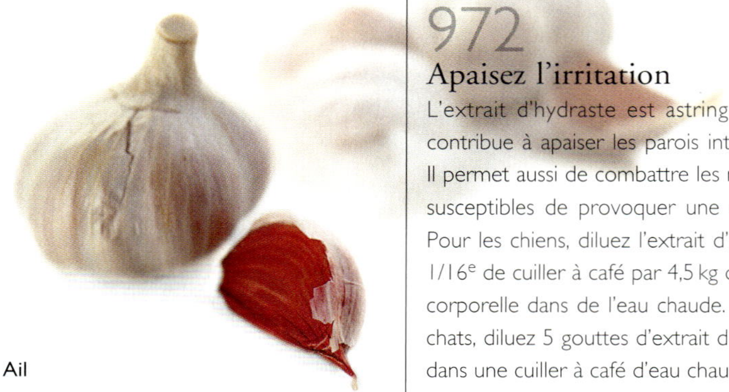

Ail

970

Combattez les micro-organismes

Les propriétés antimicrobiennes de l'ail le rendent efficace contre de nombreux micro-organismes qui peuvent déclencher une diarrhée chez votre animal. Pour un chien, ajoutez à sa ration quotidienne une demi-gousse d'ail frais finement hachée par 4,5 kg de masse corporelle. Cela permettra à son intestin de rester sain, sans micro-organismes pathogènes et préviendra la diarrhée. Pour les chats, ajoutez une demi-gélule de 500 mg d'ail concentré à leur ration quotidienne.

971

Jeûne et diarrhée

Le jeûne est l'un des traitements les plus rapides et les plus efficaces contre la diarrhée. Ne donnez strictement rien à manger à votre animal pendant 24 heures, mais laissez beaucoup d'eau et du bouillon de poule à disposition. Ajoutez peu à peu des aliments digestes comme le riz blanc et le poulet bouilli. ***Attention*** : ne faites jeûner que des animaux adultes et par ailleurs en bonne santé.

972

Apaisez l'irritation

L'extrait d'hydraste est astringent et il contribue à apaiser les parois intestinales. Il permet aussi de combattre les microbes susceptibles de provoquer une diarrhée. Pour les chiens, diluez l'extrait d'hydraste, 1/16e de cuiller à café par 4,5 kg de masse corporelle dans de l'eau chaude. Pour les chats, diluez 5 gouttes d'extrait d'hydraste dans une cuiller à café d'eau chaude. Dans les deux cas, donnez trois fois par jour, jusqu'à ce que la diarrhée soit terminée.

973

Des bactéries bienfaisantes après la diarrhée

Après une diarrhée, donnez à votre animal du *Lactobacillus acidophilus* afin qu'il récupère la flore bienfaisante qui habite normalement dans l'intestin. Pour les chiens, ajoutez un huitième de gélule d'*acidophilus* en poudre par 4,5 kg de masse corporelle à leur ration quotidienne, pendant une semaine. Pour les chats, ajoutez un huitième de cuiller à café à leur ration quotidienne, pendant une semaine.

Infections urinaires

Ces infections ont lieu lorsque les bactéries remontent jusque dans l'urètre et la vessie. Les chats souffrent aussi du syndrome urologique félin. Les symptômes de ces affections comprennent des mictions fréquentes, mais peu abondantes, et parfois la présence de sang dans les urines. Si votre animal urine du sang à chaque tentative de miction ou si les symptômes ne s'améliorent pas dans les 24 heures, appelez immédiatement votre vétérinaire.

974

Pas d'infection de la vessie

Le meilleur moyen d'empêcher votre animal de développer une infection de la vessie consiste à vous assurer qu'il boit suffisamment d'eau fraîche. Encouragez-le à boire après l'exercice ou le jeu ; ceci draine la vessie, ce qui empêche les bactéries de s'y implanter et qui minimise aussi le risque de formation de cristaux. Le jus de canneberge rend les parois de la vessie glissantes, ce qui empêche aussi les bactéries de s'accumuler. Pour les chiens sujets aux infections de la vessie, mélangez à leur ration quotidienne 30 ml de jus de canneberge non sucré par 4,5 kg de masse corporelle. Vous pouvez aussi leur donner quotidiennement une gélule de 400-500 mg de concentré de canneberge en poudre par 4,5 kg de masse corporelle. Pour les chats, évitez les croquettes qui contribuent à la formation de calculs. Donnez-leur à la place des aliments de qualité supérieure ainsi que beaucoup de produits crus. Si la cystite est récurrente, retirez définitivement les abats et le poisson de leur régime alimentaire, car ils peuvent provoquer des cristaux minéraux irritants.

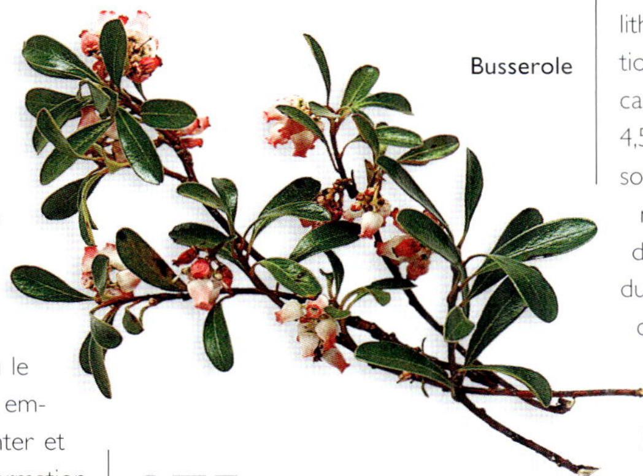

Busserole

975

Combattez l'infection

Un mélange de Busserole, d'échinacée et d'hydraste fait un puissant antiseptique pour combattre les infections urinaires.

30 ml d'extrait de busserole
15 ml d'extrait d'hydraste
15 ml d'extrait d'échinacée

Mélangez les ingrédients dans un flacon opaque puis secouez énergiquement. Pour les chiens, ajoutez deux fois par jour à leur ration un huitième de cuiller à café du mélange par 4,5 kg de masse corporelle. Pour les chats, donnez-leur trois fois par jour, 5 gouttes de la préparation diluée dans une cuiller à café d'eau. Dans les deux cas, continuez à donner ces plantes pendant plusieurs jours après la fin des symptômes afin de vous assurer que les micro-organismes nocifs ont été éradiqués.

976

La vitamine C contre les infections

Supplémenter l'alimentation de votre animal avec de la vitamine C sous forme d'acide ascorbique peut permettre d'éviter les infections de la vessie. L'acide ascorbique rend l'urine acide, ce qui crée un environnement peu hospitalier pour les bactéries et qui décourage la formation de lithiases. Pour les chiens ajoutez à leur ration quotidienne un seizième de cuiller à café d'acide ascorbique en poudre par 4,5 kg de masse corporelle. Si votre chien souffre d'une infection de la vessie, donnez-lui un seizième de cuiller à café d'acide ascorbique dilué dans de l'eau ou du bouillon de poulet, par 4,5 kg de masse corporelle, deux fois par jour. Pour les chats, ajoutez un seizième de cuiller à café d'acide ascorbique en poudre à leur ration, deux fois par jour. Dès les premiers symptômes de détresse urinaire, augmentez la dose à quatre fois par jour.

977

De l'*acidophilus* après les antibiotiques

Si l'on a donné des antibiotiques à votre animal pour lui soigner une infection de la vessie, donnez-lui des suppléments de *Lactobacillus acidophilus* pour l'aider à reconstituer un stock de bactéries bienfaisantes dans son conduit gastro-intestinal. Pour les chiens, mélangez un quart de gélule d'*acidophilus* en poudre par 4,5 kg de masse corporelle, à leur ration quotidienne, pendant quinze jours. Pour les chats, mélangez une demi-cuiller à café d'*acidophilus* liquide ou un quart de gélule d'*acidophilus* en poudre à leur ration deux fois par jour, pendant quinze jours.

Obésité

L'obésité est commune chez les animaux de compagnie, surtout lorsqu'ils prennent de l'âge ; elle est principalement provoquée par le manque d'activité et la suralimentation. La surcharge pondérale peut entraîner divers troubles de santé comme des problèmes aux articulations, des maladies cardio-vasculaires et rénales, ou une léthargie, mais elle réduit également l'espérance de vie de votre animal.

978
Exercice physique

Un animal souffrant de surcharge pondérale a vraisemblablement besoin qu'on le pousse à faire de l'exercice. Pour les chiens, essayez de les sortir au moins 45 mn par jour, en procédant graduellement pour éviter le surmenage et les courbatures. Pour les chats, essayez de jouer avec eux au moins 30 mn par jour, en les poussant à courir après une balle de ping-pong ou une écharpe, ou avec leur jouet favori.

979
Rectifiez sa ration

Surveiller la quantité de nourriture que vous donnez à votre animal le fera maigrir et lui redonnera la santé. Il n'est pas question de l'affamer ; réduisez simplement sa ration d'environ un tiers, jusqu'à ce qu'il retrouve son poids optimal.

980
Aliments pour perdre du poids

Adaptez l'alimentation de votre animal afin qu'il perde du poids et, pour être sûr qu'il a tous les nutriments dont il a besoin pour rester en bonne santé, incluez un supplément à haute teneur en vitamines et en sels minéraux à sa ration quotidienne. Pour les chiens incluez beaucoup d'aliments riches en fibres et peu gras pour qu'ils soient repus malgré la réduction de la quantité. Choisissez du poulet maigre, du poisson, de la dinde, du fromage blanc et des œufs pour les protéines. Ajoutez beaucoup de légumes cuits et crus, comme les carottes, les légumes verts à feuilles, les brocolis et les courgettes. Si vous donnez à un chat une alimentation de qualité supérieure avec beaucoup de produits crus, il ne sera probablement jamais obèse. Ne donnez pas d'en-cas à votre chat tout au long de la journée ; nourrissez-le plutôt deux fois par jour, et retirez-lui sa gamelle après 30 mn.

À alimentation saine, animal en bonne santé

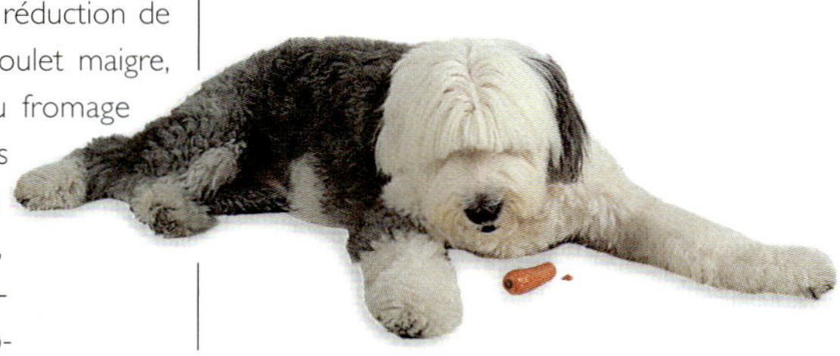

Foulures et entorses

Une boiterie soudaine est souvent le signe d'une blessure musculaire, particulièrement si le muscle affecté est enflé et douloureux au toucher. Le surmenage, des jeux trop durs ou des activités inhabituelles peuvent provoquer une foulure ou une entorse. Les fibres musculaires sont en fait déchirées au moment de la blessure et ont besoin de temps pour guérir.

981
De la glace

Placez plusieurs fois par jour pendant 15 mn un sac de glace sur le muscle blessé de votre animal. Attachez-le avec un bandage élastique, mais ne serrez pas trop. Votre animal devrait se reposer pendant un jour ou deux. Si la douleur ou l'enflure persiste pendant plus de 48 heures, consultez immédiatement votre vétérinaire.

982
Cicatrisation

Le curcuma est un anti-inflammatoire qui favorise la guérison des muscles et des articulations blessés. Pour les chiens, mélangez un huitième de cuiller à café de curcuma en poudre par 4,5 kg de masse corporelle dans leur ration quotidienne. Pour les chats, mélangez un seizième de cuiller à café de curcuma en poudre dans leur ration, deux fois par jour. Dans les deux cas continuez à leur en donner jusqu'à ce que la douleur et l'enflure aient disparu.

983
Arnica

Pour soulager la douleur d'une entorse ou d'une foulure, donnez à votre animal des comprimés d'arnica plusieurs fois par jour. L'arnica est un remède homéopathique qui soulage la douleur, réduit l'enflure et accélère la guérison des blessures musculaires.

Arthrite

L'arthrite est une inflammation des articulations, qui provoque une douleur, une raideur, une enflure de l'articulation et une boiterie. Les animaux âgés et les chiens de grande taille sont davantage sujets à l'arthrite, mais cet état douloureux affecte aussi les animaux qui ont des déficiences nutritionnelles ou qui ont souffert de traumatismes dus à des accidents. En général l'arthrite est moins commune chez les chats que chez les chiens et leurs symptômes sont moins graves.

984

Soutien nutritionnel

Une alimentation saine est indispensable pour prévenir et soulager l'arthrite. Suivez les conseils diététiques suivants de ce chapitre et donnez à votre animal de l'huile de lin dont les acides gras aident à lubrifier les articulations et préviennent l'inflammation. Pour que l'huile ne rancisse pas rangez-la au réfrigérateur. Pour les chiens, ajoutez une demi-cuiller à café par 4,5 kg de masse corporelle à leur ration quotidienne. Pour les chats ajoutez-en une demi-cuiller à café chaque jour.

985

Orge en herbe

Un programme de nettoyage doux, utilisant de l'orge en herbe lyophilisée en poudre, peut aider à soulager l'arthrite. L'orge est riche en chlorophylle, qui aide à désintoxiquer le corps, et en antioxydants qui permettent de prévenir l'endommagement des cellules. Pour les chiens, ajoutez à leur ration quotidienne un huitième de cuiller à café d'orge en herbe par 4,5 kg de masse corporelle. Pour les chats, ajoutez-en quotidiennement un huitième de cuiller à café.

Les animaux arthritiques ont besoin d'une couche confortable

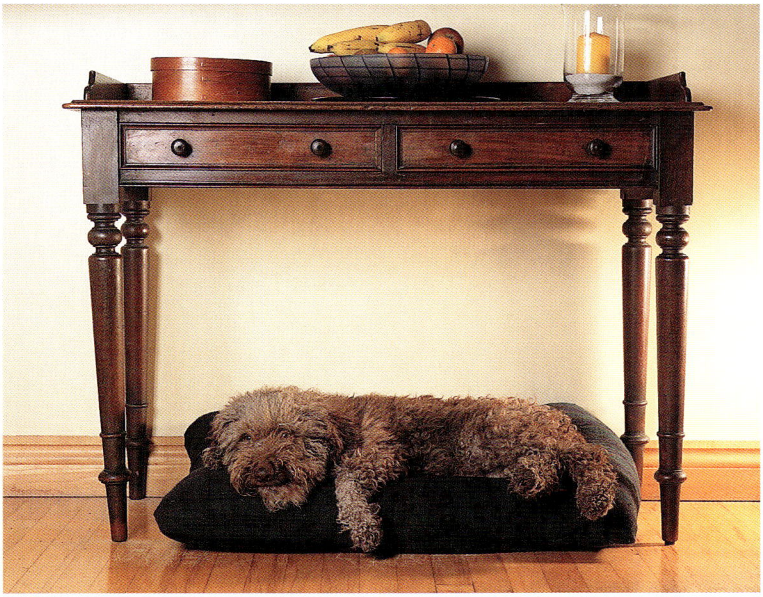

986

Glucosamine sulfate

Le glucosamine sulfate est une substance qui se trouve naturellement dans les articulations. Il peut aider à réparer les articulations et soulager la douleur et l'inflammation associées à l'arthrite. Le glucosamine sulfate est sans danger et peut être donné indéfiniment en supplément les résultats ne sont toutefois visibles qu'après un mois ou plus. Pour les chiens, donnez-leur une dose quotidienne de 250 mg par 4,5 kg de masse corporelle. Pour les chats, donnez-leur 200 mg par jour.

987

Exercice contre la raideur

L'activité physique permet aux muscles de votre animal de rester robustes et souples. Une promenade modérée lubrifie les articulations et prévient les raideurs. Pour un chien, faites-lui faire une promenade d'au moins 30 mn par jour, mais laissez-le aller à son rythme. Pour un chat, faites-le jouer avec vous 15 mn deux fois par jour.

988

Une couche confortable

Une couche douillette, chaude et qui soutient le corps aide à soulager la douleur et la raideur des articulations arthritiques. Installez la couche dans une pièce tiède et sèche pour éviter que les symptômes empirent. Pour les chiens, un matelas épais en mousse permet aux articulations d'être hors des surfaces dures et un drap chaud fait une couche confortable. Pour les chats, donnez-leur un drap doux et un coussin confortable ; faites attention aux courants d'air.

Virus des voies respiratoires

Ces virus, plus communs chez les chats que chez les chiens, sont appelés coryza. Les symptômes comportent une congestion, de la fièvre, une perte d'appétit, une léthargie, des éternuements et le nez et les yeux qui coulent. Plus son système immunitaire est sain, moins votre animal aura de chances de succomber à un rhume. Traitez immédiatement les symptômes afin d'éviter une bronchite.

989

Régime pour guérir

Ne vous inquiétez pas si votre animal souffrant refuse de manger pendant un jour ou deux. Donnez-lui du bouillon de poulet tiède et laissez beaucoup d'eau à sa disposition afin d'éviter une déshydratation. Vous pouvez aussi lui donner des aliments digestes comme du poulet bouilli, des œufs brouillés et des petits pots de viande pour bébé. Ajoutez une demi-cuiller à café de poudre d'ail concentré pour soutenir son système immunitaire et 100 unités de vitamine E par jour.

990

Soulagez le rhume

Nettoyez les sécrétions qui forment des croûtes aux coins des yeux et du nez avec un tissu doux trempé dans de l'eau chaude. Préparez-lui une couche chaude et douillette, et utilisez un vaporisateur dans la pièce pour humidifier l'atmosphère et faciliter sa respiration. Pour soulager la congestion, ajoutez quelques gouttes d'huile essentielle d'eucalyptus dans le vaporisateur.

991

Pour décongestionner

Pour stimuler la fonction immunitaire de votre animal, donnez-lui 5 gouttes de teinture d'échinacée diluée dans une cuiller à café d'eau chaude trois fois par jour pendant une semaine. Pour dégager la congestion bronchique, donnez-lui une infusion de molène. Versez 25 cl d'eau bouillante sur une cuiller à café de molène sèche, couvrez et laissez infuser pendant 15 mn. Passez et donnez-lui en une cuiller à café trois fois par jour.

992

Dégagez-lui le nez

Si votre animal a du mal à respirer par le nez, utilisez une préparation de gouttes moyennement salines pour lui dégager les narines et faire désenfler les membranes. Dissolvez 1/8e de cuiller à café de sel de mer dans 12,5 cl d'eau bouillante. Laissez tiédir. Renversez doucement la tête de votre animal en arrière afin que ses narines soient vers le haut et déposez-y trois gouttes de la préparation saline. Attendez quelques secondes pour que les gouttes descendent jusque dans la gorge, puis répétez l'opération dans l'autre narine.

Toux des chenils

Cette infection respiratoire des chiens provoque une toux persistante et sévère, qui dure généralement deux semaines environ. Le chien semble tout à fait normal par ailleurs. Il faut cependant faire bien attention pour éviter des infections secondaires comme la bronchite et la pneumonie. Si votre chien tousse et a de la fièvre, est léthargique ou a perdu l'appétit, appelez immédiatement votre vétérinaire.

993

Infusion de menthe

Une infusion de menthe poivrée et de miel peut calmer la toux de votre chien. La menthe a en effet des propriétés anti-spasmodiques, et le miel décongestionne et apaise l'irritation de la gorge.

25 cl d'eau bouillante
1 cuiller à café de menthe séchée
1 cuiller à soupe de miel

Faites l'infusion en versant l'eau bouillante sur la menthe. Couvrez et laissez infuser pendant 10 mn. Passez et ajoutez le miel. La dose dépend de la taille de votre chien. En général, donnez toutes les deux heures, une cuiller à café à un petit chien et une cuiller à soupe à un grand chien.

994

L'aromathérapie contre la toux

Les huiles essentielles de menthe poivrée et d'eucalyptus ont des propriétés anti-spasmodiques et elles peuvent aider à soulager la toux de votre animal. Placez deux gouttes de chacune des huiles dans un diffuseur que vous laisserez près de l'endroit où dort votre chien. Assurez-vous que le diffuseur est hors de sa portée ; remettez de l'huile essentielle toutes les deux heures jusqu'à ce que la toux se calme.

995

Donnez-lui des plantes antitussives

Un antitussif végétal liquide à base de marrube aide à dégager le mucus des voies respiratoires et soulage la toux de votre chien. La dose dépend de sa taille. En général donnez toutes les quatre heures une demi-cuiller à café à un petit chien et une cuiller à café à un grand chien.

996

Combattez l'infection avec de l'ail

L'ail est un antimicrobien qui aide à combattre l'infection. Donnez à votre chien une demi-cuiller à café d'extrait d'ail liquide ou une demi-gousse d'ail frais hachée, par 4,5 kg de masse corporelle.

997

Pensez à humidifier l'air

Humidifier l'air aide à soulager la toux des chenils. Placez un vaporisateur près de la couche de votre chien et laissez-le marcher jour et nuit.

Voyager avec son animal

Il est facile de voyager avec des animaux, mais certains points indispensables vous faciliteront le voyage : une laisse pour le sortir du véhicule, une gamelle qui ne renverse pas, un récipient d'eau fraîche, et un sac de friandises. Les chats sont plus à l'aise dans un sac spécial, avec suffisamment d'air et une couche confortable.

998

Calmez l'agitation

Le remède « Rescue », mélange spécial d'essences de fleurs (de Bach) anti-stress est bon pour un animal anxieux. Il fait en général de l'effet dans le quart d'heure. Répétez le dosage toutes les demi-heures si nécessaire. Pour un chien mettez-en 2 gouttes dans une petite quantité d'eau et donnez-lui avant de partir ou ouvrez-lui simplement la bouche et faites les gicler à l'intérieur. On peut aussi lui masser la patte et le tour du museau avec quelques gouttes. Pour un chat, massez-lui la patte et autour des joues avec quelques gouttes.

999

Valériane pour calmer l'anxiété

Si votre animal est très anxieux lors des voyages, donnez-lui des gélules de valériane 30 mn avant le départ. Donnez-lui environ une demi-gélule de 300-500 mg par 4,5 kg de masse corporelle. La valériane est un sédatif naturel sans danger et sans effets secondaires pour votre animal.

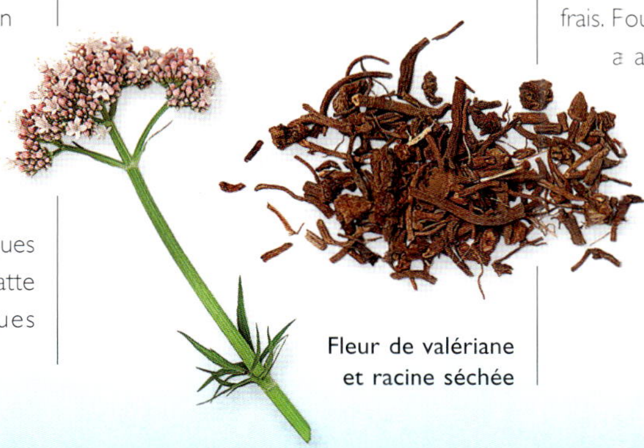

Fleur de valériane et racine séchée

1000

Pour éviter le mal des transports chez le chien

Certains chiens sont sujets au mal des transports, ce qui peut rendre cauchemardesque le plus court des trajets. Un bon truc pour éviter que le chien soit malade est le remède homéopathique *Nux vomica*. Donnez-le lui en gouttes ou en granules, environ 30 mn avant le départ, et au moins 15 mn avant un repas. Vous pouvez aussi lui donner du « Rescue remedy » des fleurs de Bach pour l'aider à se débarrasser du stress associé au mal des transports. Frottez-en quelques gouttes sur son museau ou donnez-lui quelques gouttes dans un peu d'eau.

1001

Pour éviter les coups de chaleur

Il peut être mortel de laisser votre animal dans la voiture par une chaude journée. Une voiture peut atteindre des températures dangereuses en quelques minutes seulement, et votre animal peut rapidement succomber à la déshydratation ou à un coup de chaleur. Si vous devez le laisser dans la voiture, assurez-vous qu'elle est garée à l'ombre et que les vitres sont partiellement baissées pour lui laisser de l'air frais. Pour un chien, assurez-vous aussi qu'il a assez d'eau dans sa gamelle. Pour un chat, assurez-vous qu'il n'y a pas de danger dans son sac et qu'il a de l'eau.

Nom des plantes

Les recettes de cet ouvrage se basent sur différentes plantes. Leurs noms vernaculaires sont donnés dans le texte ; voici leur nom latin :

A

Absinthe *(Artemisia absinthium)*
Achillée mille-feuille *(Achilea millefolium)*
Agastache *(Agastache foeniculum)*
Agneau-chaste *(Vitex agnus-castus)*
Ail *(Allium sativum)*
Ail chinois *(Allium tuberosum)*
Aloe vera *(Aloe vera)*
Alysse odorante *(Lobularia maritima)*
Aneth *(Anethum graveolens)*
Anis *(Pimpinella anisum)*
Anthémis des teinturiers *(Anthemis tinctoria)*
Arnica *(Arnica montana)*
Astragale *(Astragalus membranaceus)*
Aubépine *(Crataegus oxyacantha)*

B

Baie de sureau *(Sambucus nigra)*
Bardane *(Arctium lappa)*
Basilic *(Ocimum basilicum)*
Bergamote *(Monarda didyma)* (*Citrus bergamia* pour l'huile essentielle de bergamote)
Bleuet *(Centaurea cyanus)*
Bois de cèdre *(Cedrus atlantica)*
Bois de réglisse *(Glycyrrhiza glabra)*
Bois de santal *(Santalum album)*
Boule-de-neige *(Viburnum opulus)*
Bourrache *(Borago officinalis)*
Busserole *(Arctostaphylos uva-ursi)*

C

Camomille *(Matricaria recutita)*
Cannelle *(Cinnamonum cassia)*
Carotte *(Daucus carota)*
Cascara sagrada *(Rhamnus purshiana)*
Cassis *(Ribes nigrum)*
Cèdre *(Cedrus* ssp.)
Cerisier noir *(Prunus serotina)*
Chardon bénit *(Silybum manianum)*
Chataire *(Nepeta* ssp.)
Chénopode blanc *(Chenopodium album)*
Ciboulette *(Allium schoenoprasum)*
Cierge d'argent *(Cimicifuga racemosa)*
Citron *(Citrus limon)*
Citron vert *(Citrus aurantifolia)*
Citronnelle *(Cymbopogon nardus)*
Clou de girofle *(Syzygium aromaticum)*
Consoude *(Symphytum officinale)*
Curcuma *(Curcuma longa)*
Cyprès *(Cupressus sempervirens)*

D

Digitale *(Digitalis purpurea)*

E

Échinacée *(Echinacea* ssp.)
Épicéa *(Tsuga canadensis)*
Eucalyptus *(Eucalyptus globulus)*
Euphraise *(Euphrasia officinalis)*

F

Fenouil *(Foeniculum vulgare)*
Feuille de framboisier *(Rubus ideaus)*
Fleur de la passion *(Passiflora incarnata)*

G

Genièvre *(Juniperus communis)*
Gentiane *(Gentiana lutea)*
Géranium *(Pelargonium graveolens)*
Gingembre *(Zingiber officinale)*
Ginkgo *(Ginkgo biloba)*
Ginseng *(Eleutherococcus senticosus)*
Guimauve *(Althaea officinalis)*
Gymnema *(Gymnema sylvestre)*

H

Hamamélis *(Hamamelis virginiana)*
Herbe-aux-chats *(Nepeta cataria)*
Hibiscus *(Hibiscus* ssp.)
Houblon *(Humulus lupulus)*
Hydraste *(Hydrastis canadensis)*

J

Jasmin *(Jasminum officinale)*

K

Kava *(Piper methysticum)*

L

Laurier *(Laurus nobilis)*
Lavande *(Lavandula angustifolia)*
Ledum *(Ledum palustre)*
Lupin *(Lupinus* ssp.)

M

Margousier *(Azadirachta indica)*
Marjolaine *(Origanum majorana)*
Marron d'Inde *(Aeculus hippocastanum)*
Marrube *(Marrubium vulgare)*
Matricaire *(Tanacetum parthenium)*
Mélisse *(Melissa officinalis)*
Menthe *(Mentha spicata)*
Menthe *(Mentha* ssp.)
Menthe poivrée *(Mentha piperita)*
Millepertuis *(Hypericum perforatum)*
Molène *(Verbascum thapsus)*
Myosotis *(Myosotis* ssp.)
Myrrhe *(Commiphora molmol)*
Myrtille *(Vaccinium myrtillus)*

N

Néroli *(Citrus aurantium)*

O

Œillet d'Inde *(Tagetes patula)*
Oliban *(Boswellia carteri)*
Onagre *(Oenothera biennis)*
Orange *(Citrus aurantium)*
Oranger *(Citrus sinensis)*
Ortie *(Urtical dioica)*

P

Palma rosa *(Cymbopogon martinii)*
Pamplemousse *(Citrus* x *paradisi)*
Patchouli *(Pogostemon cablin)*
Persil *(Petroselinium crispum)*
Petit grain *(Citrus autantium* var. *amara)*
Piment de Cayenne *(Capsicum annuum)*
Pin *(Pinus* ssp.)
Pissenlit *(Taraxacum officinale)*
Pourpier *(Portulacca oleracea)*

R

Romarin *(Rosmarinus officinalis)*
Rose *(Rosa* ssp.)
Rue *(Ruta graveolens)*

S

Salsepareille *(Smilax officinalis)*
Sauge *(Salvia officinalis)*
Sauge sclarée *(Salvia sclarea)*
Saule blanc *(Salix alba)*
Scutellaire *(Scutellaria lateriflora)*
Senenoa repens (Palmier)
Souci *(Calendula officinalis)*

T

Tanaisie *(Tanacetum vulgare)*
Tea tree *(Melaleuca alternifolia)*
Thé vert *(Camelia sinensis)*
Thym *(Thymus vulgaris)*
Tilleul *(Tilia x vulgaris)*
Trèfle des prés *(Trifolium pratense)*

V

Valériane *(Valeriana officinalis)*
Vétiver *(Vetiveria zizinoides)*

Y

Ylang ylang *(Cananga odorata)*

Index

L'AUTEUR

Depuis plus de vingt ans Laurel Vukovic est herboriste et professeur. Elle a écrit de nombreux ouvrages pour la santé par les plantes et elle collabore au magazine *Natural Health*.

REMERCIEMENTS

L'auteur souhaite remercier Rachel Streit, Lynne Kirk et Judy Linden ainsi que les rédacteurs du magazine *Natural Health* pour leur aide précieuse dans l'élaboration de cet ouvrage.

CREDITS PHOTOGRAPHIQUES
Toutes les photos sont de © DK
sauf 5 : Photonica ; 22 : Rex Interstock Ltd/Organic Picture Library ;
66 : James Merrell ; 151 : Bruce Coleman Ltd/P. Kaya ;
17 : RSPCA/Angela Hampton ; 160-161 : Photonica.